系统性红斑狼疮中西医认识

吕良敬　茅建春　主编

科学出版社

北京

内 容 简 介

　　本书分为上下篇,包括中医和西医两篇。中医篇阐述了中医学对于系统性红斑狼疮病因病机的认识、疾病的命名历程,介绍了系统性红斑狼疮的中医辨证论治、"疾病-表型-证型"结合治疗模式、外治疗法、康复调护,以及中医药在免疫调控中的作用,并特别总结了中医名家的治疗经验和体会。西医篇回顾了系统性红斑狼疮的研究发展史,引入了现代免疫学的理论和当代医学的临床实践,内容涵盖系统性红斑狼疮的发病机制、临床表现、分类标准和诊断、疾病评估、合并症预防、疫苗接种,以及治疗和康复的临床实践。我们期望这本书可以成为连接在系统性红斑狼疮中西医理论和实践之间的桥梁,供临床医生全面系统地学习系统性红斑狼疮相关的中西医知识,为患者从不同角度解疑释惑。

图书在版编目(CIP)数据

系统性红斑狼疮中西医认识 / 吕良敬,茅建春主编. —
北京:科学出版社,2023.6
　ISBN 978-7-03-075683-1

　Ⅰ.①系… Ⅱ.①吕… ②茅… Ⅲ.①红斑狼疮—中西医结合疗法 Ⅳ.①R593.240.5

　中国国家版本馆 CIP 数据核字(2023)第 096202 号

责任编辑:陆纯燕/责任校对:谭宏宇
责任印制:黄晓鸣/封面设计:殷　靓

科学出版社 出版
北京东黄城根北街 16 号
邮政编码:100717
http://www.sciencep.com

南京文脉图文设计制作有限公司排版
苏州市越洋印刷有限公司印刷
科学出版社发行　各地新华书店经销

*

2023 年 6 月第　一　版　　开本:B5(720×1000)
2023 年 6 月第一次印刷　　印张:13 3/4
字数:262 000

定价:90.00 元
(如有印装质量问题,我社负责调换)

序

　　系统性红斑狼疮（systemic lupus erythematosus，SLE）是一种自身免疫性疾病，其导致的自身免疫性炎症，能够造成多器官的损伤。从 1851 年，卡泽纳夫（Cozenove）首次命名"systemic lupus erythematosus"，距今已有 170 余年。在这 170 余年间，从系统性红斑狼疮的发病机制、血清学标志、分类标准到治疗手段、药物更新都有了巨大的发展。系统性红斑狼疮已经成为我国常见的慢性自身免疫性疾病，初步估计我国有超过 100 万的系统性红斑狼疮患者。中医古籍中与系统性红斑狼疮相关的记载颇多，但是并无相对应的疾病名称。古代医家多从皮肤特征入手命名，有"蝴蝶斑""红蝴蝶疮""马缨丹""猫眼疮"等诸多名称；《金匮要略》提出"阴阳毒"的病名及治疗方药，对后世医家多有启发；《黄帝内经》从"痹证""五脏痹"的角度命名，其中"五脏痹"认为系统性红斑狼疮与五脏虚损相关。现代医家对系统性红斑狼疮的中医病名认识往往承袭古代论著，但是对系统性红斑狼疮的中医病因病机的认识更加深入，在辨证分型上更加丰富多样，在治疗方法的选择上更加注重结合患者实际情况，灵活用药。

　　《系统性红斑狼疮中西医认识》的出版就是对系统性红斑狼疮诊治现状的一个很好的概括与总结。更难能可贵的是，该书从中西医两方面详细论述系统性红斑狼疮的诊治，分别由国内顶尖的中西医风湿病团队——上海交通大学医学院附属仁济医院风湿科吕良敬教授团队与上海中医药大学附属龙华医院风湿科茅建春教授团队执笔完成，真可谓"中西合璧，古今荟萃"！吕良敬教授团队在系统性红斑狼疮的流行病学、发病机制、诊治策略等方面进行 30 多年的持续探索，完成了许多开创性的工作，使得系统性红斑狼疮患者的生存率大大提高，死亡率明显下降，生活质量有了极大的提高，其诊治水平走在世界领先行列。茅建春教授团队长期致力于中医药为主治疗系统性红斑狼疮的系列工作，传承了上海市名中医陈湘君教授、苏励教授的学术思想，形成了滋阴解毒法治疗系统性红斑狼疮的固有特色。

　　该书从西医学角度详细介绍了系统性红斑狼疮的发展史和流行病学，阐述了发病机制与分类标准，解析了治疗指南与临床实践，诠释了重点和热点问题，全面地总结了系统性红斑狼疮的西医认识和进展。从中医学角度介绍了系统性红斑狼疮的病名演变、病因病机、辨证论治、外治之法、摄生调护、中药药理等。该书还重点整理总结了当代中医风湿病名家治疗系统性红斑狼疮的临床经验,对中医后学者起到了引领和垂范作用。

　　是书稿成,恭读之余,启迪良多,实非泛泛而谈者可比。书中所论,皆朴实无瑕、中西互参、切实可用,颇有参考价值。是为斯序,以飨读者。

何东仪

壬寅年仲夏

目录 *CONTENTS*

中 医 篇

西 医 篇

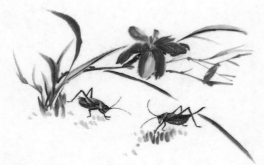

中医篇

第一章

系统性红斑狼疮的中医病名认识

西方医学中系统性红斑狼疮（systemic lupus erythematosus，SLE）的命名最早可追溯到古希腊时代，那时用"lupus"（即狼疮）来描述一种皮肤溃疡。十八世纪起，随着对系统性红斑狼疮认识的逐步深入，了解到本病被视为一种全身性系统性疾病，故命名为系统性红斑狼疮[1]。而中医古籍中并无病名与系统性红斑狼疮直接对应。且由于本病的临床表现复杂，累及多个脏腑，故而很难将其用某一种固有病名或某一类疾病进行概括。1994 年 6 月发布的《中华人民共和国中医药行业标准——中医病证诊断疗效标准》根据系统性红斑狼疮患者的典型面部蝶形红斑的症状，将"红蝴蝶疮病"作为系统性红斑狼疮的中医病名。而考虑到系统性红斑狼疮的多脏器累及表现，1997 年颁布的国家标准《中医临床诊疗术语》又提出将"蝶疮流注"作为系统性红斑狼疮的统一中医病名。但是，部分患者并没有出现"蝶形红斑"这种典型皮损，且不少患者的内脏受累远比皮损重，故而许多医家认为"红蝴蝶疮病""蝶疮流注"的统一命名尚有待商榷，并根据系统性红斑狼疮的病因、病机、病症等提出其他命名。

一、根据病机特点命名

系统性红斑狼疮作为一种全身性、多系统疾病，其病机特点是可出现皮肤、关节、肌肉、血管病变，也可出现内脏累及。根据这种外发肌表、内舍脏腑的特点，一些医家提出将其归为"痹病""风湿""阴阳毒""温病""肾脏风毒"等疾病的范畴。

许多医家将系统性红斑狼疮归为中医痹病、风湿之类。"痹病"最早可以追溯到《黄帝内经》。《黄帝内经》认为痹病是风、寒、湿三气杂合以致病。《素问·痹论》提出皮、脉、筋、骨、肉五体之痹，并指出五体痹久不愈则内舍于脏腑，发为脏腑痹。其中五体之痹与系统性红斑狼疮皮损、血管炎、关节及肌肉累及的症状有相似之处，而内舍脏腑的传变规律有类于系统性红斑狼疮的内脏累及。例如，系统性红斑狼疮累及呼吸系统出现急性狼疮性肺炎、肺间质改变等导致的呼吸障碍，可归为"肺痹"，即《黄帝内经》所谓的"肺痹者，烦满喘而呕""名曰肺痹，发咳上气""微大为肺痹，引胸背，起恶日光"之类；而系统性红斑狼疮所致的心包炎、心内膜炎、心律失常乃至血栓形成等可归为"心痹",即《黄帝内经》所谓的"心痹者,脉不通,烦则心下鼓,暴上气而喘,嗌干,善噫,厥气上则恐。"而狼疮性肾炎(lupus nephritis, LN)的蛋白尿、水肿等症状则可归为"肾痹",即《黄帝内经》所说的"肾痹者,善胀,尻以代踵,脊以代头"之类。同时,眭书魁[2]等则认为,红斑狼疮的基本病理是皮肤、肌肉、血管、浆膜等结缔组织的广泛性炎症,认为结缔组织相当于中医所属的"分肉之间"。《灵枢·周痹》言周痹"内不在藏,而外发于皮,独居分肉之间,真气不能周",是邪气痹阻周身气血,故可累及多个脏腑。眭氏认为"周痹"应当作为与系统性红斑狼疮相对应的中医病名,并将"五脏痹"归于"周痹"之下,以概括其多系统受累的特点。与之相类似的,沈丕安[3]提出"红斑痹"作为系统性红斑狼疮的中医病名。

《金匮要略》提出的"阴阳毒"一病,描述其症状为"阳毒之为病,面赤斑斑如锦纹,咽喉痛……阴毒之为病,面目青,身痛如被杖,咽喉痛。"至唐代《备急千金要方》,孙思邈则提出五脏阴阳毒之证,并附相应方剂,如"肝腑脏温病阴阳毒,颈背双筋牵,先寒后热,腰强急缩,目中生花方""心腑脏温病阴阳毒,战掉不安惊动方""肺腑脏温病阴阳毒,咳嗽连续声不绝呕逆方",从其症状及预后来看,亦颇似系统性红斑狼疮之活动期。其后,宋代名医庞安时在《伤寒总病论》卷三中专列"阴毒证""阳毒证"两篇,并分别以升麻汤、甘草汤主之。后世医家对本病还有不少阐述,是系统性红斑狼疮中医病名中资料最为翔实的名称之一。

此外,系统性红斑狼疮又可被命名为"发斑""瘟毒发斑""热毒发斑""血热发斑"等。《诸病源候论》指出发斑为"冬月触冒寒毒者,至春始发病。病初在表,或已发汗、吐、下而表证未罢,毒气不散,故发斑疮",即《黄帝内经》所言"冬伤于寒,春必病温"之义。以上提示临床上看见的温热红斑有可能是前一年冬季的积寒伏于体内至春季发于外所致。吴又可在《温疫论·发斑》中也说:"邪留血分,里气壅闭,则伏邪不得外透而为斑,若下之,内壅一通,则卫气亦从而疏畅,或出表为斑,则毒邪亦从而外解矣。"系统性红斑狼疮初起发病多出现发热,其中有不少患者是以发热作为初发症状而就诊,同时可出现红疹症状,与中医温病发热、斑疹显露等特征相吻合,且中医治疗系统性红斑狼疮亦多从血热、温毒论治,与温病病机亦有相似之处。温病名家所提出的方剂如青蒿鳖甲汤对系统性红斑狼疮治疗也多有取效。故系统性红斑狼疮是否可命名为温热伏邪之温病发斑有待临床进一步观察证实。另外,尚有以"肾脏风毒"命名系统性红斑狼疮者,认为风邪致病可见游走性疼痛、皮疹、瘙痒,又常兼夹其他病邪伤及他脏。《普济门·肾脏门》曰:"夫肾脏风毒流注腰脚者,其状腰脚沉重,筋脉拘急,或作寒热,或为疼痛,或发疮疡是也。"与系统性红斑狼疮初发以狼疮性肾炎为主的临床类型有相类之处,也与前所言伏寒于内伤肾,春发温病有所对应。

二、根据症状特点命名

系统性红斑狼疮的临床表现复杂而多变,其临床症状之中尤以皮肤表现最有特征性,而内脏累及则常是系统性红斑狼疮预后不佳的表现。故而以皮损特征及内脏损害特点来命名也是最为常见和繁多的。

"日晒疮"由明代申斗垣在《外科启玄》中最早提出。申斗垣认为日晒疮乃是"三伏炎天,勤苦之人,劳于工作,不惜身命,受酷日曝晒"而得。与此相应,光过敏现象亦是系统性红斑狼疮的特征性症状之一,高达70%的系统性红斑狼疮患者出现光过敏,即患者受到日光照射后出现面部红斑或原有皮疹加重的症状。但光过敏亦常可见于其他疾病,且申氏言其"非血气所生",亦无提到其他的系统累及,似乎与西医的日光性皮炎更为吻合。《诸病源候论·赤丹候》中描述赤丹之候,曰"赤丹者,初发疹起,大者如连钱,小者如麻豆,肉上粟如鸡冠肌理。"与狼疮的红色丘疹、斑丘疹和红斑瘙痒不甚的特点很相似。"鸦啖疮"出自明代《疮疡经验全书·鸦啗疮》,书中言其为"久中邪热,脏腑虚寒,血气衰少,腠理不密,发于皮肤之上,相生如钱,窍后烂似鸦啖,日久损伤难治。"与系统性红斑狼疮皮损中的盘状红斑有相似之处。另外,由于红斑狼疮皮疹好发于面部,有人认为"颧疡""颧疽"亦属于红斑狼疮。两证均从风热而生,发于颧骨附近,初起红赤,浮肿疼痛,其后多溃破,更接近于面部所发痈疽之类。赵炳南教授[4]根据红斑狼疮多发于面部的特点提出盘状红斑狼疮为"鬼脸疮"。除此之外,尚有"马缨丹""流皮漏""血风疮""面游风""红蝴蝶疮""茱萸丹"等名,皆是据系统性红斑狼疮的皮损特点提出的[5]。

系统性红斑狼疮累及其他脏腑系统的症状特点不同,其相应的中医病名亦千差万变。除"五脏痹""痹证"之外,尚有以"水肿""淋证"来描述狼疮的肾脏损伤;心肌损伤、心内膜炎属于"心悸";肝脏损害则会出现"黄疸""胁痛"等病;胸腔积液、心包积液则属于"悬饮"之类;神经损害则可归于"癫狂""痫证",种种名称,不胜枚举,根据病情累及的脏腑各异,出现的症状不同,可有不同的命名。

目前,系统性红斑狼疮的中医命名数量众多,但大都不能概括系统性红斑狼疮的全部病程和病因病机。故临床工作及科研工作中,为统一还是主要参考国家标准,一般以"红蝴蝶疮""蝶疮流注""痹证"作为本病最常用的中医病名。如果从中医辨病论治角度来看,则以患者求诊时主要的病机或主要的症状、主诉为命名的依据,具体可参考上文中的各种病名。

【参考文献】

[1] RAVI K M, EDWIN W G. The history of lupus erythematosus[J]. Southern Medical Journal,2007,100(9):896-898.

［2］眭书魁,马秀清,董燕平,等.红斑狼疮的中医病名研究[J].河北中医,2002(1):66-67.

［3］沈丕安.红斑狼疮中医病证名称的探讨——红斑痹的提出[C]//第十一届全国中医风湿病学术研讨会专辑.贵阳:中国中医风湿病学杂志社,2006:7-9.

［4］秦汉琨.赵炳南治疗系统性红斑性狼疮经验拾零[J].中医杂志,1986(12):14-15.

［5］洪强.红斑狼疮古今中医病名探源[J].中医文献杂志,2008,26(2):13-15.

（王一鸣、顾军花）

第二章

系统性红斑狼疮的中医病因病机认识

一、系统性红斑狼疮的中医病因认识

系统性红斑狼疮病情复杂,临床表现复杂多样,中医对其病因亦多有探讨。但概括而言,其病因无外乎虚实两端。虚或为先天禀赋不足,或为情志所伤,或为饮食劳倦,使五脏失养,气血阴阳不足;实或为感受六淫之邪,或饮食发物,或为内生痰饮水湿瘀滞之邪,或为日晒热毒所伤。虚实相搏,化生毒邪,由表及里,进一步耗伤气血,伤及皮、肉、筋、骨、脉之五体,进而侵害经络脏腑。日久年深,邪毒正虚两相搏击而见虚实夹杂,变证百出。故其总的病因可归纳为"正虚""邪毒"两条。

1. 正虚

正虚即正气不足。所谓正气,即人体的抗病、防御、调节、康复的能力。这些能力是以人体的气血阴阳、五脏六腑等生理功能正常为基础的。而人体的气血津液不足,或脏腑功能低下,是许多疾病发生的基础,故曰:"正气旺者,虽有强邪,亦不能感,感亦必轻,故多无病,病亦易愈;正气弱者,虽即微邪,亦得易袭,袭则必重,故最多病,病亦难瘥"(《冯氏锦囊秘录》)。正虚形成原因常有以下几点。

(1)禀赋不足:指人的先天体质不足,功能低下,故对于某些疾病有一定的易感性。系统性红斑狼疮有家族聚集发病倾向,具有高度的家族危险性,7%~12%的系统性红斑狼疮患者的一级或二级亲属患本病或其他的自身免疫疾病。而中医则认为系统性红斑狼疮的发病与先天禀赋相关。张景岳在《类经》中云:"夫禀赋为胎元之本,精气之受于父母者也。"生命来源于父母精气,是两性生殖之精的结合产物,而先天体质大多禀受于父母,如父母体虚或胎中失养,则造成先天脏腑亏虚,气血不足,更易被病邪所乘,罹患本病。先天禀赋不足对人体营卫气血、脏腑阴阳均有影响。其中,肾主精,为先天之本,故先天禀赋对肾脏的影响最为明显。而肝与肾又关系密切,素有"肝肾同源""乙癸同源"的说法。系统性红斑狼疮好发于女性,叶天士在《临证指南医案》中提出"女子以肝为先天"的思想,故而肝肾两脏是受先天禀赋影响最大的两脏,故因禀赋不足而发病者,也最容易表现为肝肾亏虚。

(2)饮食劳倦:"上古之人,其知道者,法于阴阳,和于术数,食饮有节,起居有常,不妄作劳,故能形与神俱,而尽终其天年,度百岁乃去。"(《素问·上古天真论》)。该书认为饮食有节,起居有常是身体健康的必要条件;而饮食不节,劳逸过度亦是损伤人体正气的病因之一。

"阴之所生,本在五味;阴之五宫,伤在五味。"(《素问·生气通天论》)。饮食中的精微物质是化生营卫气血,维持人体生长生活的基本要素。但是饮食不节,或五味过极、饮食过饱、过食寒热食物都会损伤人的正气。《素问·阴阳应象大论》提出"酸生肝,肝生筋;苦生心,心生血;甘生脾,脾生肉;辛生肺,肺生皮毛;咸生肾,肾生骨髓"意即食物中的五味滋养五脏,化生气血,但同时"味过于酸,肝气以津,脾气乃绝;味过于咸,大骨气劳,短肌,心气抑;味过于甘,心气喘满,色黑,肾气不衡;味过于苦,脾气不濡,胃气乃厚;味过于辛,筋脉沮弛,精神乃央"。嗜食五味太过,反而会戕伐正气。"饮食自倍,肠胃乃伤",饮食过量,则易损伤肠胃功能。至于偏食寒热,贪食膏粱厚味等,都容易损伤人体正气,伤及脏腑。而脏腑之中,脾胃为仓廪之本,是饮食运化的根本,也是生化气血营卫的源头,中医谓之"后天之本",最易为饮食所伤。脾胃之气既伤,且元气亦不能充,是诸病之所由生也。是以饮食所伤,最易导致脾胃虚衰,而脾胃虚衰亦是系统性红斑狼疮最为常见的中医证型之一,常表现为乏力气短、肌肉松软无力、皮色萎黄无华、声低懒言、记忆力减退,以及嗳气、脘腹胀、纳呆、便溏等胃肠道症状。至于迁延不愈,影响气血营卫的生成,亦可出现血虚、血瘀,或气虚发热等症状,变证丛生。此外,脾胃虚衰,运化失司,清气不生,浊气独留,则易化生痰、湿、热邪,交阻于经络、血脉之中,使体内气血不畅,痹阻而生病,亦是本病的重要致病因素之一。

劳倦指劳累过度,"五劳所伤,久视伤血,久卧伤气,久坐伤肉,久立伤骨,久行伤筋,是谓五劳所伤",持久进行某一种劳动,超过人体的承受极限就会对机体造成损伤。其中主要指"劳力""劳神""房劳"三者。经言"持重远行,汗出于肾,疾走恐惧,汗出于肝,摇体劳苦,汗出于脾""忧思伤心……醉以入房,汗出当风,伤脾;用力过度,若入房汗出浴,则伤肾。"劳力太过损伤脾肾精气,夙夜忧思则暗伤心血,房劳过度则损伤肾精。同时,肝为"罢极之本",主管筋的活动,能够耐受疲劳,是机体迅速复原正常活动能力的根本。故而,劳倦所伤常导致肝脾肾心虚损。系统性红斑狼疮的发病或病情反复亦多见于体劳、房劳过度,或高强度工作,或心理压力过大之后,可见与劳倦所伤亦有一定的关系。

(3) 七情所伤:七情,即喜、怒、忧、思、悲、恐、惊七种情志变化,其中,以喜、怒、思、悲、恐分别归属于五脏,称为"五志"。七情五志是根于五脏精气对外界客观事物的不同反映,是生命活动的正常现象。但某种情绪过于强烈,超过了正常的生理活动范围,就会影响气血的运行,如《素问·调经论》提出,"怒则气上,喜则气缓,悲则气消,恐则气下,惊则气乱,思则气结",导致气机逆乱,从而百病丛生,故曰"百病生于气也"。系统性红斑狼疮患者常在剧烈情绪波动后发病或出现疾病加重,而系统性红斑狼疮导致的精神症状以焦虑、抑郁等情绪异常最为常见,中医认为这可能与情志所伤相关。七情伤人,尤易直接损伤脏腑,《灵枢·百病始生》云"喜怒不节则伤藏",《素问·阴阳应象大论》提出"怒伤肝""喜伤心""思伤脾""悲伤肺""恐伤肾"的观点,认为五志过极易损伤脏腑精气,扰乱气血运行。五脏之中,尤以肝脏与情绪的关联最为紧密,肝主疏泄,负责调畅人体全身的气血运行,对于疏导人的情绪也有着一定的作用。而肝喜调达,积极乐观、舒畅开朗的情绪是肝脏正常的前提;相反,五志过极则可伤及肝之疏泄功能,从而进一步影响气血的运行。故七情伤人最常导致肝气郁结之证。当然,肝脏本身的疾患也常表现为情绪的异常。

此外,金元四大家之一的刘完素[1]又提出"五志过极化火"的学说,认为"五脏之志者,怒、喜、悲、思、恐也,若五志过度则劳,劳则伤本脏,凡五志所伤皆热也"。若是脏腑失于调摄或久病不解,而致素有虚损,当情志过度时,则会伐伤本脏,导致脏腑气血斡旋无力,气机不得条达,郁结积滞久而化火,火热反过来又会灼伤脏腑,使脏腑更虚。这说明七情伤人,亦可发为火热之邪,若遇本虚,或逢外邪,两虚相搏,则更是遗祸无穷。

2. 邪毒

邪,主要指由外而入,或从皮毛,或从口鼻,侵入机体,引起外感疾病的致病因素。邪者,斜也,是四时不正之气。中医认为一年中的气候变化,可以归纳为风、寒、暑、湿、燥、火六种,称之为六气。六气随着季节的变化而变,这种正常的气候变化,是万物生长的条件,对人体是无害的。如果气候变化异常,六气发生太过或不及,或非其时而有其气(如春天当温而反寒,秋季当凉而反热),以及气候变化过于急骤(如暴寒暴暖),超过了一定的限度,使机体不能与之相适应时,就会导致疾病的发生。于是,六气由对人体无害转化为对人体有害,成为致病因素。这种能导致机体发生疾病的六气便称之为"六淫"邪气。毒,《说文解字》释"毒者,厚也,害人之草",即毒之原义言滋味厚涩苦烈在野地里到处生长的野草;亦可泛指一切对人有害之物。在中医中,毒最初的概念常指具有传染性的致病因素,如《素问·刺法论》所记述的"五疫之至,皆相染易,无问大小,病状相似……不相染者,正气存内,邪不可干,避其毒气",清代王孟英所说的"今感疫气者,乃天地之毒气也",均是此意。毒也可以指某种有毒的致病物质,如蛇虫之毒、蛊毒、漆毒、饮食毒、日光毒等,如《诸病源候论》就有不少关于蛊毒、药毒、饮食中毒的记载。而随着中医对毒的认识不断深入,认为六淫邪气伤人致病,病邪深重,而导致危、急、重症的状态也可以被称之为毒,如常见的热毒炽盛型等,"大风苛毒"(《素问·生气通天论》)、"又以伤寒为毒者,以其最成杀疠之气也"(《伤寒论》),将外邪与毒相互结合,可称为邪毒。除了外感之外,人体本身脏腑机能太过或不及,气血运化失司,从而导致的内生六淫,或产生的痰浊、瘀血、水饮之邪,至其深重之时,亦可被称为邪毒。近年来,一些学者又提出郁毒、癌毒等病因概念,可谓将毒的概念进一步扩展开来[2]。邪毒的产生有以下两种途径。

（1）邪毒外袭：《灵枢·口问》认为"夫百病之始生也，皆生于风雨寒暑、阴阳喜怒、饮食居处、大惊卒恐。"认为疾病的发病都与情绪、饮食、风雨寒暑等外感邪气相关。宋代陈无择在张仲景"千般疢难，不越三条"的思想基础上，进一步提出了"内因""外因""不内外因"的三因思想。系统性红斑狼疮虽然是一种自身免疫疾病，但其发病与疾病的进展等均和环境因素的诱发密不可分，如日照、寒冷、有毒的化学刺激等理化因素均可诱发或加重疾病；而某些病毒感染，也可能与系统性红斑狼疮的发病相关。这提示，系统性红斑狼疮的发病，除了本身免疫机制的紊乱，还有外因的参与。

中医很早就将有关节疼痛症状的一系列疾病归于"痹证"的范畴，并提出痹证是由风、寒、湿三气合而为病的思想，而后《华氏中藏经》在此基础上又提出了"暑热"的致病因素，提出"热痹"的病名。其中风邪为百病之长，外感六淫之中人，无不挟风，而系统性红斑狼疮的发病，与风热、风寒、风湿、风燥均有关。同时风善动不居，易行而无定处，其伤人也，常导致关节游走性疼痛，同时可表现皮疹、肌肉酸痛等症状。而寒性收引，寒邪侵袭人体，可使气机收敛，腠理闭塞，经络筋脉收缩，则筋脉收缩拘急，以致拘挛作痛、屈伸不利或冷厥不仁。如寒邪犯关节，则表现为关节剧烈的疼痛。红斑狼疮患者也常表现为对寒冷的不耐受，冻疮样红斑，以及关节怕冷，遇冷加重等症状。湿邪侵袭人体的特点是重浊、黏滞、趋下，其关节表现为关节重着疼痛、痛处固定，且由于湿性黏滞，易痹阻经络，影响气机运行，也常出现水肿等水湿内停的表现，以及脘腹痞满、食欲减退、肌肉无力等湿困脾胃的症状。同时，风、寒、湿三气与肝、肾、脾相应，而肝、脾、肾的虚损也是系统性红斑狼疮患者中最常见的证型之一。暑热之邪有一定的季节性，尤以夏季多见，具有燔灼、炎上、耗气伤津、生风动血等特性，其导致的关节症状多以关节红肿热痛为主，常伴有发热。而部分患者出血、皮疹鲜红灼热者也与暑热之邪伤风动血的特性有关。此外，由于夏季日照强烈，患者易发光过敏，中医称之为日光毒，也常被归属于暑热之邪。外邪中人一般被认为病位较浅，表现以表证为主，可牵连肌表、经络、关节，甚少损及脏腑，但正如同《素问·痹论》所说"五藏皆有合，病久而不去者，内舍于其合也。"《灵枢·邪气脏腑病形》称"邪之中人也，无有常。中于阴则溜于府，中于阳则溜于经。"病邪久留不去，则会内传脏腑，若遇本体素虚，内外相感，则"阴阳俱感，邪乃得往"，导致病情日益深重。

除此之外，尚有部分医家根据邪毒（热毒、温毒）外袭之始即可见高热、红斑甚则有心烦、谵语、舌红绛、苔黄、脉细数等热入营血的症状，以及其具有传变迅速，内脏损伤深重的特点，提出"热毒""温毒"为其主要的致病因素，同时"热毒""温毒"也是对疾病深重情况的一种概括。

（2）邪毒内生：外感邪毒属外感病的致病因素，称之为外邪；而脏腑阴阳气血失调所产生的内风、内寒、内湿、内燥、内热（火），以及气滞、血瘀、痰阻、痰毒、瘀毒甚至癌毒等则属于内生邪毒[3]。其中部分邪气的临床表现虽与风、寒、湿、燥、火等外邪致病特点及其病理反应相似，但一般都没有表证或表证较轻，且常见虚证或实证或虚实夹杂证。

内风多因热极生风、阴虚动风、血虚生风、肝阳化风等，皆是阳强阴弱，阴不能制阳所致。叶天士在《临证指南医案》中言其为"烦劳郁勃之阳，变现热气内风"，表现为"经络痹痛，气热""骨骱肿痛""周身痹痛"等。系统性红斑狼疮患者的部分神经系统症状如癫痫发作、偏瘫等，中医认为与体内内风相关。

内湿为肺、脾、肾运化水湿功能失常、水液代谢异常而停聚所致。三焦水液运行失调，上积聚于肺，饮留胸胁，可形成悬饮，即胸腔积液；饮邪凌心可见胸闷、气短、心悸怔忡、面唇紫暗而成心包积液。中留于腹部可形成腹腔积液。饮停下焦则小便不利，下肢水肿。阳气虚则生寒，而气血喜温恶寒，寒凝血聚则成瘀；寒凝血瘀，不通则痛，故可见关节疼痛、触痛、肿胀、僵硬，双手可见雷诺现象，遇寒尤甚，得温则减。

内火分虚火和实火，虚火即阴虚生内热，实火则为脏腑热极生火。系统性红斑狼疮患者本常见阴虚，若因外感邪气，内伤饮食劳倦则阴津更损，变生内热，阴虚内热则症见持续性低热、斑疹色暗淡、口眼干燥、无痛性口腔溃疡等。患者平日嗜食辛辣，或长期情志内伤，或劳逸失调，日久蕴热而内生毒邪，加之相火内扰，毒热互结，热迫血行，血溢脉外发为斑疹，血热互结成瘀，瘀阻脉内，脉络不通，形成血管炎、血栓、关节痹痛，甚则热伤营血，扰乱心神，则发昏厥、谵语等神经系统症状。内燥病变多见于合并干燥综合征（sjögren syndrome，SS）的患者，多与肝肾阴精不足，虚火灼津，筋脉失养有关。临床多见口干灼热、肌肤甲错、皮肤紫癜、大便秘结等阴津不足之表现。

在疾病发生和发展过程中，病因和病理产物可以相互转化。瘀血、痰饮等都是在疾病过程中所形成的病理产物，它们滞留体内不去，又可成为新的致病因素，作用于机体，引起各种新的病理变化。如患者气血虚损，气虚无法推动血行，血虚生热，更灼伤津血，化津为痰，则痰瘀阻塞于脉络之中，化为瘀血。或患者热邪偏盛，血热出血，血留于脉外则为瘀，痹阻络脉，表现为瘀斑皮疹及局部肌肉皮肤疼痛等特点。此外，风寒湿邪、内脏虚损均可影响气血津液运行，化为痰湿、瘀血，痰瘀互结，交阻于脉络，则又加重疾病，使疾病迁延不愈，转变尪瘵。

综上所述，本病的病因多样，或因禀赋不足、饮食不节、劳欲过度、七情内伤致使正气受损，或因六淫外感、邪毒内生侵害脏腑，或因痰浊、瘀血痹阻脉络，且彼此之间，又常常互为因果，互相转化，错综复杂。

二、系统性红斑狼疮的中医发病机制

系统性红斑狼疮的病机亦复杂多变,然而总不离"虚""实"二字,主要体现为"虚""实"两方的相互斗争与相互转化。

1. 正虚是发病的内在因素

在疾病的发病过程中,一般来说正虚是起着决定性作用的因素,是罹患各类疾病的必要条件,也是患病后表现为不同症状的内在决定因素。只有当人体体质不足时,才会受到外部条件的影响,《黄帝内经》提出的"正气存内,邪不可干""风雨寒热,不得虚,邪不能独伤人。猝然逢疾风暴雨而不病者,盖无虚,故邪不能独伤人"就是此意。正虚又主要分为脏腑虚衰及气血阴阳虚衰。其中脏腑虚衰主要责之肝、肾两脏。肝主藏血,主筋,主诸节,主疏泄一身气机;肾主藏精,主骨,主水。若肝肾不足,则筋骨失于濡养、温煦,风寒暑湿之邪乘虚而入,流连痹阻经络关节之中则致筋病、关节病、肌肉病,乃至于骨病等,入舍脏腑之间则出现肾、肝、心、脑等脏器损害。气血阴阳虚衰则主要责之阳气亏虚或阴血亏虚。肝肾无不以阴精为本,或肝肾不足,不能化生阴液;或邪毒外侵内生,损及阴液,均会导致阴液虚损。阴液既伤,则不能濡养四肢百骸;且阴虚则阳亢,阴不制阳,日久酿热,热邪亢甚,更易灼伤阴液,而成阴虚热毒之势。故而本病的发病当以肝肾阴虚作为最主要内在病机,而西医治疗常用激素类药也会加重患者的阴虚阳亢。此外,尚有部分患者先天脾气亏虚、肾气不足,亦可出现体寒易湿体质之脾肾阳虚的表现,该部分患者以狼疮性肾炎低蛋白血症患者更为多见。而阴阳的转化也会导致病情更加错综复杂,故在具体病变的发病及病情发展过程中,需要精准地把握疾病病机的虚实阴阳转化,及时做出调整,恢复阴阳气血的正常运行。

2. 邪侵是发病的重要条件

系统性红斑狼疮的发病与风、寒、湿、火热等邪的侵犯密不可分。而在参与本病的诸多邪气因素中,尤以热邪最为重要,或素体阴虚,阴虚生内热。或因饮食不适、情志不调、劳倦不节,皆易阻碍气血运行,如《素问·调经论》所言"有所劳倦,形气衰少,谷气不盛,上焦不行,下脘不通,胃气热,热气熏胸中,故内热",气血运行不畅则化生内热。或为热邪直中而化生热证,或为风寒湿之邪所伤,腠理闭塞,玄府不通,卫气不行,留而化热。热性炎上,则为面部皮疹、口舌生疮等症;热留关节可致关节红肿热痛;热入营血,则为贫血、出血、斑疹,乃至高热、神昏谵语等症。而热邪又可以损伤肝肾之阴,加重肝肾阴虚的情况,从而使疾病进一步加重,虚实相搏,变为热毒之证。同时,火热之毒,耗气伤津,炼液为痰、凝血为瘀,痰瘀与热互结,痹阻于经络之间,更使病情迁延不愈。

3. 本虚标实是发病的关键

系统性红斑狼疮的发病机制错综复杂,然病机的关键在于虚实夹杂,本虚标实。无论是先天禀赋不足,还是后天饮食劳倦、七情所伤,或因邪致虚,乃至误治伤正,无不损伤正气。正气既虚,则表气不固,外邪乘虚而入,留舍经络脏腑之间,或气血阴阳失调,则邪毒内生,侵袭四肢百骸。而邪气炽盛,则耗气、伤津、动血,邪正交争,又可以进一步损伤正气。邪毒既生,痹阻脉络之间,致使气血不畅,化生痰瘀,又复壅塞经络,阻碍气血。正虚邪毒痰瘀,正虚为本,邪毒痰瘀为标,虚实夹杂,相致为患,交结难解。

综上所述,系统性红斑狼疮的发病机制可以归纳为"本虚标实",本虚多因于先天禀赋不足,后天饮食劳倦、七情所伤,尤以肝肾不足,阴津亏虚或脾肾亏虚,阳气失运常见,在此基础上,感受邪毒,尤其是火热之毒,正虚毒恋,虚实相合,导致体内气血阴阳失调,经脉痹阻,脏腑亏损,又夹杂痰瘀等病理产物,虚、热、瘀三者相互为患,而致变证百出,迁延难愈。但由于本病病程漫长,症状繁多,病情迁延,因而其邪正虚实亦非一成不变,急性期病情突出表现为毒热的标象,从根本上看还是虚中夹实,标实本虚;而慢性患者则是以本虚为重,尤以脏腑虚衰的表现为主。

【参考文献】

[1] 孔祥勇.刘完素火热论学术思想探析[J].吉林中医药,2010,30(12):1015-1016.

[2] 杨瑞,刘胜.中医外科学对"毒"的认识[J].中华中医药杂志,2021,36(6):3290-3293.

[3] 朱江,欧林燕,麦文顶,等.从"内生五邪"浅谈系统性红斑狼疮的病因病机[J].中国民间疗法,2020,28(12):26-27.

（王一鸣、顾军花）

第三章

系统性红斑狼疮的中医内治

一、系统性红斑狼疮的辨证论治

中医学的"证",即证候或证型,是机体在疾病发展过程中某一阶段的病理概括,包括了病变的病因、病位、病性、病势及邪正关系等,是疾病发展过程中某一阶段的病理变化的本质。辨证,就是将中医四诊(望、闻、问、切)所收集到的信息资料,运用中医学理论进行综合分析和提炼归纳,明确原因、病位、病性、邪正关系等,最后判断为某种性质的证候或证型。论治,就是根据辨证的结果,决定治则和治法,实施治疗[1]。辨证论治是中医学的特色与精髓,是中医理、法、方、药在临床上的具体应用。

中西医结合临床最成功的经验就是病证结合的方法,即将西医辨病与中医辨证论治相结合的现代病证结合的模式,是中西医两种医学体系交叉融合的切入点[2]。西医学侧重于从疾病的病因和病理生理形态上对疾病的本质进行判断,致力于阐明疾病发生发展的细微变化,发现关键物质的基础或特征性结构变化。中医学则倾向于从宏观整体上对机体四诊信息进行整合升华,偏重于整体功能反应状态的认识和把握,是对患病机体病态特征的概括性描述。中西医病证结合是微观与宏观的结合,是疾病共性与患病个体特征的结合。这既是以疾病为基础、凸显不同患病人群的整体病理反应状态的分类模式,也是运用中医整体思维方法研究现代疾病的内在规律、发展和转归。病证结合的临床诊疗模式是以提高临床疗效、改善疾病预后、提高患者的生活质量为首要目标,更为探索难治性病变及难治性病例的有效治疗方法提供了可能。

1. 系统性红斑狼疮的辨证分型

系统性红斑狼疮病因病机复杂、临床表现多样、病程缠绵,在病情不同阶段常有不同的临床表现,且常累及许多不同的组织和器官,使其中医辨证证型多样,各医家的不同角度及个人经验使其辨证分型不同。近年来,数据挖掘技术被广泛应用于中医药领域,陈雷鸣等[3]通过检索中国学术期刊数据库中1965~2018年中医药治疗系统性红斑狼疮的相关文献,纳入中医药治疗系统性红斑狼疮的疗效观察、疗效分析、临床对照、名医经验共725篇,总结归纳高频证型11个,其中出现频次最高的五个证型依次为热毒炽盛证、脾肾阳(两)虚证、阴虚内热(火旺)证、肝肾两

（阴）虚证、气阴两虚证,累计频率 62.11%。按年代及初始文献量划分,对各个年份组的系统性红斑狼疮证型及用药规律演变进行研究发现,热毒炽盛证、脾肾阳(两)虚证最为多见。近 10 年来,以上两种证型的比例相对减少,而阴虚内热(火旺)证、肝肾两(阴)虚证、阴虚瘀毒(热)证等证型呈上升趋势,其中阴虚内热(火旺)型于 2000 年后频次增多,上升至第三。以上提示随着诊治水平的日趋提高,激素及免疫抑制剂的广泛使用,系统性红斑狼疮重症患者逐步减少,患者证型及临床表现也随之发生转化。

为了便于中医证型的规范化和客观化,目前应用最为广泛的是根据 2002 年国家食品药品监督管理局修订的《中药新药临床研究指导原则(试行)》,将系统性红斑狼疮分为 7 个证型,分别是热毒炽盛型、阴虚内热型、瘀热痹阻型、风湿热痹型、脾肾阳虚型、肝肾阴虚型及气血两虚型[4]。具体的辨证分型标准如下。

（1）热毒炽盛型

主症:起病急骤,高热持续不退,两颧红斑或手部红斑,斑色紫红,神昏。

次症:烦躁口渴,关节疼痛,尿短赤。

舌脉:舌红绛苔黄,脉洪数或弦数。

本证型乃由热毒入血、迫血妄行所致。火热毒盛,充斥三焦,波及上下内外,内扰心神则高热烦躁、神昏;热灼津伤则口燥,尿短赤;热伤络脉,血溢肌肤,则发斑、斑色紫红;热毒炽盛,燔灼营血,阻隔经络,则关节疼痛;舌红绛苔黄,脉洪数或弦数,皆为热毒炽盛之症。热毒炽盛证以红斑皮疹、高热为主,多见于系统性红斑狼疮的活动期,起病急、病情重。

（2）阴虚内热型

主症:持续低热,斑疹鲜红,脱发,口干咽痛,盗汗,五心烦热。

次症:腰膝酸软,关节肌肉隐痛,心悸。

舌脉:舌红苔少,脉细数。

本证型乃因先天禀赋不足,真阴亏虚,阴不制阳而生内热,故见低热、盗汗、五心烦热;阴津不足则口干咽痛;肝阴亏虚,筋脉失养,则关节肌肉隐痛;肾阴亏虚,腰府失养,则腰膝酸软、脱发;心阴亏虚,阴血不足,则心悸;舌红少苔,脉细数,皆为阴虚内热的症状。本证型常见于系统性红斑狼疮发病早期,或慢性活动期,多为轻症,属系统性红斑狼疮的基本型。

（3）瘀热痹阻型

主症:双手指瘀点累累,变白变紫,口疮,下肢红斑甚至溃烂,低热缠绵。

次症:烦躁易怒,关节肌肉疼痛,脱发,月经不调。

舌脉:舌暗红有瘀斑瘀点,脉细弦。

本证型乃因脏腑阴阳失调,加之热邪侵袭,致使气血运行不畅,热瘀内盛,痹阻脉络。瘀热搏结可致热势缠绵;瘀热互结,浸淫筋骨,则关节肌肉疼痛;伤及血络,发于肌肤,则见瘀点累累、斑疹甚至溃烂;伤及冲任,则月经不调;热扰心神,则烦躁易怒;舌暗红有瘀斑瘀点,脉细弦,皆为瘀热痹阻的症状。本证型多见于系统性红斑狼疮的活动期,因瘀热致病的病位泛发,可致心、脑、肺、肝、肾、皮肤等多脏腑组织损伤,因而证候复杂,病情常缠绵难愈。

(4)风湿热痹型

主症:双手指漫肿,四肢关节疼痛,或伴肿胀,或痛无定处,周身皮疹时现,肌肉酸痛。

次症:发热,恶风,关节重着僵硬。

舌脉:舌红苔黄,脉滑数或细数。

本证型乃因素体正气亏虚,腠理空疏,外邪入侵,既病之后又无力驱邪外出,以致风湿热邪深入,留连于筋骨血脉而发。湿热相搏,郁于关节,气血郁滞不通,故关节疼痛肿胀;湿热之邪郁阻脉络,气血运行受阻,故关节重着僵硬、痛无定处;热盛伤津故见发热;邪犯肌表,营卫失和,故见恶风;舌红苔黄,脉滑数或细数,皆为风湿热痹的症状。本证型以关节疼痛为主要表现,多属于系统性红斑狼疮轻症。

(5)脾肾阳虚型

主症:面部四肢浮肿,畏寒肢冷,神疲乏力,腰膝酸软。

次症:面色无华,腹胀满,纳少,便溏泄泻,尿少。

舌脉:舌淡胖苔白,脉细弱。

本证型多因先天肾气不足,且久病后阴虚之证损及阳气,导致脾肾阳虚,气化失全。肾阳虚衰而气化不足,则面部四肢浮肿、腹部胀满;肾阳虚衰失于温煦,则畏寒肢冷,腰膝酸软冷痛;脾为气血生化之源,脾气虚弱,失于运化水谷精微,则纳少便溏;化源不足,则面色无华、神疲乏力;舌淡胖苔白,脉细弱,皆为脾肾阳虚的症状。本证型临床上以水肿、蛋白尿为主要表现,多见于狼疮性肾炎中晚期。

(6)肝肾阴虚型

主症:腰膝酸软,脱发,眩晕耳鸣,或有低热。

次症:乏力,口燥咽干,视物模糊,月经不调或闭经。

舌脉:舌质红,苔少或有剥脱,脉细。

本证型乃因先天禀赋不足,肝肾素亏,阴液生成不足,日久蕴热于内,或更感邪热之毒,内灼阴津,阳亢难制。肾阴亏虚,髓海不足,腰府失养,则眩晕耳鸣、腰膝酸软;肝肾阴虚,目失涵养,则视物模糊;津不上润,则口燥咽干;肝肾亏虚,精血不足,发失濡养,则脱发;肝肾阴虚,冲任失充,则月经不调或闭经;舌红苔少,脉细,均为阴虚内热之象。本证型常见于系统性红斑狼疮缓解期,大多症情稳定,或伴轻度活动,少数患者在感冒、日晒或饮食不当后也可导致病情波动,或直接进入活动期。

（7）气血两虚型

主症：面色苍白,神疲乏力,汗出,心悸气短。

次症：眩晕耳鸣,月经量少色淡,或闭经。

舌脉：舌淡苔薄,脉细无力。

本证型多由先天不足或后天失养,导致肝、脾、肾脏腑亏虚,气血生化乏源。气血两虚,不得上荣于面,则见面色苍白;气血不能充盈血脉,形体失养,则神疲乏力;心血亏虚,血不养心,则心悸;肺气亏虚,营卫失和,则气短;肾气亏虚,髓海不足,则眩晕耳鸣;冲任血虚,则月经量少色淡,或闭经;舌淡苔薄,脉细无力均为气血两虚之象。本证型多见于系统性红斑狼疮以血细胞减少为主要表现者,轻重程度不一。

2. 不同医家对系统性红斑狼疮的辨证论治

随着中西医结合认识本病的不断深入,对系统性红斑狼疮辨证诊治的思路也在进一步清晰、细化。该段讲述了近二十年来不同医家对本病辨证论治思路的思考与探索。总体而言,在传统辨证论治的基础上,根据系统性红斑狼疮本身疾病活动规律,结合西医疾病评估方法,主要运用了两大类辨证方法:①分期辨证,首先通过对疾病本身病因病机的认识,提出基本治则,将原有常见证型划分入活动期、缓解期进行辨证;②分型辨证,以范永升教授创立的"二型九证"病证结合辨治体系为始,以疾病表型进行辨证。

（1）分期辨证:在分期治疗中,中医学者大多根据系统性红斑狼疮的病程进展将病情分为急性活动期和慢性缓解期。根据不同时期病情的发展、严重程度及临床表现的差异进行辨证施治。

陈湘君等[5]认为系统性红斑狼疮的病机是在肝肾精血、阴津亏虚、邪火内生的基础上,外感风湿温热之邪,内外相合,两热相搏,化生热毒,侵袭脏腑经络,导致体内气血逆乱,阴阳失调,经脉痹阻,脏腑亏损。因此,系统性红斑狼疮是一个肝肾亏损为本,邪毒亢盛为标,本虚标实的疾病,治疗当以滋养肝肾、清热解毒为基本原则。对于活动期系统性红斑狼疮,主张先予清热凉血解毒以遏其势,同时以益气滋阴兼顾其本,常分为热毒炽盛型、阴虚内热型、脾虚湿盛型进行辨证施治。缓解期系统性红斑狼疮则以扶正为主,视其亏虚之脏腑不同,或补脾益肺,或滋补肝肾,或气阴双补,或温补脾肾,同时辅以清热化瘀以除其标邪,辨治多从肝肾阴虚、气滞血瘀、气阴两虚、脾肾阳虚入手。

房定亚等[6]主张将系统性红斑狼疮的病程分为三期,并进行分期辨证论治。在疾病急性发作期,以免疫复合物诱导的血管炎为主要病理表现,需应用大量激素以抗炎抑制免疫,初期使用激素,其不良反应尚未显现,该期中医病因病机为血热内扰,迫血妄行,泛溢肌肤,患者常出现血热瘀滞,治疗主张清热凉血。当疾病进入平稳期,因大剂量激素治疗后不良反应逐渐显现,激素性温,易耗伤阴液,出现阴虚火旺之象,治疗宜滋阴降火。当病情平稳后进入激素撤减期,由于患者阴虚已甚,阴损及阳,阳气生化不足且无所依附而耗散,形成以阴虚为主的阴阳两虚的病理状态,治疗宜阴中求阳,加入补温补肾阳之品。

刘健等[7]根据"急则治标,缓则治本"的原则,将系统性红斑狼疮分为急性发作期和慢性缓解期进行论治。急性发作期以清热解毒为主,同时兼顾健脾祛湿;慢性缓解期以养阴清热为主,同时注重顾护脾胃。另外,由于整个病程中均存在瘀血痹阻经脉的表现,故强调活血化瘀之法须贯穿始终。

姜泉等[8]主张在系统性红斑狼疮急性活动期,主要呈现热毒炽盛、气营两燔之证,治宜清热凉血、解毒化斑;若热毒日久伤阴,虚热内生,则出现阴虚内热症状,多见于系统性红斑狼疮慢性活动期,治宜养阴清热。在系统性红斑狼疮缓解稳定期,患者病程日久,或经大量攻邪治疗,气阴耗伤,既有肝、脾、肾三脏元气亏损证,又有五脏津液内耗,营阴不足证,故治疗以益气养阴、调补肝肾为主。

由此可见,系统性红斑狼疮的辨治应分清病期、明确病位。由于本病的病机为本虚标实、虚实夹杂,故治疗时应分清不同时期祛邪、补虚的主次,通常急性期以邪实为主,应以祛邪为先;慢性期多虚证,又以肝脾肾亏虚为主,应以补虚扶正为重,辅以清热化瘀等。

(2)分型辨证:系统性红斑狼疮病因纷繁复杂,病情易反复,发病累及多器官、多系统,故中医学者常根据具体的临床表现辨证论治。范永升教授根据临床实际并查阅了近三十年的文献,对系统性红斑狼疮的常见证型进行了分类整理。他参考西医系统性红斑狼疮的分类标准,并根据临床表现规律,提出先分轻重缓急,后分证候类型的思路,创立了"二型九证"病证结合辨治体系[9]。

轻型和重型主要以有无影响内脏为主来进行判断。

轻型:①风湿痹痛型,以关节疼痛为主要症状,一般可用独活寄生汤治疗。若伴有关节局部红肿热痛,为热痹,治宜祛风化湿、清热通络,可用白虎加桂枝汤;若局部关节无明显红肿,伴畏风,为寒痹,治宜祛风散寒通络,可加用桂枝附子汤。②气血亏虚型,以白细胞、血小板减少伴体倦为主,治宜益气养血,代表方剂为归脾汤。③阴虚内热型,以低热、脱发等为主,治宜滋阴清热、解毒祛痰,代表方剂为青蒿鳖甲汤。

重型:①热毒炽盛型,主要表现为红斑或皮疹,斑疹色红,可伴发热,甚或谵语神昏,治宜清热解毒、凉血消斑,代表方剂为犀角地黄汤。②饮邪凌心型,主要表现为心悸,检查有心包积液等,治宜利水宁心、益气行血,代表方剂为木防己汤合丹参饮。③痰瘀阻肺型,主要表现为胸闷,咳嗽气喘,咯痰黏稠,检查有间质性肺炎或肺部感染等,治宜宣肺化痰、祛瘀平喘,代表方剂为麻杏石甘汤合千金苇茎汤。④肝郁血瘀型,主要表现为胁肋胀滞或刺痛,肝功能检查显示谷丙转氨酶、谷草转氨酶升高,治宜疏肝解郁、活血化瘀,代表方剂为茵陈蒿汤合四逆散。⑤脾肾阳虚型,主要表现以面目四肢浮肿为主,伴大量蛋白尿,治宜温肾健脾、化气行水,代表方剂为真武汤合金匮肾气丸。⑥风痰内动型,主要表现以眩晕头痛、抽搐为主,合并神经系统损害,治宜涤痰熄风、开窍通络,代表方剂为天麻钩藤饮合止痉散。

目前"二型九证"辨治法已被纳入国家中医药管理局《阴阳毒(系统性红斑狼疮)中医临床路径》。

3. 系统性红斑狼疮辨证分型的现代化研究

辨证分型是中医对疾病特征的高度概括,传统中医辨证主要依靠望、闻、问、切采集临床资料,然而缺乏客观、定量的指标。为揭示系统性红斑狼疮中医证型的实质,促进辨证的客观化,一些学者尝试运用循证医学、流行病学等方法进行中医证型量化研究,发现了许多实验室检查指标与中医的"证"有某种内在关联,可以为临床辨证提供客观指标,更好地指导临床治疗。

曲环汝等[10]比较了初发系统性红斑狼疮患者中医证型与系统性红斑狼疮疾病活动度评分(systemic lupus erythematosus disease activity index, SLEDAI)、肾功能和相关免疫学指标的差异。结果发现,初发系统性红斑狼疮热毒炽盛型和脾肾阳虚型患者的 SLEDAI 评分相当。其中,热毒炽盛型以免疫亢进为主要表现,尿白细胞阳性率和 IgG、抗 dsDNA 抗体水平较脾肾阳虚型患者有显著升高。脾肾阳虚型患者以肾功能改变为主要表现,血清肌酐、尿素氮、尿酸水平,以及尿红细胞阳性率、24 h 尿蛋白定量均显著高于热毒炽盛型患者。此外,补体 C3、补体 C4,以及IgM 水平的降低,在脾肾阳虚型患者中的表现更为显著。

俞烜华等[11]探讨系统性红斑狼疮中医证型和血清 B 细胞活化因子(B cell-activating factor,BAF)水平的相关性,发现热毒炽盛型 SLEDAI 评分较其他证型显著升高,提示该证型多见于中、重度活动期系统性红斑狼疮患者,血清 BAF 水平在该证型中也明显升高;而正虚邪恋型患者 SLEDAI 积分较低,多属狼疮病情稳定期,血清 BAF 水平也明显降低。

甄珠等[12]检测血清可溶性细胞间黏附分子- 1(sICAM-1)及血管内皮细胞黏附分子- 1(sVCAM-1)水平变化,并分析其与系统性红斑狼疮不同中医辨证分型的相关性。结果发现,各证型血清 sICAM-1、sVCAM-1 水平均显著高于正常对照组,其中热毒炽盛型血清 sICAM-1、sVCAM-1 水平显著高于其他证型;系统性红斑狼疮患者的 SLEDAI 评分也以热毒炽盛型最高,其次为脾肾阳虚型及肝肾阴虚型。以上提示检测系统性红斑狼疮患者血清可溶性黏附分子水平可作为中医辨证论治辅助指标。

孙静等[13]观察了 135 例系统性红斑狼疮患者,将其分为阴虚证、阳虚证、阴阳(气)两虚证、阴虚火旺证、实证(湿证、血瘀等)各证型,发现 C 反应蛋白(C-reactive protein,CRP)、24 h 尿蛋白、血小板减少、关节炎表现在不同证型的系统性红斑狼疮患者间存在明显差异。其中,阴虚火旺证患者的病情活动最明显,其次是阳虚证和阴阳(气)两虚证患者,而 C 反应蛋白异常升高、血小板减少和关节炎是病情活动性的重要表现,与疾病活动性呈正相关关系。阳虚证、阴阳(气)两虚证患者 24 h尿蛋白阳性者较多,与阳虚失摄的病机密切相关。因此,这些客观指标的异常有助于判断疾病的活动性。

宫泽琨等[14]研究发现,系统性红斑狼疮患者外周血清 γ 干扰素(interferon-γ,IFN-γ)、IL-4、IL-10 的水平显著高于正常对照组,而 IL-2 的水平低于正常对照组;其中气血热盛型、脾肾阳虚型 IFN-γ、IL-4、IL-10 的水平明显高于气阴两虚血瘀型和气滞血瘀肝郁型。因此,高浓度的血清 IFN-γ、IL-4、IL-10 水平可作为气血热盛型、脾肾阳虚型辨证参考指标之一。

华银双等[15]发现系统性红斑狼疮患者外周血 $CD4^+$ T 细胞亚群和 CD8 抑制性 T 细胞亚群的变化与病期和辨证分型有关。无论是气血两燔型、肝热血瘀型、气阴两虚血瘀型还是脾肾阳虚型,与健康对照组比较,T 细胞 CD4 表达呈下降趋势,其中气血两燔型下降最明显,其次是肝热血瘀型,这种结果与多数研究显示活动期系统性红斑狼疮患者存在 CD4 细胞百分率下降基本相符。另外,处于疾病稳定期的气阴两虚血瘀型系统性红斑狼疮患者,$CD8^+$ $CD28^+$ T 细胞呈降低趋势,而$CD8^+$ $CD28^-$ T 细胞升高,与健康对照组比较,差异有统计学意义。以上说明随着抑制性 T 细胞(suppressor T cell)抑制活性的恢复和增强,效应性 T 细胞减少,抑制性 T 细胞升高抑制 CD4 淋巴细胞产生辅助性抗体,患者病情好转。

李显红等[16]则应用蛋白质组学技术研究热毒炽盛型和脾肾阳虚型狼疮性肾炎之间的蛋白质差异。结果发现,狼疮性肾炎热毒炽盛型与脾肾阳虚型比较表达的差异点有 5 个,热毒炽盛型高表达的蛋白质是 Ig mu chain C 和间 α-胰蛋白酶抑制因子重链 H4;脾肾阳虚型高表达的蛋白质是细胞角蛋白-10。可见,同一疾病不同中医证型间的蛋白质表达不同,这为利用蛋白质组学技术对中医证候的发生机制进行阐释,做出了一次有益的尝试。

目前,虽然已有很多学者研究系统性红斑狼疮不同中医证型间实验室指标的差异性,但仍未能阐明造成该种差异背后的内在原因与机制、中医证候的物质基础。在今后中医药治疗系统性红斑狼疮的进程中应当加强基础实验研究,从分子水平、代谢水平、基因多态性等方面进一步探索,以达到中医证型客观化、规范化的目标,更深层次地拓展、延伸中医四诊,丰富中医辨证依据。

二、"疾病-表型-证型"结合治疗模式

1. "疾病-表型-证型"结合治疗模式的优势

"疾病-表型-证型"结合治疗模式发展于中西医结合的"病证结合"模式,指在

运用西医"微观"(生化指标、影像资料、功能检查等)辨病的基础上进行中医"宏观"(望、闻、问、切)辨证。进行中医辨证前,这些具有相同疾病的患者已经具备了大量的同质性,故"病证结合"模式能很大程度上掌握疾病的内在规律、发展和转归,如在此基础上再进行中医辨证论治,两者结合,可使复杂疾病辨证更为精准。随着医学对疾病发病机制的不断研究认识,一些复杂疾病所展现的异质性越来越显著,故疾病表型的概念孕育而生。表型是指某一生物体特定的外观或组成部分,对疾病进行分型的最终目标是为了发现具有独特预后或治疗特征的患者组别。中医历来对"证"的概念是中医学的精髓所在,证是指疾病中所表现出的相同类型的"症候群",这与西医的表型不谋而合。那么将中医的"证"、西医的"疾病""表型"联合起来,则更有利于疾病治疗的精准化,避免中医辨证论治过于宏观、中药效应过于广泛。系统性红斑狼疮是多系统受累的结缔组织病,可侵犯全身各个脏器,临床表现多样,并随着病情变化经常出现轻重交替,是一个临床极其复杂的疾病,这就给临床准确的辨证论治带来很大的困难,而基于临床表型下的系统性红斑狼疮辨证分型,能最大限度地规范辨证群体的同质性,使治疗结局更加可预测,辨证治疗更精准,有利于细化疾病诊断和制定恰当的治疗目标。

2. 系统性红斑狼疮辨"疾病-表型-证型"论治

(1)狼疮性肾炎(脾肾阳虚、湿浊瘀毒证)

症见:腰酸腹胀,畏寒肢冷,关节冷痛,颜面、下肢浮肿,甚则全身浮肿,按之凹陷不起,周身乏力,少气懒言,气短自汗,尿多泡沫,便溏。舌淡胖有齿痕,舌苔白滑,脉沉细弱。

治法:温补脾肾、清泄瘀毒。

方药:益气解毒活血方(经验方)加减(生黄芪、莪术、白花蛇舌草)。

解析:狼疮性肾炎主要归属于中医学"蝶疮流注""阴阳毒""水肿""虚劳"等范畴,"虚、毒、瘀"是贯穿疾病始终的病机要点。上海中医药大学附属龙华医院苏励教授[*],通过"疾病-表型-证型"模式结合长期临床经验,创立益气解毒活血方,方中黄芪补气托毒、畅调血脉,如《本经疏证》言"黄芪一源三派,浚三焦之根,利营卫之气,故凡营卫间阻滞无不尽通";莪术善走血分、破血逐瘀,《日华子本草》云其"治一切气,消瘀血,内伤恶血等";白花蛇舌草清热化湿,解毒消痈,善治一切热证。三药共用,虚实并调,熔扶正、解毒、化瘀于一炉,药少味精。

苏励教授的团队研究证实该方能减少 NZB/WF1 狼疮鼠 24 h 尿蛋白定量,降低血清 IL-10、IFN-γ 水平,调控 TH1/TH2 平衡,延缓肾脏损害,减少 BXSB 狼疮鼠组织中金属蛋白酶组织抑制物-2(tissue inhibitor of metalloproteinase 2,

＊　上海市名中医。

TIMP-2)的表达,促进基质金属蛋白酶 2(matrix metalloproteinase,MMP-2)的表达,加强肾脏水通道蛋白 1(recombinant aquaporin 1,AQP1)和水通道蛋白 3(AQP3)的表达,改善肾组织的炎症病变,降低羟脯氨酸含量,减少肾脏免疫复合物沉积,同时可不同程度地下调肾脏组织转换生长因子(transforming growth factor β,TGF-β)、结缔组织生长因子(connective tissue growth factor,CTGF)mRNA表达,从而延缓狼疮鼠肾脏纤维化[17-19]。同时苏励教授通过临床研究证实,益气解毒化瘀法可明显改善患者的临床症状,降低其尿蛋白水平,并具有良好地辅助撤减激素作用。此外,研究发现使用大剂量黄芪注射液治疗狼疮性肾炎在降低感染发生率和尿蛋白,以及改善患者免疫功能等方面优于单用环磷酰胺(cyclophosphamide,CTX)[20-22]。

(2)狼疮脑病(痰瘀热毒、上冲入脑证)

症见:高热,气促,神昏谵妄,肢体抽搐,唇舌干红,苔黄燥或花剥,脉细弦数。

治法:解毒护阴、清营醒神。

方药:涤痰汤送服安宫牛黄丸(茯苓、人参、甘草、橘红、胆星、半夏、竹茹、枳实、菖蒲等)。

解析:狼疮脑病在中医学中没有专用的病名,根据其症状不同,归属于"癫狂""痫病"等范畴。朱丹溪在《丹溪心法·癫狂六十》篇中说:"癫属阴,狂属阳……大率多因痰结于心胸间,治当镇心神、开痰结。"指出癫症与痰有关,王清任在《医林改错·癫狂梦醒汤》中则指出:"癫狂……乃气血凝滞脑气。"认为疾病过程中,瘀血与痰浊常相兼为患,给后世医家认识本病提供了借鉴。现代研究中发现涤痰汤可增加血管性痴呆模型大鼠的海马组织中环磷腺苷(cAMP)、蛋白激酶 A(protein kinase,PKA)、cAMP 反应元件结合蛋白(cAMP response element binding protein,CREB)、脑源性神经营养因子(brain-derived neurotrophic factor,BDNF)、神经生长因子(nerve growth factor,NGF),从而改善大鼠的学习记忆能力[23]。涤痰汤亦可影响脑缺血再灌注损伤大鼠脑细胞自噬相关蛋白表达,减轻炎症反应,调节自噬活性[24]。临床研究中也可见涤痰汤治疗痰浊瘀阻证青年急性缺血性脑卒中疗效较好,亦可改善患者认知功能[25]。

在对于安宫牛黄丸(静脉制剂——醒脑静)的研究中,发现醒脑静干预治疗可降低 MRL/lpr 狼疮模型鼠 IFN-γ 分泌表达,抑制脑组织中血管细胞黏附分子-1(VCAM-1)表达水平,从而影响系统性红斑狼疮模型小鼠继发狼疮脑病的进程[26-27]。

(3)狼疮心肌炎(阴虚内热,水邪凌心证)

症见:胸闷气促,心悸怔忡,胁肋攻撑,心烦不宁,尿少肢肿,夜难平卧,舌红苔腻,脉滑数或结代。

治法:解毒护阴、清营醒神。

方药:生脉饮合葶苈大枣泻肺汤加减(生地黄、天冬、麦冬、玉竹、葛根、白芥子、葶苈子、桑白皮、白花蛇舌草、泽兰、泽泻、猪苓、茯苓等)。

解析:沈丕安教授[*]认为根据系统性红斑狼疮心脏受累的临床表现,可辨为水邪凌心,水饮积于心包而为心包积液,心肌损害则乃因心阴虚损、心血不足,从而产生胸闷、胸痛、气促、心悸、怔忡等。对饮证的治疗,传统为温药和之,但纵观系统性红斑狼疮临床表现均为一派热象,其本乃阴虚内热。喻嘉言在《医门法律》中将饮邪分寒热,故可用养阴清热法(生脉饮)治疗病之本,另用葶苈大枣泻肺汤清化蠲饮[28]。

临床研究中使用生脉注射液治疗系统性红斑狼疮心脏损害,发现治疗组总有效率明显优于对照组,超声心动图测定左室收缩末期内径(Ds)和舒张末期内径(Dd)较治疗前明显缩小,左室射血分数(left ventricular ejection fraction,EF)%、短轴缩短率(ΔD%)、平均周经纤维缩短率(mean velocity of circumferential fiber shortening,mVcf)、心输出量(cardiac output,CO)、心脏指数(cardiac index,CI)较治疗前明显增加[29]。

生脉饮中主要成分人参,其主要含有人参皂苷,研究发现可调节系统性红斑狼疮模型的体液免疫,可通过抑制B细胞增殖,减少B细胞分泌物IgG和IgM的分泌,提升B细胞凋亡相关蛋白和抑制B细胞相关因子的表达,以及调控B细胞亚群分布来下调脂多糖诱导下的系统性红斑狼疮模型的体液免疫,其中Rh1抑制体液免疫的效果最为明显[30]。

(4)血液系统损害(气血两虚、肾精亏损证)

症见:面色苍白,神疲乏力,汗出怕冷,心悸失眠,眩晕耳鸣,气怯声低,气短,腰膝酸软或腰痛,月经量少色淡,或闭经,舌淡,苔薄,脉细无力。

治法:益气养血、活血补肾。

方药:当归补血汤合六味地黄汤(黄芪、当归、生地黄、泽泻、茯苓、牡丹皮、山萸肉、山药等)。

解析:《诸病源候论》认为"精藏精,精者,血之所成也"。精血同源,可以相互转化。若先天禀赋不足导致肾精不足,精血同源,血液生成不足而见贫血。肾精充盈,则肝有所养,血有所充,气有所化;阴精不足,化血乏源,精亏则血虚,出现各系血细胞减少的表现。临床应用六味地黄汤作为基础方应用于该种表型的红斑狼疮,在血红蛋白、白细胞、血小板均有明显改善,特别是血红蛋白、血小板,与西药对照组相比有统计学差异[31]。

现代药理研究发现,当归补血汤可调节免疫系统,维持机体免疫耐受,下调炎性反应;平衡造血调控因子,如平衡调控因子促红细胞生成素、促血小板生成素、粒

---

　*　上海市名中医。

细胞集落刺激因子的表达,从而改善患者血液系统异常[32-35]。

(5)皮肤黏膜病变(热毒蕴结证)

症见:突起高热或高热持续不退,面赤灼热,面部、肌肤红斑鲜艳,肌肉酸痛,关节肿痛,咽干口渴,溲赤,便干,舌红绛或紫暗,舌苔黄腻或光面舌,脉数。

治法:清热凉血、解毒消斑。

方药:犀角地黄汤加减(水牛角粉、白花蛇舌草、紫花地丁、赤芍、牡丹皮、丹参、金银花、青蒿、生地黄、玄参、重楼)。

解析:系统性红斑狼疮面部红斑多以感受热毒之邪为外部条件。热毒之邪入侵,伏于血分,煎熬血液致瘀,热、毒、瘀三者既可直接损伤皮肤,又可阻于皮肤,五脏真气不得周循,使皮肤失养而发病。犀角地黄汤为中医著名的清热剂,具有清热解毒,凉血散瘀之效,善清血分之热,促进气血循经运行,达到防止血溢脉外、血液瘀阻的作用。临床研究发现,犀角地黄汤对系统性红斑狼疮皮肤损害患者的临床症状改善效果确切,可降低患者机体炎性因子水平,改善免疫功能,减轻皮肤损害,抑制病情进展[36-37]。

(6)关节病变(热毒血瘀,痹阻经络证)

症见:关节肿痛,肌肉酸楚,脱发口溃,面颊及指尖红斑色褐,双手白紫相继或两腿青斑如网,颌下瘰疬肿痛,腰膝酸软,时有低热,月经不调,舌红或有瘀斑,脉弦细而涩。

治法:清热凉血,活血通络。

方药:滋肾青芪(自身清)方(青蒿、生地黄、何首乌、山茱萸、生白术、生黄芪、生白芍、白花蛇舌草等)。

解析:滋肾清芪方是上海中医药大学附属龙华医院陈湘君教授经过长期的临床实践总结出的治疗系统性红斑狼疮的经验方。滋肾青芪颗粒以清热凉血,活血通络为主要作用。研究发现,滋肾青芪颗粒对胶原诱导性关节炎小鼠关节炎具有预防治疗作用,其机制与降低关节炎小鼠血清中特异性抗血清CⅡ抗体水平有关;在对大鼠佐剂性关节炎的研究中发现,滋肾清芪方可不同程度地抑制关节肿胀,减轻关节附近软组织水肿及炎细胞浸润[38-39]。

三、单味药物治疗系统性红斑狼疮

中药的临床应用是多方面的,药理作用的研究也是多方面的,系统性红斑狼疮的中医治法涉及的面很广,如益气、养阴、补肾、活血、固涩等方面。随着现代科学研究技术手段的引入及中药研究的进一步深入,系统性红斑狼疮常用中药有效成分如糖类、苷类、生物碱类等也逐渐成为研究关注的热点。

(1)雷公藤:是卫矛科植物雷公藤的根、叶及花,味苦、性寒、有大毒,作为一种免疫抑制药物[40]。近20年来已被广泛用于治疗系统性红斑狼疮等自身免疫性疾病,雷公藤具有祛风除湿、通经活络、消肿止痛、杀虫解毒之功,古籍对雷公藤的应用记录甚少,仅在现代有相应的组方应用,《三明畲族民间医药》记载:雷公藤根木质部3~15 g,猪脚炖服,治疗类风湿;或加入鸡蛋1~2个,炖熟,吃蛋喝汤,治疗慢性风湿痛。安永涛[41]等观察雷公藤多苷联合糖皮质激素治疗系统性红斑狼疮的疗效及其对外周血单个核细胞(peripheral blood mononuclear cell,PBMC)糖皮质激素受体(glucocorticoid receptor,GR)表达的影响,结果雷公藤多苷联合糖皮质激素治疗系统性红斑狼疮疗效优于常规激素疗法,这可能是雷公藤多苷具有提升糖皮质激素受体表达或抑制激素下调糖皮质激素受体表达的作用有关。随着雷公藤在临床方面的广泛应用,其不良反应报道也越来越多。据临床观察[42],雷公藤的毒副作用发生率为58.1%,主要为生殖、内分泌和消化系统损害,其次为血液系统和皮肤黏膜损害,这些不良反应也导致雷公藤临床应用的受限。

现代研究证明,雷公藤中生物碱、二萜类等许多成分既是有效成分,又是有毒成分。雷公藤具有抗炎作用,机制可能与其抗炎介质、抗自由基、抗氧化及免疫抑制作用有关[43]。雷公藤广泛应用于狼疮性肾炎,陈志强[44]等对体外培养的肾小球系膜细胞进行雷公藤干预实验,结果显示雷公藤不仅可以抑制肾小球系膜细胞的增殖,还能抑制其分泌细胞外基质和转化生长因子-β1(TGF-β1)。TGF-β1是促进肾小球细胞外基质积聚的一个重要因子,为雷公藤治疗系膜增生型肾炎提供了理论基础。虞海燕[45]等引用系统性红斑狼疮的PBMC体外培养,观察到雷公藤不仅能抑制系统性红斑狼疮患者PBMC对植物血凝素(phytohemagglutinin,PHA)诱导的增殖反应,也能抑制系统性红斑狼疮患者活化B细胞的自发增殖,以及葡萄球菌Cowen I株SAC诱导的静止期B细胞的增殖反应。雷公藤还能明显地抑制系统性红斑狼疮患者PBMC的自发性IgG分泌,以及重组白介素2(recombinant interleukin 2,r-IL2)诱导的PBMC的IgG分泌,说明雷公藤治疗系统性红斑狼疮的机制可能在于它能对系统性红斑狼疮亢进的多个免疫环节起作用,不仅能抑制T细胞的功能,还能直接抑制亢进的B细胞功能。雷公藤抑制IgG产生主要作用的环节可能在于抑制B细胞的活化、增殖阶段,而不是分化分泌阶段。另外,在药物新制剂方面,雷公藤有效成分也取得了新进展。雷公藤甲素(又名雷公藤内酯醇)是中药雷公藤中的一种主要活性成分,难溶于水[46]。Zhuang等[47]研发了一种新型高度水溶性半合成雷公藤甲素的衍生物MC002,将其作为一种前体药物在体内转换为雷公藤甲素而发挥治疗作用,采用液质联用法(LC-MS/MS)进行雷公藤甲素和其前体药物MC002在犬体内的药动学研究,结果雷公藤甲素在体内的浓度和AUC_{0-1}均高于MC002,说明MC002在体内迅速转换为雷公藤甲素,提示MC002可以作为一种治疗系统性红斑狼疮的新制剂进行临床研究。

（2）白芍：是芍药科植物芍药的干燥根，含有多种化学成分，具有镇痛、抗炎、调节免疫及抗肿瘤等多种作用，能够通过多种途径调节自身免疫反应，维持或促进机体恢复免疫系统[48]。魏晋南北朝时期《名医别录》中记载芍药功效广泛，善治实证疼痛："主通顺血脉，缓中，散恶血，逐贼血，去水气，利膀胱大小肠，消痈肿，时行寒热，中恶，腹痛，腰痛。"东汉末年张仲景所著《伤寒杂病论》治疗痛证的处方中，配伍有芍药的约占 75％[49]，如芍药甘草汤，芍药配伍甘草酸甘化阴，舒筋缓急，主治筋脉失养之拘急证；乌头汤中乌头、麻黄温经散寒，配伍芍药活血舒筋止痛，主治风寒湿邪侵袭之历节痹痛。白芍具有补血敛阴，平肝止痛的功效，白芍能解痉而缓和肝气之"刚悍"，使之"柔和"，而不引起疼痛，前人称这一作用为"柔肝"，有热者配柴胡清肝解郁，镇痛效果更好，方如四逆散、柴胡疏肝散、逍遥散等，常用来治疗关节风湿病中肝气郁结型；还可用于血不养筋所引起的手足痉挛抽搐，常配甘草同用，方如芍药甘草汤，白芍和甘草同用，有互相增强的协同作用，改善肌肉疼痛。汪悦[50]在治疗痹证时，常用桂枝和白芍配伍，以调和营卫，祛风通络，显著改善全身疼痛不适症状；另用乌梅、白芍配伍酸甘化阴，养肝柔筋，治疗燥痹效果颇佳。

白芍煎剂的主要成分为芍药苷、芍药花苷、芍药内酯苷及羟基芍药苷，其中以芍药苷为主要有效成分[51]。钟益萍等[52]采用流式细胞术检测健康对照组、常规组、白芍总苷（TGP）组外周血 $CD4^+/CD25^+$。结果发现，活动期系统性红斑狼疮患者 $CD4^+/CD25^+$ 水平显著低于健康对照组；系统性红斑狼疮患者经过白芍总苷辅助治疗后 $CD4^+/CD25^+$ 显著提高。以上说明白芍总苷治疗有效可能与其能提高 $CD4^+/CD25^+$ 有关。在白芍总苷治疗系统性红斑狼疮的机制研究方面，赵明等[53]研究表明，白芍总苷可通过升高 ITGAL 基因启动子甲基化水平降低系统性红斑狼疮患者外周血 $CD4^+T$ 细胞中 CD11a 表达水平，初步揭示了白芍总苷抑制系统性红斑狼疮自身免疫反应的分子机制。研究表明，芍药苷能够通过不同途径抑制巨噬细胞和炎性细胞因子的产生和分泌，具有保肝、抗炎、抗刺激等作用[54]。王琳等[55]研究表明，白芍煎剂能够通过抑制巨噬细胞和细胞因子的产生和分泌，促进调节性 T 细胞（regulatory T cell，Tr 细胞）的产生，改善 Thl7/Tr 细胞比值水平，恢复机体的免疫功能稳态，从而改善系统性红斑狼疮的症状，提高临床疗效，改善预后。白芍总苷是植物白芍的提取物。研究表明，白芍总苷具有双向调节 B 细胞、T 细胞增殖，抑制白三烯（leukotriene，LT）及一氧化氮产生，调节 Th/Ts 细胞亚群平衡，有良好的免疫和抗炎作用[56]。王健等[57]研究白芍总苷对系统性红斑狼疮患者外周血 B 细胞内 TLR9 表达的影响，选取系统性红斑狼疮患者和健康人，分离PBMC 进行体外培养研究。结果发现，白芍总苷可以拮抗 CpG - ODN 对 B 细胞内TLR9 表达的上调作用。

（3）黄芪：是豆科多年生草本植物蒙古黄芪或膜荚黄芪的根，能扶正固本、补益中气,被广泛应用于治疗心血管和肾脏疾病。《珍珠囊》:"黄芪甘温纯阳,其用有五:补诸虚不足,一也;益元气,二也;壮脾胃,三也;去肌热,四也;排脓止痛,活血生血,内托阴疽,为疮家圣药,五也。"《本经疏证》:"黄芪,直入中土而行三焦,故能内补中气……能中行营气……能下行卫气……黄芪一源三派,浚三焦之根,利营卫之气,故凡营卫间阻滞无不尽通,所谓源清流自洁也。"黄芪还可用于治疗经络痹阻证,如风湿病由于气血虚弱,凝滞不通,出现肢体经络循行部位的疼痛或麻痹(《金匮要略》称之为"血痹"),以黄芪桂枝五物汤治之;若疼痛症状较明显,则配桂枝、姜黄、当归等加强镇痛作用。

黄芪一直以来都作为系统性红斑狼疮的常用药物,其中黄芪多糖、皂苷、黄酮为主要有效成分。近年的研究表明[58],黄芪具有抑制炎症反应,增强特异性和非特异性免疫调节的作用。现代研究发现[59]黄芪可增加免疫细胞数量和增强免疫细胞功能,提高 Th/Ts 细胞比值,激活多种抗体并且能够使缺陷的 B 细胞得以修复等,现被作为增强机体免疫、减少机会性感染的中药而使用。免疫功能相对亢进是系统性红斑狼疮疾病过程中的主要免疫病理状态,调节和降低相对亢进的免疫病理状态是系统性红斑狼疮治疗过程中的主要落脚点,故黄芪使用争议的焦点主要在于是否会刺激免疫应答,导致疾病复发。部分医家认为系统性红斑狼疮气虚证成因复杂,与一般的气虚证不同,系统性红斑狼疮的治疗中应谨慎使用具有增强免疫功能作用的黄芪。沈丕安课题组[60]在临床上观察到人参、黄芪等补益类中药的免疫增强作用可以加重系统性红斑狼疮的病情,不宜在常规治疗中使用。张鸣鹤[61]也曾提出系统性红斑狼疮即使在慢性缓解期,热毒消退之时,仍有伏邪居里,不恰当使用补益类中药会使热邪被激发而引起急性发作。随着对中药有效成分的深入研究,有研究发现[62]黄芪多糖对 MRL/lpr 小鼠具有免疫功能的调节作用,通过调节 Th1/Th2 细胞的平衡,进而下调自身抗体水平发挥治疗作用。此外,黄芪糖蛋白在自身免疫性脑炎、多发性硬化、间质性肺病等自身免疫疾病的抑制调节作用也被证实,能够抑制胶原诱导性关节炎小鼠 JAK-STAT3 信号的同时降低Th17 转录因子 RORγ,下调 Th17 水平,激活 JAK-STAT3 通路,提高 Tr 细胞转录因子 FoxP3 表达,上调 Tr 细胞以调节 Th17/Tr 细胞平衡[63-68],相信随着研究的进一步开展,关于系统性红斑狼疮免疫调节会有更多发现。苏励等[69]治疗风湿病取经方,好重剂,善用黄芪,尤其是以大剂量黄芪治疗系统性红斑狼疮,多可扭转病势,说明黄芪在治疗系统性红斑狼疮中具有举足轻重的作用。一项补肾固精方结合大剂量黄芪注射液治疗脾肾阳虚型狼疮性肾炎的研究显示[70],治疗组可明显降低脾肾阳虚型狼疮性肾炎患者 24 h 尿蛋白定量、SLEDAI 和感染事件发生率,下调 $CD8^+$ 水平,提高 $CD4^+CD25^+$ Tr 细胞比率,降低 IL-17 水平。蔡小燕等[71]通过观察系统性红斑狼疮患者治疗前后外周血淋巴细胞上 Fas、Bcl-2 抗原的表达和

T 细胞亚群的变化,证明黄芪注射液在一定程度上增加了激素或免疫抑制药对细胞凋亡的抑制作用,调节 T 细胞亚群比例,以及使功能趋于正常。临床运用中,我们仍应以辨证论治为指导,适时运用黄芪有助于稳定病情,而且能有效避免感染发生,增强患者对激素、免疫抑制剂治疗的耐受性。

(4)青蒿:是菊科一年生草本植物黄花蒿的干燥地上部分,能清虚热、凉血、解暑、截疟,近年来成为治疗系统性红斑狼疮的热点药物。青蒿专解骨蒸劳热,尤能泻暑热之火,止虚烦盗汗。青蒿泻火热,又不耗伤气血,用之以佐气血之药,大建奇功,可君可臣,而又可佐使。清代陈士铎《洞天奥旨》云:"日晒疮,乃夏天酷烈之日曝而成者也……止须消暑热之药,如青蒿一味饮之,外用末药敷之即安"[72]。

青蒿的主要成分是青蒿琥酯、双氢青蒿素、蒿甲醚、蒿乙醚等,这些主要成分是一类含过氧化基团的倍半萜内酯化合物。近年的研究表明,青蒿作用靶点主要涉及肿瘤坏死因子(tumor necrosis factor,TNF)、IL-17、Toll 样受体、Th17 细胞分化等信号通路[73]。

目前研究较多的活性成分有青蒿琥酯、双氢青蒿素。孙凌云团队[74-77]发现青蒿琥酯治疗可抑制狼疮样小鼠 CD54 介导的淋巴细胞与血管内皮细胞的黏附,抑制 B 细胞过度活化,抑制自身抗体的形成,抑制肾脏 C3 的沉积和血管内皮生长因子(vascular endothelial growth factor,VEGF)的生成,改善狼疮性肾炎,延缓肾脏损伤,抑制 MRL/lpr 狼疮鼠高迁移率族蛋白 1(high mobility group box-1,HMGB-1)蛋白的表达,减少 MRL/lpr 狼疮鼠肺脏和颌下腺炎症细胞的浸润,抑制系统性红斑狼疮的发生发展。Feng 等[78]研究发现青蒿琥酯可以调控巨噬细胞迁移抑制因子(macrophage migration inhibitory factor,MIF),抑制巨噬细胞迁移并抑制 STAT1 蛋白的磷酸化缓解患者系统性红斑狼疮性动脉粥样硬化。张雪芳等[79]研究发现双氢青蒿素可以通过激活抗氧化相关的 Nrf2/H0-1 信号通路延缓髓系来源的抑制性细胞(MDSC)衰老,屠呦呦团队[80,81]发现双氢青蒿素通过抑制 BXSB 小鼠 B 细胞增殖,同时促进 $CD8^+$ T 细胞的增殖抑制自身抗体产生,抑制 TNF-α 分泌,从而起到双向调节免疫功能,降低体液免疫反应,减少免疫复合物的形成。青蒿素类似物羟氯喹和青蒿素联合通过抑制 KLF15/NF-κB 信号通路降低自身抗体及 B 细胞比例,改善狼疮小鼠炎症因子水平、脾脏和肾脏病理[82]。目前,由屠呦呦团队所在的中国中医科学院中药研究所提交的"双氢青蒿素片剂治疗系统性红斑狼疮、盘状红斑狼疮的适应证临床试验"正在进行中,我们期待中药新药取得新突破。

(5)生地黄:是玄参科多年生草本地黄的新鲜或干燥块根,具有清热凉血,养阴生津功效,在系统性红斑狼疮的诊治中广泛应用,往往用于热入营血、斑疹,如清营汤(《温病条辨》),治疗外感热病引起的壮热神昏,口干舌绛,常以生地黄与玄参、金银花、黄连、连翘等同用;如余热未尽,或内伤虚热,常以生地黄与鳖甲、青蒿、知母等同用,如青蒿鳖甲汤;若见热毒斑疹,常以生地黄与牡丹皮、赤芍、水牛角等配伍。

　　生地黄的主要成分是梓醇、多种氨基酸和糖等。地黄多糖对环磷酰胺诱导的免疫抑制小鼠具有免疫调节作用,可通过降低 $CD3^+CD8^+$ 细胞表达水平,提高 $CD3^+CD4^+/CD3^+CD8^+$ 比值,激活淋巴细胞免疫功能,调节 TNF-α、IL-17、IFN-γ、IL-4、IL-10 等细胞因子,增强单核细胞的吞噬功能,从而起到增强免疫的作用[83]。同时也有研究发现,河南熟地黄在不同地黄中对 BLAB/c 小鼠脾细胞刺激作用最为明显,能刺激 IgM 抗体形成细胞,刺激单核细胞产生 TNF-α,产生 IgG作用明显增强[84],提示生地黄在免疫调节中发挥不同作用,使用时应注意区分。生地黄具有双向免疫功能调节的作用,因而成为治疗免疫性疾病阴虚内热型的主要药物。

【参考文献】

[1] 高思华,王键. 中医基础理论[M].2 版. 北京:人民卫生出版社,2012:13.

[2] 别玉龙,赵福海,史大卓.浅论中西医现代临床"病证结合"思维模式[J].中西医结合心脑血管病杂志,2022,20(3):561-562.

[3] 陈雷鸣,朱正阳,范永升,等.中医药治疗系统性红斑狼疮证型及用药规律演变研究[J].新中医,2020,52(5):20-25.

[4] 国家食品药品监督管理局.中药新药临床研究指导原则(试行)[M].北京:中国医药科技出版社,2002:111-115.

[5] 陈湘君工作室.陈湘君学术经验撷英[M].上海:上海中医药大学出版社,2009:14-21.

[6] 韩淑花,唐今扬,周彩云.房定亚教授应用中药治疗系统性红斑狼疮经验总结[J].中国中西医结合杂志,2018,38(7):881-882.

[7] 朱福兵,刘健,方利,等.刘健教授治疗系统性红斑狼疮经验[J].中国临床保健杂志,2015,18(1):86-88.

[8] 刘志勤,苏艾华.姜泉治疗系统性红斑狼疮经验[J].中医杂志,2009,50(8):691-692.

[9] 范永升.系统性红斑狼疮的中医临床探索与实践[J].浙江中医药大学学报,2019,43(10):1030-1035.

[10] 曹左媛,曲环汝,陈志威,等.初发系统性红斑狼疮患者中医证型与相关实验室指标的关系[J].上海医学,2019,42(10):595-599.

[11] 俞烜华,许小玲,黄碧仙,等.系统性红斑狼疮中医证型与 BAFF 及疾病活动指标关系探讨[J].世界中医药,2016,11(11):2304-2307.

[12] 甄珠,刘克芹.可溶性黏附分子水平与系统性红斑狼疮中医辨证分型的关系[J].长春中医药大学学报,2015,31(2):345-347.

[13] 孙静,谢志军,郑卫军,等.系统性红斑狼疮疾病活动性与证型的关系研究[J].浙江中医药

大学学报,2014,38(6):686-689,700.

[14] 宫泽琨,张峻岭.系统性红斑狼疮中医证型与 IFN-γ、IL-2、IL-4、IL-10 的相关性研究[J].中国中西医结合皮肤性病学杂志,2016,15(1):10-12.

[15] 华银双,王红梅,李晓莉,等.系统性红斑狼疮患者 CD4$^+$、CD8$^+$ T 淋巴细胞与中医辨证分型的关系[J].中国中西医结合杂志,2011,31(4):560-561.

[16] 李显红,汤水福.狼疮性肾炎热毒炽盛证和脾肾阳虚证的蛋白组学研究[J].山西中医,2014,30(2):46-49.

[17] 王骁,楼丹飞,姚重华,等.益气利水破血解毒小复方对 NZB/WF1 狼疮鼠肾脏水通道蛋白干预作用的研究[J].四川中医,2013,31(6):53-55.

[18] 王骁,苏励,曲环汝,等.益气破血解毒小复方对 NZB/WF1 狼疮鼠淋巴细胞 IFN-γ、IL-10 基因表达影响的初步研究[J].四川中医,2009,27(10):14-15.

[19] 曲环汝,苏励,王骁,等.益气解毒活血方对 NZB/WF1 狼疮鼠肾炎肾纤维化的干预作用[J].上海中医药大学学报,2010,24(3):68-72.

[20] 杨晔颖,苏励.益气滋阴祛瘀法治疗狼疮性肾炎的临床观察[J].上海中医药大学学报,2019,33(1):32-35.

[21] 苏励,陈湘君,胡建东,等.大剂量黄芪为主配合丹参静脉滴注治疗狼疮性肾炎 30 例临床观察[J].中医杂志,1999(8):476-478.

[22] 苏励,茅建春,顾军花.环磷酰胺联合大剂量黄芪注射液静脉滴注治疗狼疮性肾炎[J].中西医结合学报,2007(3):272-275.

[23] 丁瑞丛,纪可,吴东南,等.涤痰汤加味方对血管性痴呆大鼠行为学及 PKA/CREB 信号通路的影响[J].中国中西医结合杂志,2021,41(3):364-369.

[24] 陈维达,宋婷,赵鑫,等.加味涤痰汤对脑缺血再灌注损伤大鼠脑细胞自噬相关蛋白表达的影响[J].中国实验方剂学杂志,2019,25(15):64-69.

[25] 陈芳芳,唐艳,李海峰.涤痰汤加减治疗痰浊瘀阻证青年急性缺血性脑卒中的疗效及对认知功能的影响[J].中西医结合心脑血管病杂志,2021,19(12):1980-1983.

[26] 王佳.醒脑静注射液对 MRL/lpr 狼疮模型小鼠继发狼疮脑病的影响及相关机制研究[D].南京:南京中医药大学,2011.

[27] 张春兵,高峰.醒脑静干预 SLE 小鼠继发狼疮脑病的实验研究[J].南京中医药大学学报,2010,26(5):362-364,405-406.

[28] 尤林森,沈丕安.中医治疗系统性红斑狼疮心脏损害 24 例临床观察[J].安徽中医学院学报,1990(4):37-38.

[29] 许洁,赵东宝.生脉注射液治疗系统性红斑狼疮心脏损害疗效观察[J].中成药,2007(3):482-483.

[30] 张娜.人参皂苷 Rg1 对系统性红斑狼疮的免疫调节作用的实验研究[D].青岛:青岛大学,2016.

[31] 张婷婷.病证结合治疗系统性红斑狼疮血液系统损害的临床研究[D].济南:山东中医药大学,2012.

[32] 孙璐,黄水清,马文静,等.当归补血汤对 RAW264.7 细胞的 TNF-α、ICAM-1 表达的作用 [J].北京中医药大学学报,2010,33(1):33-35.

[33] 刘涛,黄瑞峰,王毅.当归补血汤对脓毒症小鼠脾脏 Treg 细胞比例、FoxP3 mRNA 表达的 影响[J].山东医药,2014,54(30):26-28.

[34] 冯璟,于远望.当归补血汤对辐射损伤小鼠免疫功能的影响[J].中医药导报,2016,22(13): 17-20.

[35] 严苏纯,祝彼得,韩英光,等.当归补血汤不同剂型及配伍对骨髓抑制小鼠造血调控的实验 研究[J].中国药学杂志,2008,43(18):1386-1390.

[36] 黄淡叶.犀角地黄汤治疗对红斑狼疮皮肤损害患者炎性因子及免疫球蛋白的影响[J].现代 医学与健康研究电子杂志,2020,4(8):71-73.

[37] 张祎,张莉,高燕,等.系统性红斑狼疮皮肤损害的中药用药规律及机制探析[J].浙江中医 药大学学报,2020,44(4):399-406.

[38] 程蕊林,顾军花,杨以阜,等.滋肾青芪颗粒对胶原诱导性关节炎小鼠的抗炎作用研究[J]. 上海中医药杂志,2017,51(12):75-78.

[39] 顾军花,陈湘君.复方"自身清"抗炎作用的机制研究[J].河南中医,2004(6):21-23.

[40] 向明,张程亮.雷公藤免疫抑制作用研究进展[J].中草药,2005,36(3):458-461.

[41] 安永涛,方险峰.雷公藤多苷联合激素治疗系统性红斑狼疮的效果及其对单核细胞糖皮质 激素受体的影响[J].广西医学,2015,37(5):620-622.

[42] 郑一兵,夏瑶宾,郑殿民.雷公藤生殖毒性研究现状[J].内蒙古中医药,2011,21:126-128.

[43] 周晓慧,李桂洁.雷公藤抗炎作用的研究者进展[J].医学综述,1995,1(5):201-203.

[44] 陈志强,曹枫,黄怀鹏,等.雷公藤多甙对肾小球细胞外基质以及 TGF-β1 的影响[J].中草 药,2003,34(6):548-550.

[45] 虞海燕,秦万章,吴厚生.雷公藤治疗系统性红斑狼疮免疫机制的研究[J].中国现代应用药 学杂志,1999,16(2):10-13.

[46] 王宝娟,付滨,张童燕,等.雷公藤甲素免疫调节机制研究进展[J].河北中医,2015,37(3): 463-465.

[47] ZHUANG X M, LIU P X, ZHANG Y J, et al. Simultaneous determination of trip to lideandits prodrug MC002 in dog blood by LC-MS/MS and its Application in pharmacokinetic studies[J]. J Ethnopharmacol, 2013, 150(1): 131-137.

[48] 李杨,赵丽丹,丁欣,等.系统性红斑狼疮患者 CD200/CD200R 的表达及其在 Treg/Th17 细 胞平衡中的作用[J].中华临床免疫和变态反应杂志,2010,6(2):92-97.

[49] 陈岚,贾波,邓怀涵,等.基于芍药量效关系探讨仲景治疗痛证的遣药组方特点[J].时珍国 医国药,2018,29(1):3.

[50] 钱祎灵,汪悦.汪悦运用药对治疗痹证经验[J].湖北中医药大学学报,2019,21(1): 116-119.

[51] 国家中医药管理局《中华本草》编委会.中华本草[M].第 3 卷.上海:上海科学技术出版社, 1999:515-517.

[52] 钟益萍,米向斌,张堂德,等.白芍总苷辅助治疗 SLE 对患者外周血 CD4[+]/CD25[+] T 细胞表达的影响[J].重庆医学,2014,43(32):4311-4313.

[53] 赵明,梁功平,罗双艳,等.白芍总苷对系统性红斑狼疮 CD4[+] T 细胞 ITGAL 基因表达和启动子甲基化修饰的影响[J].中南大学学报(医学版),2012,37(5):463-468.

[54] 周玲玲,魏伟,沈玉先,等.白芍总苷治疗系统性红斑狼疮样改变的保护作用[J].中国药理学通报,2002,18(2):175-177.

[55] 王琳,陈秀兰.免疫组化法检测系统性红斑狼疮样患者 Th17/Treg 细胞及白芍煎剂影响研究[J].辽宁中医药大学学报,2015,17(10):144-147.

[56] 肖垒.白芍总苷在自身免疫性疾病中的应用[J].中华临床免疫和变态反应杂志,2008,2(1):55-60.

[57] 王健,王信,陈琳洁,等.白芍总苷对系统性红斑狼疮患者外周血 B 细胞内 TLR9 表达的影响[J].医药导报,2015,34(5):589-593.

[58] 马晶晶,李明,朱芸.黄芪的免疫调节作用及系统性红斑狼疮治疗中的应用[J].中医临床研究,2011,19(3):118-119.

[59] 李倩倩,周佳,谭祖教,等.论治系统性红斑狼疮慎用人参、黄芪[J].中华中医药杂志,2019,34(09):4145-4147.

[60] 沈丕安.中医经典人参黄芪治瘅的争论[C]//中华中医药学会风湿病分会 2010 年学术年会论文集.北京:中华中医药学会,2010.

[61] 王占奎,张立亭,付新利.张鸣鹤治疗系统性红斑狼疮经验[J].中医杂志,2009,50(7):596-597.

[62] 魏瑜,赵珍,张传标,等.黄芪多糖对系统性红斑狼疮小鼠免疫调节的影响[J].安徽医药,2021,25(5):863-867.

[63] 邢雁霞,赵一锦,刘斌钰,等.黄芪糖蛋白对实验性自身免疫性脑脊髓炎的保护机制[J].现代预防医学,2018,45(10):1839-1843.

[64] 张丽红,郭敏芳,张慧宇,等.黄芪糖蛋白对实验性自身免疫性脑脊髓炎小鼠血脑屏障作用的研究[J].中国医科大学学报,2019,48(10):878-882.

[65] 米希婷,章培军,王佳.黄芪糖蛋白在多发性硬化中的研究进展[J].山西大同大学学报(自然科学版),2018,34(4):39-42,69.

[66] 栾智华,任晋宏,薛慧清,等.黄芪糖蛋白对肺纤维化小鼠肺组织中 α-SMA 表达的影响[J].中华中医药学刊,2020,38(6):197-200,274-276.

[67] 栾智华,柴智,任晋宏,等.黄芪糖蛋白对博莱霉素诱导小鼠肺纤维化的干预作用及机制[J].中国老年学杂志,2019,39(6):1411-1413.

[68] 刘慧,赵俊云,杨向竹,等.黄芪糖蛋白对胶原诱导性关节炎小鼠 Th17/Treg 细胞免疫平衡的影响[J].环球中医药,2016,9(12):1454-1458.

[69] 曲环汝,张立艳,苏励.苏励治疗重症系统性红斑狼疮验案 2 则[J].中医杂志,2011,52(10):882-883.

[70] 曲环汝,苏励,姚重华,等.补肾固精方合大剂量黄芪注射液对脾肾阳虚型免疫状态的影响

[J].上海中医药杂志,2010,44(6):7-9.

[71] 蔡小燕,许艳丽,林小军,等.黄芪注射液对系统性红斑狼疮患者细胞凋亡和免疫功能的影响[J].中国中西医结合杂志,2006,26(5):443-445.

[72] 陈士铎.洞天奥旨[M].太原:山西科学技术出版社,2011:150.

[73] 龚晓红,李桓,李松伟,等.青蒿治疗系统性红斑狼疮的网络药理学分析[J].中医药临床杂志,2021,33(6):1112-1118.

[74] 金鸥阳,顾志峰,徐婷,等.青蒿琥酯对 MRL/lpr 小鼠间质性肺炎和颌下腺炎的治疗作用[J].国际中医中药杂志,2016,38(1):49-52.

[75] 王红,姜波,张华勇,等.青蒿琥酯通过抑制 ICAM-1 治疗鼠狼疮性肾炎的研究[J].实用临床医药杂志,2010,14(17):1-3.

[76] 金鸥阳,赵盛楠,徐婷,等.青蒿琥酯治疗 MRL/lpr 狼疮鼠的疗效及机制研究[J].中华风湿病学杂志,2008(3):177-181,217.

[77] 金鸥阳,张华勇,徐婷,等.青蒿琥酯治疗 MRL/lpr 狼疮鼠肾炎的病理变化及机制[J].实用临床医药杂志,2007(7):5-9.

[78] FENG X, CHEN W, XIAO L, et al. Artesunate inhibits type Ⅰ interferon-induced production of macrophage migration inhibitory factor in patients with systemic lupus erythematosus[J]. Lupus, 2017, 26(1):62-72.

[79] 张雪芳.双氢青蒿素通过延缓 MDSCs 衰老改善狼疮症状的研究[D].南京:南京大学,2018.

[80] 董妍君,李卫东,屠呦呦,等.双氢青蒿素对 BXSB 狼疮小鼠自身抗体产生、TNFα 分泌及狼疮性肾炎病理改变的影响[J].中国中西医结合杂志,2003(9):676-679.

[81] 徐丽敏,陈学荣,屠呦呦.双氢青蒿素对狼疮性 BXSB 小鼠的作用[J].中国中西医结合皮肤性病学杂志,2002(1):19-20.

[82] LIANG N, ZHONG Y, ZHOU J, et al. Immunosuppressive effects of hydroxychloroquine and artemisinin combination therapy via the nuclear factor-kappaB signaling pathway in lupus nephritis mice[J]. Exp Ther Med, 2018, 15(3): 2436-2442.

[83] 王小兰,段鹏飞,杨梦,等.生地黄多糖对环磷酰胺诱导的免疫抑制小鼠的免疫调节作用研究[J].上海中医药大学学报,2021,35(1):55-60,92.

[84] 李玮.中药地黄对 BALB/c 小鼠免疫功能影响的实验研究[D].石家庄:河北医科大学,2003.

（张令悦、朱竹菁、杨晔颖）

第四章

系统性红斑狼疮的外治法

一、正确认识外治法

在诸多针对系统性红斑狼疮的疗法中,最容易被忽略的就是外治法。本章提及的外治法主要指中医外治法。中医外治法是一类有着悠久历史的治法,疗效可靠,简便易行,也较为安全。《中医大辞典》[1]对外治法的定义为:"泛指除口服药物以外,施于体表或从体外进行治疗的方法。"常见的中医外治法包括针刺、放血疗法、艾灸、中药涂擦、中药熏洗、穴位敷贴、康复锻炼等。在本章末尾,还简要提及目前临床应用较为广泛的化学药膏、高压氧舱和激光治疗,以便让大家形成相对完整的外治法印象。

1. 治法虽异,内外一理

不熟悉外治法的患者很容易萌生"外治法只对局部有效,只能起到辅助治疗作用"的偏见。在著名外治古籍《理瀹骈文》[2]中,吴尚先先生就已指出:"外治之理即内治之理,外治之药亦即内治之药,所异者法耳。"并强调了外治法的优势"无禁制,无窒碍,无牵掣,无黏滞。"还进一步指出"外治比如内治,先求其本。本者何? 明阴阳,识脏腑也。"通过总结多年外治经验,直观地告诉大家:不论内治和外治,都需要建立在正确的诊断和病机的认识基础上;两种治法所使用的药物是共通的,只是方法不同而已;外治法与内服药物的治疗相比禁忌更少,应用更灵活。如果能有机结合内治和外治两种治法,将造福更多患者。

2. 高山仰止,活法圆机

"尚古"是国人的传统,面对诸如《黄帝内经》《难经》《伤寒杂病论》等经典著作对于生理、病理和病证治疗已达到的高度,后世医家仍在临床实践中不断将其充实完善,向先贤学习,"博极医源,精勤不倦",灵活地运用外治法治疗各种疾病,更好地印证和发展古代中医理论及治法。

杨继洲在《针灸大成》[3]中对不同中医治法的起效速度做了如下总结:"一针、二灸、三服药。"强调了"劫病之功,莫捷于针灸"。由于起效迅速,针灸治法在古代急救中是"先锋部队",在当代狼疮危急重症的救治中也体现了肯定的疗效,值得重视和进一步研究探索。而外用膏药,因其使用便捷,配方灵活,也值得深入发掘研究,但应遵循中医基础理论应用,而非"千人一方"。

3. 知之善用，沙场点兵

熟悉手中的"兵器"和自己的"部队"才能更好地在治疗中使用他们。对于针刺治法而言，其最大特点在于能直接疏通经络，起效迅速，但如不借助特殊手法，容易耗气；灸法，通常以燃烧艾绒为基础媒介，能温、能疏通、能补气，但性质温热，故热证和阴血亏虚证患者慎用。针灸二法主要针对经络、腧穴，从气的层面进行操作，而两者有机配合，可以疏通经络，活血化瘀，消肿止痛，开窍醒神，回阳救逆，息风止痉，不仅可以治疗系统性红斑狼疮相关的各种疼痛、关节肿胀、肢体活动障碍，还可以用于神经精神狼疮（neuropsychiatric SLE，NPSLE）昏迷、抽搐急救过程治疗，但有个"先天"短板，即不能直接养阴、生津、补血（这部分功效是中药方剂的特长，可以互补）。点刺穴位或刺络放血疗法，其特点是可以迅速泻实：泻热、解毒、凉血等，对于普通针灸难以缓解的疼痛、高热等有效，但毕竟会直接消耗血液，只宜暂用，不宜过用、久用。中药涂擦和熏洗可直接作用于患处，适于皮肤红斑、黏膜溃疡、关节肿痛等的治疗。穴位敷贴兼具了外用膏药和经络腧穴治疗的特点，是极具潜力的疗法，而且可以作为患者深陷虚实夹杂病情且不宜直接口服补益药物时的配合疗法，从体表对相应经络、腧穴进行直接补益支持。但不可忽略的是，上述使用药物外治法的部分患者可能会出现皮肤过敏，临床工作中应予以充分的重视。康复锻炼的恰当运用，可以帮助患者更迅速、更全面地康复，促进患者恢复家庭和社会角色。

4. 祛邪扶正，重建平衡

与中医内治法治疗系统性红斑狼疮理念一致，外治法的运用不仅仅是对症或针对局部的治疗，应强调从整体上祛邪扶正，重建平衡的理念。因势利导地祛除外感或内生的病理因素，并适时调整脏腑功能和机体气血阴阳平衡，使患者获得持续缓解，甚至是持续性的无药缓解。

二、常用外治法介绍

在各大知识文献网站上同时以系统性红斑狼疮和外治法为关键词进行检索，所获得高质量文献相当有限。上海中医药大学附属龙华医院风湿科成立近四十年，拥有陈湘君教授和苏励教授两位上海市名中医，在系统性红斑狼疮临床诊疗实践中积累了一定的中医外治经验。因此，本文将抛砖引玉，与诸位读者分享部分相关经验。

1. 针灸

在系统性红斑狼疮患者的日常诊疗过程中，常常会遇到各种疼痛情况发生：关节肿痛、肌肉酸痛、头痛、胸痛、腹痛、腰痛等，还有不一定跟系统性红斑狼疮相关但很常见的痔核肿痛。在尽力搜集和等待各种临床检查结果回报的过程中，还可以根据中医辨证,尽快给予针灸处理。早期的针灸干预有助于顿挫病势,减轻疼痛。针灸对于各类痛症的治疗效果比较迅速。

关节肿痛可以根据整体辨证结合具体肿痛部位进行处理。一般而言,可在辨证为邪实的经络进行针刺泻法;对于正气不足的经络,可予补法。对于未能掌握针刺补法的医师,可以在对应经络腧穴选用艾灸疗法。手部小关节肿痛常选合谷、中渚和劳宫等。腕关节肿痛常选内关、外关、养老等。肘关节肿痛,局部可取曲池、手三里等。肩关节肿痛可选肩三针(肩前、肩后、肩髃)或是远端取中渚、养老、外关等穴。足趾关节肿痛可选太冲、陷谷、足临泣等。踝关节肿痛可选昆仑、太溪、解溪等。膝关节肿痛常选足三里、阴陵泉、阳陵泉、血海、梁丘、委中等。髋关节疼痛常选阳陵泉、环跳等。全身关节疼痛患者往往有明显的气滞血瘀,可以选用太冲疏肝理气,血海活血化瘀;痛势剧烈且表现为寒证的患者,往往有寒凝经脉,可配合艾灸。

头痛常用列缺、合谷、风池等穴。由于列缺穴皮下组织较少,针刺操作有一定难度,可予手指按压点穴,也有较好的疗效。胸痛常用内关、神门、孔最等穴。腹痛常用太冲、足三里、中脘等穴。腰痛常用委中、养老等穴。

对于高热不退的患者,可临时给予十宣、四缝点刺放血。该法仅供应急,不推荐反复频繁使用。

痹疮肿痛常用合谷、下巨虚、阴陵泉等穴,不少患者可在下肢内侧发现明显压痛点,通过阿是穴针刺也能获得良好的消肿止痛效果。

艾灸疗法的取穴跟上述针刺疗法基本相同,但虚寒较明显的患者,表现为气短声低,神疲乏力,四肢发凉等情况时,可配合艾灸神阙、关元、涌泉、足三里、阴陵泉、太渊等穴处。上述所言灸法均指温和灸,太渊、委中等处不宜予以着肤灸法。

除上述传统针灸治疗外,还可酌情在局部选用电针、红外线治疗等。其基本理论原则与上述中医原则大致相同,此处不再赘述。

2. 穴位敷贴

穴位敷贴是一种使用简便、安全有效的中医外治法。中医治疗包括红斑狼疮在内的所有内科疾病时,常常采用一种特色鲜明且行之有效的治疗思想:因势利导地祛除致病因素和病理产物。这里的致病因素可以是外感六淫、疫毒、内伤饮食、情志等,病理产物可以是痰饮和瘀血等。上述因素都是狼疮患者病程中常见的致病因素。《素问·阴阳应象大论》[4]就已指出:"其高者,因而越之;其下者,引而竭之;中满者,泻之于内;其有邪者,渍形以为汗;其在皮者,汗而发之;其剽悍者,按而收之;其实者,散而泻之。"而穴位敷贴疗法,刚好是一种可以疏通某一经络,帮助祛除致病因素的外治法。正确地运用穴位敷贴疗法,不仅可以作为内治法的良好补充,而且在遇到寒热错杂、虚实夹杂等临床棘手情况时可以内外合治而发挥作用。例如,一些系统性红斑狼疮患者有显著内热表现:面部红斑、发热、口渴喜冷饮、舌质红、脉数,而与此同时,有畏寒肢冷,遇风寒则雷诺现象显著。此时可以给予内服汤剂清热解毒,外予穴位敷贴散寒通络。

基于"寒者热之,热者寒之"(《素问·至真要大论》)的治疗思想,对于需要采用穴位敷贴清热解毒的患者,可予以"金黄膏"(上海中医药大学附属龙华医院院内制剂)治疗;对于需要采用穴位敷贴散寒通络的患者,予以"风痛膏"(上海中医药大学附属龙华医院风湿科制剂)治疗。

上海市名中医陈湘君教授常用白芥子饼贴敷法治疗强直性脊柱炎、类风湿关节炎(rheumatoid arthritis,RA)等疾病,即将中药研末调和敷贴于脊柱后背,豁痰通窍,散寒止痛,使药物有效成分渗入皮肤腠理而起作用。外敷药:白芥子 500 g、面粉 250 g,由水调或黄酒调成糊状,做成薄饼(大小根据病变关节范围定),纱布隔层,敷于病变处,外照射以红外线、频谱或微波等,每天 1 次,每次 40 分钟。30 天为 1 个疗程,部分病例根据病情可重复 2～3 个疗程。用白芥子研末外敷,豁痰通窍、散寒止痛。畏寒肢冷和雷诺现象常因气血亏虚,经络阻滞不通所致,故常用风痛膏外敷治疗。常用取穴:下肢冷,取涌泉、三阴交、足三里、阴陵泉、血海、委中等;上肢冷,取内关、劳宫、合谷、曲池、中渚、外关等穴;除按部位取穴外,常总体选用足三里、血海补益、温通气血,配合腰阳关、大椎温通督脉,天突、神阙、关元等温通任脉。

水肿是系统性红斑狼疮的常见临床表现,五脏体系中与水液代谢关系最为密切的是肺、脾和肾及其对应的腑。穴位敷贴最常用的取穴也在上述三个脏腑系统内,可根据患者具体情况酌情选用。水肿初起若见恶寒、脉浮、苔白,属表证者,可选肺经腧穴,如少商、鱼际、列缺、孔最;若见头身困重、纳呆、痞满、便溏、舌苔厚腻、脉濡等,属湿阻中焦者,可选脾经腧穴,如隐白、公孙、三阴交、阴陵泉、血海;若见腰膝酸软、脱发显著、潮热盗汗、手足心热或畏寒肢冷、月经停闭等,属肾虚者,应分肾阴虚、肾阳虚和阴阳两虚给予相应治疗,可选肾经腧穴,如涌泉、然谷、水泉、太溪、照海等。对于下肢水肿和腹水等,也可用适量芒硝装入纱布袋中敷于患处,可以消肿利水。

口腔溃疡:①含漱法,用上海中医药大学附属龙华医院自制的一枝黄花口服液漱涤口腔。适合于各型口腔溃疡,每日十余次。②敷药法,用肉桂加醋适量,调成糊膏状,敷于双足心涌泉穴,每日换药一次,5～7 日为 1 个疗程。该法有引火下降或引虚火归元的作用,反复发作者尤佳。③扑粉法,将珠黄散 3 g,以细玻璃管或塑料吸管摄取药末,均匀吹布于疮面,也可用消毒棉签涂抹患处,每日 2～3 次。适用于心、胃火型。

3. 中药涂擦

中药涂擦治疗通常主要针对局部病变,如皮肤发斑、溃疡、关节肿痛等。除应辨证选方用药外,对于不同的病变宜选用的中药剂型也不同。一般而言,皮肤红斑可选用汤剂、洗剂、膏剂;溃疡可用散剂、膏剂;关节肿痛可用汤剂、酊剂等。

对于新发病变、局部皮色鲜红、皮温增高,属阳热实证者,可选用三黄洗剂、金黄膏、锡类散、西瓜霜喷剂等；对于反复发作的慢性病变，局部皮色较暗或伴色素沉着，溃疡色淡，经久不愈，属阴寒虚证者，可选用冲和膏、生肌散等；治疗关节肿痛的外用酊剂，可适度选用有一定毒性的中药，如生川乌、生草乌、生南星、生半夏、蕲蛇、马钱子等，往往有不错的疗效。

4. 中药熏洗

与上述中药涂擦相比，中药熏洗通常采用辨证中药处方的水煎剂对患者局部或全身进行治疗。该法结合了中药涂擦和中药熏蒸疗法的优点。一般流程：在水煎剂温度较高时，借助蒸汽熏蒸患处，待其冷却至皮肤可承受温度时，再以药液洗涤、浸泡患处。在热力作用下，局部血液循环会增强，促进炎症吸收，常受寒虚证患者欢迎。尽管熏洗汤剂可选寒凉属性的方剂，但因为有热刺激，可使部分患者红肿热痛症状加剧，应在治疗过程中对患者反应予以充分注意，必要时及时停止治疗。

针对雷诺现象：外用方选用生川乌、细辛、透骨草、红花、苏木各 50 g 水煎熏洗，待水温适宜于双手浸泡时，将药液倒入木桶内浸洗，每日 1～2 次，每日 1 剂，每次 30 分钟，15 日为 1 个疗程。

苏励教授在诊治寒湿证为主的各类关节炎时，常选用经验方"四生透骨汤"加减煎汤熏洗患处，屡获佳效。基本组方：生川乌、生草乌、生南星、生半夏、透骨草。对于血瘀较甚者，酌加当归、川芎、桃仁、红花；对于寒甚者，酌加桂枝、细辛、生姜、淫羊藿。

5. 康复锻炼

跟其他与药物相关的疗法相比，康复锻炼是最容易被临床医师所忽略的治疗。如要树立长期治疗目标，尽可能地恢复患者的家庭角色和社会角色，康复锻炼是任何药物及其他疗法都无法替代的基本治疗。科学合理的锻炼不仅能双向调节患者免疫功能，增强心肺功能，提高肌肉、韧带力量，提升身体运动平衡协调性，还能帮助患者重拾自信，树立重返正常生活和工作的信心。包括系统性红斑狼疮在内的所有风湿病患者，都应得到合理的康复锻炼治疗。

目前康复锻炼治疗也获得国内外医师的广泛关注，若能合理应用往往可以起到事半功倍的作用。如有氧运动直译自英文 aerobic exercise，主要指有充分氧气供应的运动，推荐系统性红斑狼疮患者开展的常见运动项目有慢跑、游泳、骑自行车等；无氧运动，相对于上述有氧运动而言，由于短时间内运动负荷量较大，机体摄取氧气不足，常见的有短跑、举重、肌肉力量训练等。单从概念来说，似乎这类运动因负荷较大不适合于患者。而事实上，温和化的无氧运动，如举轻量哑铃等力所能及的力量练习确实能帮助患者提高肌肉、韧带力量，有助于其重新适应生活和工作。运动处方成功的关键点就在于对度的把握，其基本原则：量力而行，循序渐进。在运动过程中，若有任何不适或明显过多汗出，可随时停下来休息，若无不适，可逐渐适度增加运动时间、距离和速度等。

6. 化学药物药膏、高压氧舱和激光治疗

由于系统性红斑狼疮是系统性风湿病,不少患者在积极控制总体病情的同时,其皮损也常常相应缓解。但对于部分皮肤红斑显著的患者,也有医师[5-8]主张配合外用化学药膏治疗,如他克莫司软膏。

对于存在肢端溃疡、神经精神狼疮、股骨头坏死等情况的系统性红斑狼疮患者,亦可在除外禁忌证的前提下尝试高压氧舱治疗[9-10],有助于改善局部组织供氧,促进恢复。

也有少数医师[11]尝试通过氦氖激光治疗系统性红斑狼疮患者面部皮损。但由于缺乏更多临床经验及数据支持,在此不做详述。

综上所述,外治法治疗系统性红斑狼疮的思想与内治法一致,但又因治疗措施不同而各具特点。其治疗方法的选择应遵循"因时、因地、因人"制宜的原则,在辨证基础上加以选择。选穴贵精不贵多,治疗宜足不宜过。充分发挥经络腧穴系统的高效治疗特质,避免药物浪费及过度治疗对患者造成医源性损害。

【参考文献】

[1] 李经纬,余瀛鳌,蔡景峰,等.中医大辞典[M].北京:人民卫生出版社,2007:5.

[2] 吴尚先.理瀹骈文[M].北京:中国中医药出版社,2004:151.

[3] 黄龙祥,靳贤.针灸大成[M].北京:人民卫生出版社,2017:43.

[4] 张志聪.黄帝内经素问集注[M].北京:中国医药科技出版社,2014:26,297.

[5] 任立敏,李春.他克莫司软膏治疗系统性红斑狼疮皮损的临床观察[C]//第十二届全国风湿病学学术会议论文集.北京:中华医学会,2007.

[6] 郑伊安,李锋,杨永生,等.他克莫司软膏治疗红斑狼疮皮疹的疗效观察[C]//2015临床急重症经验交流第二次高峰论坛.北京:中华医学会,2015:1-3.

[7] 周世敏.0.1%他克莫司软膏治疗红斑狼疮面部皮损对炎性因子水平及疗效的影响[J].中国皮肤性病学杂志,2017,31(B03):41-42.

[8] JOVANOVIĆ M, GOLUŠIN Z. Nonsteroidal topical immunomodulators in allergology and dermatology[J]. Biomed Res Int. 2016:5185303. doi:10.1155/2016/5185303.

[9] 刘晓霞.高压氧治疗狼疮性脑病疗效及对血清C反应蛋白及肾功能的影响[J].中国基层医药,2017,24(15):2250-2253.

[10] 米克拉依·曼苏尔,阿衣吉丽·司马义.高压氧对系统性红斑狼疮并发股骨头坏死的治疗效果[J].中国卫生产业,2011,8(27):103.

[11] 庞学玲,韩庄,于淑贞.低强度He-Ne激光血管内照射配合中药、激素治疗系统性红斑狼疮初步观察[C]//第四届全国激光医学联合学术交流大会论文摘要.北京:中国激光医学杂志编辑部,1998:245.

（王晓）

第五章

中医名家治疗红斑狼疮的经验

一、陈湘君

陈湘君,主任医师,教授,博士生导师,上海市首批名中医,第三至五批全国老中医药专家学术经验继承工作指导老师,全国中医优秀临床人才研修项目指导老师。

【经验】 扶正为主,调节免疫

中医扶正法即扶助正气之法,意在通过调节人体气血阴阳,从而达到机体动态平衡的方法。治疗方法主要包括益气、温阳、养血、滋阴、补肾、健脾等,针对机体气血阴阳不足、脏腑亏虚而施治之疗法[1]。《黄帝内经》云:"正气存内,邪不可干""邪之所凑,其气必虚"。可见正气是维系人体正常生命活动、抗御外邪及防治疾病的基本物质。它的强盛与否关系着人体的生命活动及疾病的转归。从这个意义上说,中医学的正气包括了现代医学的人体免疫功能。《灵枢·寿夭刚柔》说:"人之生也,有刚有柔,有弱有强,有短有长,有阴有阳。"《灵枢·五变》又说:"肉不坚,腠理疏,则善病风。""五脏皆柔弱者,善病消瘅。""小骨弱肉者,善病寒热。""粗理而肉不坚者,善病痹。"

陈湘君教授[2]认为系统性红斑狼疮患者多为先天禀赋不足或后天失养,导致体质偏胜,临床尤多见肝肾不足、气阴亏虚之人,兼或有脾虚痰湿之体。这种体质偏胜之人,或因外感,或因饮食情志内伤,则导致邪毒入体,久居不去,从而引发系统性红斑狼疮活动或复发。而目前西医治疗所用激素、免疫抑制剂之类,或加重其阴虚阳亢,或加重脾虚痰湿,对其已亏之正虚毫无裨益。既往的中医治法对本病的治疗多强调热毒血瘀病机,故解毒破瘀疗法大行其道,而忽视其本虚,导致临床疗效有限。故扶正法的运用强调根据患者的体质辨证施治,或补益肝肾,或健脾益气,再依据兼夹佐以清热活血等法。多年的临床观察也发现,系统性红斑狼疮患者多系青年女性,其发病或加重往往与过度疲劳、月经来潮、怀孕分娩、日光曝晒、情志激惹密切相关,临床在红斑灼热、高热不退、关节肿痛、口舌生疮等热毒内盛症状之外,往往同时伴随着腰酸乏力、耳鸣脱发、口干目涩、舌红少苔等肝肾之阴虚之象;或是体丰腹胀、气短乏力、便溏多汗等脾虚痰湿症状;又或者在急性发病时以热毒炽盛症状为重,不久即继之以长期的阴虚毒热内扰之象。尤其对于轻中度活动期的系统性红斑狼疮患者,往往表现为面颊、口唇及手掌、手指尖或足趾尖红斑隐隐,不耐作劳,低热缠绵或稍事活动即热度升高,午后颧红升火,口干唇燥,或伴多发口腔溃疡,头昏乏力,耳鸣,脱发,头晕目眩,关节酸痛,心烦心慌,干咳少痰,腰酸泡沫尿等一派气阴不足、阴虚内热之象,可见用扶正法治疗系统性红斑狼疮符合其发病的规律和病情的性质,并且有着深厚的中医基础理论渊源。在此认识的基础上,陈湘君教授研制了滋肾清热为主治疗轻中活动度系统性红斑狼疮的复方自身清和益气固肾治疗狼疮性肾炎的补肾固精方。

陈湘君教授通过临床实践和基础研究证实中医中药在调节患者全身免疫状态、发挥机体自稳作用、减少激素撤减过程中的病情反复和感染机会等方面都有很大的优势,从而提出以扶正法为主治疗系统性红斑狼疮,其理论精髓与现代免疫学不谋而合。中医认为免疫的根本方法在于"正气存内,邪不可干"。只要机体正气充实,无论是外邪、内邪,都可预而防之,战而胜之,人体就免于患病。免疫系统之防御、自稳、监视三大功能均须由正气充足方能完成。陈湘君教授认为,正气通过调节机体内在阴阳平衡,充实机体御邪功能;同时,正气还可使脏腑和调,经络畅达,气血流通,不致形成虚证及内生痰积血瘀,从而发挥机体自稳及监视功能。扶正法可通过扶助正气达到机体免疫自稳而使系统性红斑狼疮等自身免疫性风湿病发病缓解,免于复发。

二、范永升

范永升,主任医师,教授,博士生导师,浙江省特级专家、首届全国名中医、国家重点基础研究发展计划(973 计划)首席科学家、岐黄学者、国务院政府特殊津贴获得者。

【经验】　中西医结合,分阶段论治

范永升教授[3]参考西医的系统性红斑狼疮分类标准,提出先分轻重缓急,后分证候类型的思路,将本病分为轻重两型:轻型系统性红斑狼疮主要指诊断明确或高度怀疑者,但临床症状稳定且无明显内脏损害;重型系统性红斑狼疮则主要指重要器官或系统,包括循环、呼吸、消化、血液、神经、泌尿等系统受累,病情急性活动,或狼疮危象而危及生命。范永升教授主张重型系统性红斑狼疮患者大剂量激素及免疫抑制剂的使用为主,中药起协同作用;轻型初发系统性红斑狼疮患者,预后一般较好,有的完全可单用中药治疗。这样不仅可以避免激素的副作用,而且能起到同样的治疗效果。在将系统性红斑狼疮分轻重型的基础上,根据系统性红斑狼疮临床表现规律,进一步提出了"辨九证论治"。在辨证方面,轻型中以关节疼痛为主要症状的可归为风湿痹证;以白细胞、血小板减少伴体倦为主,可辨为气血亏虚证;以低热、脱发等为主,可辨为阴虚内热证。重型中临床表现为以红斑皮疹、高热为主的,为热毒炽盛证;以心悸为主,检查可见心包积液等,为饮邪凌心证;以胸闷、气喘为主,检查可见间质性肺炎或肺部感染等,为痰瘀阻肺证;以胁部胀滞不舒为主,伴肝功能受损等,为肝郁血瘀证;以四肢浮肿为主,伴大量尿蛋白的,为脾肾阳虚证;以眩晕头痛、抽搐为主,合并神经系统损害的,为风痰内动证。根据证型处方用药。

范永升教授通过文献检索和临床实践发现在系统性红斑狼疮使用激素的首始阶段,以热毒炽盛证和阴虚内热证为常见证型。撤减阶段,以阴虚内热证和肝肾阴虚证为常见证型;维持量阶段,以脾肾阳虚证和气血两虚证为主要证型;而血瘀证则在不同阶段都有体现。根据发现的证候规律制定了中医治疗策略[4]。激素大剂量阶段:由于纯阳之激素容易助阳化热、迫血妄行,治以清营凉血、滋阴降火之法,方用犀角地黄汤等加减治疗。减量阶段:由于前期的激素大剂量使用,阳热伤阴,导致阴虚内热或气阴两虚,治以滋阴清热、益气养阴之法,方用二至丸合大补阴丸或杞菊地黄汤等加减治疗。维持量阶段:由于外源性激素应用日久对下丘脑-垂体-肾上腺轴(hypothalamic-pituitary-adrenal axis,HPA)的反馈性抑制导致肾上腺功能减退,激素撤减后出现的相对阳气不足现象,加之阴血为激素长期应用所伤,治以健脾温肾、益气养血之法,方用真武汤、归脾汤等加减治疗。维持量日久,加之大剂量及减量阶段的应用,容易出现气机不畅,瘀血停滞,导致气滞血瘀,故治疗上往往还需要配伍活血化瘀之品,以改善微循环,调节血液黏稠度,得以祛瘀生新。

三、孟如

孟如,主任医师,教授,云南省名中医、第二批全国老中医药专家学术经验继承工作指导老师、首届全国名中医。

【经验】 以病为纲,病证结合,辨证论治

系统性红斑狼疮是自身免疫性疾病,其病变常致多系统、多器官的损害,尤以皮肤、肾脏损害为常见,亦可累及血液系统、神经系统等。孟如教授[5]对系统性红斑狼疮的治疗主张采用西医病名诊断基础上的中医辨证论治,即以病为纲,病证结合,辨证论治的诊疗原则,认为本病的病理特点为本虚标实,以热毒炽盛为标,脏腑气血阴阳失调为本。

具体而言,由于系统性红斑狼疮是全身性疾病,临床表现复杂多样,临床证型较为庞杂,在某个系统或器官的损伤过程中可见多个证型的表现;而同一个证型的表现又可在多个系统或器官的损伤过程中出现,且往往多证型交错,病情复杂,迁延难愈。如热毒炽盛,急性暴发兼高热者,当遵温病卫气营血诊疗思路指导治疗;病情缓解后,按内伤杂病规律进行诊治。从整体辨证来看,临床上有 3 个基本证型,即热毒炽盛证、肝肾阴虚证、气阴两虚证。孟如教授认为,这 3 个基本证型不是孤立的,在系统性红斑狼疮的病变过程中,随着病情的发展、变化,3 个证型不断地转化,如急性发作期出现温病的热入营血、热毒炽盛证的表现;当积极治疗病证逐渐好转后,因热毒之邪易伤阴,真阴受灼,出现肝肾阴虚证的表现;因热毒之邪既能伤阴又可耗气,故又可出现气阴两虚证表现。另外,临床上亦可出现既有肝肾阴虚,又有热毒炽盛的本虚标实证;或既有气阴两虚,又有肝肾阴虚的本虚证;以及气阴两虚、血不养心之本虚证。

正因如此,孟如教授根据多年的临床诊疗体会,提出不以系统性红斑狼疮作为笼统的病证结合点,而以所损伤的器官、系统常见的临床表现作为病证结合为依据进行分型论治的临床诊疗新思路。她认为这样得出的中医辨证论治规律更贴近系统性红斑狼疮的临床诊疗实际。具体辨治方法包括:①发热见热毒炽盛证,用犀角地黄汤合化斑汤或清营汤或清瘟败毒饮加减;发热见阴虚内热证,用青蒿鳖甲汤加减;发热见湿热内蕴证,用三仁汤加味。②系统性红斑狼疮中枢神经系统损伤属热毒炽盛证,用犀角地黄汤加味;属痰热内扰证,用黄连温胆汤或定痫丸或生铁落饮加减;属肝脾失调证,用丹栀逍遥散或抑肝散加减;属阴虚内热证,用酸枣仁汤或天王补心丹加减;属心脾两虚证,用归脾汤加减等。临床上不同器官、系统损伤出现的重复、相同证型处方用药有异,这样针对性会更强。如皮肤黏膜损害之红斑皮损、口腔溃疡,或肾脏损伤,或狼疮性血小板减少性紫癜等,均可有阴虚内热证的临床表现,然而用方有别,分别予青蒿鳖甲汤合大补阴丸、知柏地黄丸合三才封髓丹、知柏地黄丸合二至酸枣仁汤等治疗,临床可获满意疗效。

四、沈丕安

沈丕安,主任医师,教授,上海市名中医、国务院政府特殊津贴获得者。

【经验】　病证结合,辨查论治

沈丕安教授[6]在五十余年的临床实践中,将西医辨病与中医辨证论治相结合,认为现代不论疾病、症状、指标,三者都必须进行治疗,提出系统性红斑狼疮是热、痰、瘀、毒与肾阴虚相互影响、相互交错而致病,以红斑汤为基本方[7]清热解毒、凉血化瘀。君药为生地黄,具有抗血管炎、抑制抗体的作用;臣药为莪术、郁金、牡丹皮,具有抗血管炎和抗凝作用,可以增强化瘀凉血功效;佐药为金雀根、羊蹄根、忍冬藤,辅佐加强君药的功效;使药为陈皮、佛手、甘草,用以调和脾胃,保护胃肠功能。

随着现代诊疗技术的发展,辅助检查成为临床工作中评估病情、判断预后和治疗的有效手段。沈丕安教授创新性地提出"辨查论治"这一观点,根据实验室指标和中药药理研究结果施以治疗。系统性红斑狼疮的指标异常不一定伴有阳性症状(如红斑、关节痛、口腔溃疡等),诸如单纯的抗体异常、IgG升高、补体下降、无浮肿、腰酸引起的蛋白尿、无尿色改变的血尿、无乏力的轻度贫血和血白细胞的减少、无症状的肝酶异常、无胸闷及胸痛的心包积液和胸腔积液、无胸闷的轻度肺动脉高压、无咳嗽及气急的轻度肺间质改变,以及激素引起的并发症高血脂、高血糖等。辨查论治的意义在于临床医生可通过辅助检查的变化评估疗效,拟定下一步的治疗措施,抢占治疗时机。

系统性红斑狼疮的病理基础为弥漫性栓塞性血管炎,既有微小血管的内皮炎症,又有血管内的免疫复合物沉积所形成的不完全性栓塞。沈丕安教授辨病并结合系统性红斑狼疮的病理特点,将中药功效和现代中药药理结合起来筛选中药,以期获得最佳疗效。在凉血活血药物中选用具有抑制抗体作用的中药如生地黄、莪术、苦参、金雀根、虎杖等调节免疫,选用具有抗血管内皮炎症和抗血管内栓塞作用的中药如生地黄、水牛角、莪术、赤芍、牡丹皮、郁金等抗血管炎。

在系统性红斑狼疮的施治中,沈丕安教授针对浆膜炎、浮肿、发热、咳嗽、腹泻、腹胀、呕恶等症状,筛选并制定了一系列常见症状治疗的经验方、药(包括蠲饮汤、石膏退热汤、三石退热汤、固泻汤、刀豆子等),取得了较好的临床实效。

五、苏励

苏励,主任医师,教授,博士生导师,上海市名中医、第七批全国老中医药专家学术经验继承工作指导老师。

【经验】 重视真实世界研究,善用重剂猛药

系统性红斑狼疮多器官损害是本病的特点。由于其临床表现复杂,中医没有相应的病名,概括其症状大致归属于"水肿""虚劳"等范畴。本病的病因可归纳为内外两个方面,内因多为素体虚弱,肝肾不足;外因多与感受邪毒有关。其中正虚以阴虚最为重要,邪毒以热毒最为关键[8]。而劳累过度、外感六淫、阳光暴晒、七情内伤均为本病的重要诱因。苏励教授认为"积毒为药,工以为医",治疗中常常会用到一些峻猛药,中国本草以无毒为上,有毒为下,但良医活人,多藉猛药,而中草药的毒性也不容忽视。据报道,中草药中最常见的肾脏毒性成分有酸类、醇类、生物碱类、苷类、蛋白类等。特别是有关含马兜铃酸中药的问题,已经影响到目前风湿病的临床用药。治疗风湿病常用的中药细辛、威灵仙、补骨脂、寻骨风等都含马兜铃酸成分。大数据的出现为临床真实使用环境中那些被认为具有肾毒性的常用抗风湿中药是否具有肾毒性及与肾毒性的相关因素提供了解决方法,大数据的特点是全样本不抽样,数据量大,可达几千万条至上亿条数据。苏励教授从"有故无殒"理论探究毒性中草药治病的原理,并充分利用大数据手段论证毒性中草药应用的安全性。

苏励教授[9]带领团队查阅近年来上海市级中医院 3 800 万条大数据分析表明,在辨证论治和中药"君臣佐使"配伍基础上使用泽泻、细辛、威灵仙、补骨脂这

类被认为有肾毒性的常用治疗风湿病中药饮片,用药期间出现肾功能进展的患者比例分别为11.60%、8.65%、7.46%、7.09%。患者出现肾功能损伤的比例远低于动物实验研究的报道。相关危险因素包括性别、年龄、服药时间,年龄越大、服药时间越长,服用这四味药后越容易出现肾功能损伤;男性肾损伤的发生率高于女性。

基于此,苏励教授认为在应用中药时不应孤立地去关注药物本身,而是着眼于药物与药物、药物与机体的相互关系。大多数的中药毒性研究是以单味中药或单味中药中的某些成分为主,从中得出某药有肝肾损伤等不良反应(如细辛、防己、泽泻、补骨脂等)。事实上,临床鲜有使用单味药治疗复杂疾病故单味中药所得出的毒性结果,无法推论至中药复方。中药讲究炮制、煎法和君臣佐使的配伍组方原则。许多药物经炮制、煎法、配伍使用后有明确的减毒增效作用。如黄芪防己汤在我国已被用了五百多年,而并未发现其有肝肾功能损伤;当机体有邪气时,药物作用于病邪,表现出的是治疗作用,而当药物作用于正常机体时,所谓偏性(毒性)就有可能作用于机体本身。即当人体有病时,疾病承担药物的药性和毒性,不会损伤人体,这就是有病则病受之,即"有故无殒"。

一般研究药物毒性的动物实验大多使用的是正常动物,但药物临床实际作用于患者而非正常人,即药物毒性研究采用患病动物更合适。临床中药饮片的使用一般都是通过中医辨证论治,运用在阴阳失衡的患者身上,以期达到阴平阳秘的效果。"有是证,用是药"是中医的用药法则。

六、汪履秋

汪履秋,主任医师,教授,江苏省名中医、首批全国老中医药专家学术经验继承工作指导老师。

【经验】　综合病机定治法,多脏损害变通施

汪履秋教授[10]认为,系统性红斑狼疮的病机包括多个方面,症候也有不同。第一,外感风热毒邪内燔营血,症见面部蝶形红斑、全身红疹;第二,风湿热邪痹阻于肌腠、关节、经络,气血闭阻不通,导致肢体关节酸痛;第三,邪热伤阴,导致肝肾阴虚,症见头晕目眩、面暗发脱、五心烦热等,而肝肾阴虚又易致外邪稽留不去或再次感邪;第四,正如《素问·四时刺逆从论》云:"厥阴有余病阴痹,不足病热痹。"《素问·评热病论》说"邪之所凑,其气必虚。"系统性红斑狼疮病程长,"久病多虚""久病入络",系统性红斑狼疮后期多伴见气血亏虚、瘀血阻络之象。

在综合考虑上述病机的基础上,汪履秋教授拟定了滋水治本、凉营治标的治法,并佐以祛邪通络。基本方:(制)何首乌12 g、桑椹15 g、生地黄15 g、熟地黄15 g、牡丹皮10 g、土茯苓15 g、紫草15 g、水牛角30 g、防风10 g、(汉)防己10 g、薏苡仁 15 g、虎杖 15 g、红花 10 g、雷公藤 10 g。

在该基础上,当系统性红斑狼疮患者出现内脏损害时,汪履秋教授根据各受损脏器的病变特点予以变通施治。

(1)狼疮性肾炎:常用健脾补肾法。

症见面目浮肿、蛋白尿、舌淡脉细者,多用六君子汤、右归饮等,参以利水活血之品,如泽泻、车前子、桃仁、泽兰、大血藤、六月雪、白茅根等。后期肾功能衰竭引起尿闭不通,加滋肾通关丸。

(2)狼疮性心肌炎:常用益气宁心法。

症见胸闷心慌气短、心烦不眠、脉来结代不调,多用炙甘草汤、归脾汤加减。

(3)狼疮性肝炎:常用养肝运脾法。

症见胁痛腹胀,或肝脾肿大者,多用逍遥散、归芍六君子汤加减。腹水形成,用春泽汤合黑料豆、楮实子、泽兰、路路通、枸杞子等。

(4)狼疮性肺炎:常用清热宣肺法。

症见咳嗽、气喘、胸闷者,多用麻杏石甘汤或泻白散加减。波及胸膜者,胁下有水饮、舌苔腻、脉弦,宜下气行水,用控涎丹合葶苈子、紫苏子、杏仁、薏苡仁等。胸痛者,则用香附旋覆花汤。

(5)狼疮之胃肠型:常用清肠和胃法。

症见腹痛腹泻、恶心呕吐、纳少、舌苔腻者,方用半夏泻心汤、胃苓汤加减。

七、吴圣农

吴圣农,主任医师,上海中医药大学附属龙华医院风湿科主要开创者,长期从事中医临床教学,擅长中医内科杂病,尤以善治疑难杂病著称。

【经验】 三型转化须应变,解毒活血有专药

吴老[11]根据多年来临床实践经验,倾向于系统性红斑狼疮的病因病机为肝肾阴虚、邪毒亢盛,始终紧扣肝肾阴虚为病本,邪毒亢盛为病标,采用滋养先天、调补肝肾为主,以清营解毒凉血泻邪毒为辅的原则。在辨证论治过程中,根据症状的不同,吴老将系统性红斑狼疮分为热毒炽盛型(即急性型或暴发型)、痹痛型(即亚急性以关节酸痛为主)和肝肾不足型(即慢性缓解期)等三型,并认为此三型并非一成不变,而是根据病情、病程的不同,可以互相转化,故治疗方案亦须随之而改变。具体包括以下三型。

(1)热毒炽盛型:即急性型或暴发型。

主要表现为突发高烧或高热持续不退,面、胸、腹等处红斑累累,关节肌肉酸痛剧烈,目赤、小便红、大便干结、口苦神烦、气急喘息、头昏脑涨,甚则昏迷谵妄,四肢不时抽搐、吐血、衄血、便血、尿血、舌质红绛或紫暗或光泽少津、苔黄腻,脉细弦数。

此乃邪毒入营,迫血妄行,元神被扰,气窜无权,急宜养阴清热解毒,昏迷者配针刺。

基本方:玄参 15 g、赤芍 15 g、紫草 20 g、牡丹皮 10 g、山栀子 10 g、重楼 30 g、生地黄 30 g、鲜芦根 30 g、鲜菖蒲 12 g、广犀角 3 g、青黛 0.3 g、合成牛黄 1.5 g(生吞)。

(2) 痹痛型:即亚急性以关节酸痛为主。

主要表现为发热时起时伏,热势昼升夜降,有时怕冷,自汗,四肢关节酸楚,定着不移,有时红肿,局部有热感,屈伸不利,常伴有头痛,腰酸背痛,神疲乏力,心烦不宁,指甲鲜红光亮,脉象滑数,舌紫淡或红绛。此乃肝肾不足,邪热内生,血瘀络阻,形似热痹而实非热痹,治宜养阴清热,凉营通络。

基本方:生地黄 30 g、鸡血藤 30 g、重楼 30 g、玄参 12 g、当归 12 g、赤芍 15 g、紫草根 15 g、知母 10 g、黄柏 10 g、牛膝 9 g、地龙 9 g、防风 9 g、防己 9 g、合成牛黄 1.5 g(分吞)。

(3) 肝肾不足型:即慢性缓解期。

主要表现为精神不振,或不耐烦劳,稍为活动即疲乏不堪,腰酸腿软,头晕耳鸣,或低热,或关节酸痛,苔薄,舌质红或嫩红、质胖。此乃邪势虽敛而肝肾阴亏不复,治以滋养肝肾为主,清热解毒为辅。

基本方:生地黄 15 g、熟地黄 15 g、白芍 15 g、黄芪 15 g、当归 10 g、牛膝 10 g、枸杞 12 g、何首乌 12 g、茯苓 12 g、牡丹皮 9 g、山栀子 9 g、青黛 0.3 g、雄黄 0.5 g。

因患病的热毒为内生之毒,所以非金银花、连翘之类能解,故吴老临证选用雄黄、青黛、合成牛黄、山栀子、草河车等药来解毒活血。雄黄性温有毒,过去常用其解毒杀虫之功而治疗疥癣、疽痈等外科疾患,但《本草纲目》认为,雄黄能"入肝经气分,故肝风、肝气、惊厥、痰涎、头痛、眩晕、暑证、泻痢、积聚诸病,用之有殊功",且配伍滋阴清热的药物能制温热之性而发挥其解毒之功;青黛味咸性寒,有清热解毒、活血消瘀之功,适用于肝火郁毒证;牛黄有清心开窍、豁痰定惊、清热解毒之功;山栀子能泻火,有清热利胆、泻火除烦、凉血止血、散瘀止痛之功;草河车常用于各种热毒证,有清肝经郁热、活血解毒之功。

八、禤国维

禤国维,主任医师,教授,博士生导师,广东省名中医、国医大师。

【经验】　细考病因分期治,强调补肾合中西

禤国维教授[12]详细考察系统性红斑狼疮的病因,认为日光暴晒、外受热毒是诱发本病的重要因素,感染、外伤、寒冷、精神创伤、药物等是诱发或加重本病的因素,而其发生则与先天禀赋不足及肾阴亏虚等有明显的关系。素体禀赋不足,肾阴亏耗,阴阳失调,气血失和是本病的发病基础。"肾为先天之本",一身阴阳之根,肾虚不足,百病由生。真阴本亏,肝肾阴虚,则虚热内生,日久则相火妄动,津液暗耗,肌肤失养,内脏受损,阴损及阳,而致脾肾两虚。

禤国维教授指出,系统性红斑狼疮属于本虚标实之证,即本病的病机关键是肾阴不足,本虚标实,而疾病整个过程中出现的各个证型都是在该基础上演变而来的,具体可分三个证型:热毒炽盛证、阴虚内热证及脾肾阳虚证。急性期以热毒炽盛证多见,缓解期以阴虚内热证、脾肾阳虚证多见。病位在经络血脉,病久可累及全身多脏器、多系统。急性期病情突出表现为毒热的标象,但从根本上看还是虚中夹实,标实本虚;而慢性患者更是久病为虚,虚中有虚。

在临证治疗时,禤国维教授特别强调补肾法,在四十余年临床实践中总结出了治疗系统性红斑狼疮的经验方:山茱萸、生地黄、熟地黄、牡丹皮、怀山药、茯苓、泽泻、鱼腥草、益母草、牛蒡子、墨旱莲等。禤国维教授在辨证施治中对于热毒炽盛证善用水牛角、赤芍、青蒿等药以清热解毒、凉血消斑;阴虚内热证善用生地黄、山萸肉、牡丹皮以滋阴养肾、清热活血;脾肾阳虚证善用熟附子、白术以补益脾肾、温阳化湿。

此外,由于本病患者证候错综复杂,禤国维教授认为临证时还需中西医结合治疗。在本病的活动期,宜以西药激素治疗为主,中药治疗为辅,先控制病情,再辅以中医辨证施治,可使临床病情得到迅速控制。待病情进入缓解期,要以中药辨证施治为主,合理地递减激素剂量,以避免由于激素长期使用所引起的副作用和并发症。

九、阎小萍

阎小萍,主任医师,教授,博士生导师,第四至六批全国老中医药专家学术经验继承工作指导老师、第二届全国名中医。

【经验】 热毒瘀血共为标,活血化瘀贯始终

阎小萍教授[13]指出,系统性红斑狼疮的病机为本虚标实,以肾虚为本,热毒、瘀血为标;虚实互为因果,使病情缠绵难愈,治疗应将活血化瘀法贯穿始终。

(1)急性期多表现为热毒炽盛之象。正如《诸病源候论·伤寒阴阳毒候》谓:"阴阳毒病无常也,或初得病,便有毒……或十余日后不瘥,变成毒者。其候身重背强,咽喉痛,糜粥不下,毒气攻心,心腹烦痛,短气,四肢厥逆,呕吐,体如被打,发斑,此皆其候。重过三日则难治。"《瘟疫论》云:"邪热久羁,无由以泄,血为热搏,留于经络败为紫血。"阎小萍教授认为当外感六淫之邪或七情过极之时,外邪入里化热或七情过极、内生火热,故本病患者于急性期多表现为热毒炽盛之象。

(2)瘀血致病变化多端。患者真阴亏虚、房劳过度、产后失血等导致精血亏耗、血液不充、行而缓迟、滞而不行为瘀;或热毒之邪煎灼津液,津亏不能使血行或血受煎炼而成血瘀;或由于热毒迫血妄行,血液离经而为瘀。瘀血日久而蕴毒,邪毒亦能致瘀,邪毒附着瘀血则胶结成为瘀毒。热毒瘀血闭阻于皮肤血络,则出现红斑、皮疹、溃疡等;闭阻于肌肉筋骨,则见肌肉、关节酸痛或肿胀;闭阻于五脏,轻则气短乏力、纳少便溏、身发寒热,重则心悸胸痹、气短干咳、腰痛、水肿、腹满胁痛、夜寐多惊等。久病毒瘀内结脏腑,致脏腑损伤,正气更虚,故多表现为正虚邪恋或邪退正虚的虚象。此外,系统性红斑狼疮之发热、月经紊乱、经血闭阻等症状亦与血瘀相关。

(3)活血化瘀应贯穿始终。阎小萍教授指出,系统性红斑狼疮整个病变过程中皆存在血瘀,故活血化瘀的治疗原则应该贯穿整个治疗过程的始终。无论是活动期还是缓解期的患者,阎小萍教授在治疗中非常注意活血化瘀,药选炙穿山甲、延胡索、泽兰、丹参、赤芍、益母草、鸡血藤、郁金、川芎等。其中炙穿山甲能活血消肿、搜风通络,且其性善走窜可引药达病所;延胡索活血行气,可"行血中气滞、气中血滞",临床上关节疼痛明显者常选该药,以其可理一身内外上下诸痛;泽兰可行血、利水,其补而不滞,行而不峻,性质平和,临床遇兼有关节肿胀者常选用之。

十、张鸣鹤

张鸣鹤,主任医师,教授,山东省有突出贡献的名老中医药专家、享受国务院政府特殊津贴专家、第二批全国老中医药专家学术经验继承工作指导老师、首届全国名中医。

【经验】 纲举目张,分而治之

张鸣鹤教授[14]认为系统性红斑狼疮急性活动期以清热解毒治疗其标;病情稳定时益气养阴、调理气血、补益肝肾,或与清热解毒合而用之,把这一治疗原则作为治疗本病的总纲,然后根据以下 6 个临床特点作为目,纲举目张,分而治之。

(1)皮肤红斑:治以清热凉血,活血化瘀。急性期常用清瘟败毒饮加减,急性期过后则用大黄䗪虫丸加减。

(2)发热:是系统性红斑狼疮常见的临床症状。持续性的高热不退,往往是系统性红斑狼疮病情反复或继发感染的表现,单纯地依靠中药治疗是不可靠的,必须使用大剂量的激素和广谱抗生素来控制病情。

比较常见的发热原因是患者在大量使用激素后出现且持续不解。与此同时,患者常有手足心热、烦躁不宁、自汗盗汗、失眠多梦等症状,这是使用激素以后造成阴阳失调的典型证候。通过应用中药滋阴凉血、养心安神,除了退热,还能有效地对抗其他激素引起的副作用。张鸣鹤教授常用栀子百合汤。

(3)蛋白尿:治疗原则为收敛固摄、活血化瘀。一方面采用五子衍宗丸加桑螵蛸、金樱子、莲须、芡实等收涩的药物;另一方面,因活血化瘀能够增加肾脏的血流量,改善肾功能,可以间接地控制蛋白渗出,并佐以桃仁、红花、赤芍等活血化瘀药物。如果小便中出现的红细胞较多或潜血,可以暂停使用活血化瘀药物,改用茜草、芜蔚子、三七等活血止血的药物。

（4）血小板减少：张鸣鹤教授认为，一方面应采用清热解毒法来削弱导致血小板减少的自身抗体；另一方面则应采用补肾养血法来改善骨髓的造血功能，常用益气增髓汤：黄芪 20 g，贯众 15 g，重楼 20 g，当归 15 g，熟地黄 20 g，西洋参 6 g，山茱萸 12 g，菟丝子 20 g，鸡血藤 20 g，吴茱萸 5 g，甘草 6 g，三七粉 1.5 g（冲服）。

（5）肝损害、心功能不全：系统性红斑狼疮患者肝功能不正常的概率较小，且预后相对较好。临床上常用一贯煎加清热解毒药贯众、重楼，同时应重用白芍，白芍的用量应在 30 g 以上。系统性红斑狼疮继发的肝脏损害，有时以转肽酶、碱性磷酸酶升高为主，或者胆红素升高，表现为纳呆、恶心、右胁胀闷、攻撑脊背、口苦，甚者黄疸、舌苔黄腻，治疗加熟大黄、茵陈、郁金、龙胆草等疏肝利胆药物。

系统性红斑狼疮合并有心肌损害的患者心功能一般都很差，病情比较严重，其临床表现为动则心悸而喘，全身极度虚弱无力，肢体水肿，体温不高，面色苍白，舌淡苔白等一派气虚表现，其主要病机是热毒攻心，中气不足，肾不纳气。治疗应以清热解毒，益气养心，补肾纳气。常选用补中益气汤为主，适当加入清热解毒、补肾纳气药，应注意重用人参、黄芪以补益中气。补肾纳气则重用补骨脂、巴戟天；如有条件则加用冬虫夏草，效果更佳。

（6）脱发、乏力、月经不调：张鸣鹤教授认为，系统性红斑狼疮出现月经不调，主要表现为经期短、月经量少，甚至可以停经或闭经。这些都是衡量患者整体状况的重要指标。治疗需要气血双补，以八珍汤为主，但也不能忽略清热解毒，活血化瘀的原则。

十一、周仲瑛

周仲瑛，主任医师，教授，博士生导师，国医大师。

【经验】 多种原因致热毒，重视从瘀热论治

周仲瑛教授认为，系统性红斑狼疮的病理性质以本虚标实为主，多是因虚而得病，因虚而致实，是一种全身属虚，局部属实，虚实夹杂的疾病。整个病情演变过程以肝肾亏虚为本，热毒内蕴为标。在本病之初，系统性红斑狼疮因肝肾亏虚、阴虚内热为主，表现为邪热亢盛，临床以热毒、风毒、寒湿痹、血瘀等实证为主。随着疾病的发展，渐至阴损及阳，阴阳两虚，使五脏六腑俱损，上入巅脑，阴阳离决则病情危殆。

关于热毒的具体来源，周仲瑛教授认为其可由感受外邪、情志过极、饮食不节等多种原因导致。

（1）感受外邪：外邪侵入人体郁于体内，可直接化热生毒，壅遏血分，又可耗气伤阴，损伤人体气血，阻滞经络气血，可导致局部疼痛肿胀，若久羁不去，亦可郁久生热化毒。若由温热疫毒侵袭，火热炽盛，则为害尤烈。因温热疫毒之邪暴戾，极易留滞经脉，侵及营血。热毒胶结，深入营血，不仅耗伤营阴，而且极易动风、致瘀，导致病势凶猛,恶变丛生。

（2）情志过极：情志不畅可扰乱气机,导致气机不畅,肝失疏泄。气郁日久,则可化热；热邪久郁血分,则可化生热毒,损伤血络,耗伤阴液,引发内火而导致疾病发作。

（3）饮食不节：若饮食有所偏嗜,或喜食过热、过冷食物,寒热失常,日久导致机体阴阳脏腑的偏盛、偏衰。机体阳热偏胜,损伤脏腑阴液,若热邪郁久生毒,热毒蕴结营血,生风灼阴,亦可渐致系统性红斑狼疮的发生。

除了上述多种原因导致的热毒为患以外,周仲瑛教授[15]还很重视瘀热的治疗。他结合长期的临床实践,认为许多系统性红斑狼疮患者与急性外感热病及某些内伤杂病（尤其是疑难病症）发展的一定阶段一样,同时兼具血热、血瘀见证,单纯运用清热凉血法或活血化瘀法治疗,往往疗效欠佳。为探求其内在规律,周仲瑛教授通过复习有关文献,推求病理,并经临床验证和实验研究,明确提出"瘀热相搏"这一临床常见证候,指出它是在急性外感热病或内伤杂病病变发展的一定阶段,火热毒邪或兼夹痰湿壅于血分,搏血为瘀,致血热、血瘀。两种病理因素互为搏结、相合为患而形成的一种特殊的证候类别。其病因为火热毒邪,病位深在营血、脉络,病理变化为瘀热搏结,脏腑受损,治疗大法为凉血化瘀。

周仲瑛教授[16]因此以瘀热痹阻为系统性红斑狼疮病理机制中的一个重要环节,采用凉血化瘀法为主治疗,治疗在犀角地黄汤（《千金要方》）的基础上进行化裁,药取水牛角、大黄、生地黄、牡丹皮、赤芍等。其中水牛角咸寒,功用类犀角,具有凉血止血、清心安神、泻火解毒之功；大黄味苦,性大寒,其性之猛,素有"将军"之称,具有清热泻火、凉血逐瘀之效；生地黄滋阴清热、凉血止血；牡丹皮泻血中伏热、凉血散瘀；赤芍凉血活血、和营泄热。在该基础上,周仲瑛教授还常加用白花蛇舌草清热解毒以治疗红斑,加用雷公藤、漏芦和鬼箭羽等搜风通络以治疗关节疼痛,加土茯苓、牡丹皮等利湿活血以治疗月经不调等。

【参考文献】

［1］钟丽丹,陈湘君.中医扶正法为主治疗系统性红斑狼疮的研究进展[J].辽宁中医杂志,
　　　2007,34(4):536-538.
［2］陈湘君工作室.陈湘君学术经验撷英[M].上海:上海中医药大学出版社,2009.
［3］王承德,范永升.系统性红斑狼疮分册[M].北京:中国中医药出版社,2019.
［4］吴德鸿,李正富,何兆春,等.范永升"三维一体"理论在系统性红斑狼疮治疗中的运用[J].
　　　中华中医药杂志,2021,36(10):5930-5933.
［5］詹青,孟如.系统性红斑狼疮中西医结合临床诊疗新思路初探[J].中国中西医结合杂志,
　　　2006,26(8):743-745.

［6］沈丕安.风湿病免疫病学术思想与临床[M].上海:上海辞书出版社,2018.

［7］苏晓.沈丕安教授治疗系统性红斑狼疮的经验[J].新中医,1998,30(8):11-12.

［8］陈薇薇,苏励.苏励从脾肾论治系统性红斑狼疮经验[J].上海中医药杂志,2019,53(6):24-27.

［9］龚蓓,苏励,董亮,等.基于大数据的风湿科常用中药饮片肾毒性初探[J].上海中医药杂志,2015,49(3):7-9.

［10］王冠华.汪履秋治疗系统性红斑狼疮经验[J].中医杂志,2011,52(5):378-379.

［11］陈湘君,刘云翔.吴圣农老中医治疗系统性红斑狼疮的经验[J].陕西中医,1986,7(6):157-158.

［12］吴晓霞.禤国维辨治系统性红斑狼疮经验[J].辽宁中医杂志,2008,35(5):673.

［13］罗薇,阎小萍.阎小萍教授治疗系统性红斑狼疮经验举要[C]//2009中国中西医结合系统性红斑狼疮研究学术会议资料汇编.杭州:中国中西医结合学会风湿病专业委员会,2009:113-115.

［14］王占奎,张立亭,付新利.张鸣鹤治疗系统性红斑狼疮经验[J].中医杂志,2009,50(7):596-597.

［15］周仲瑛.瘀热论:瘀热相搏证的系列研究[M].北京:人民卫生出版社,2007.

［16］李卫国.基于数据挖掘的周仲瑛教授辨治系统性红斑狼疮病机证治规律研究[D].南京:南京中医药大学,2011.

(周珺、孙鼎)

第六章

系统性红斑狼疮患者调护

系统性红斑狼疮患者需注重日常调护,通过健康的生活起居、饮食习惯及良好的情志状态,达到缓解病情、减少复发的目的。日常调护问题也是系统性红斑狼疮患者非常关注的问题。

一、生活起居

1. 起居有常

《素问·上古天真论》云:"上古之人,其知道者,法于阴阳,和于术数,食饮有节,起居有常,不妄作劳,故能形与神俱,而尽终其天年,度百岁乃去。"这告诉我们只有顺应大自然昼夜晨昏和四季轮回的变化规律,天人合一,法度自然,身体才能健康。我们生活在自然界中,起居作息应顺应自然,这是养生的根本。如春季的树木抽枝生芽,为升发之气的作用,此时人应顺应自然之气,舒展、调达、生发,让自身之气顺应阳春之气而生发、舒展;反之,冬季潜藏、休养,此时人也应顺应自然之气,收藏、休敛,达到天人合一。具体而言,起居作息春季应"夜卧早起,广步于庭",夏季应"夜卧早起,无厌于日",秋季应"早卧早起,与鸡俱兴",冬季应"早卧晚起,必待日光"。红斑狼疮患者同样应避免长时间使用电子产品及其他会引起纵溺的不良生活习惯,保证规律作息,顺应自然,方能康健安然。

生活要有规律,顺时养生包含两方面内容:一是人与四时之气的和谐统一,顺应四时而养生;二是人与昼夜轮转的和谐统一,顺应一日之内的阴阳消长变化而养生。系统性红斑狼疮患者患病后对外界的适应能力下降,易受外界环境变化的影响而加重病情,故天人合一,顺时摄养的生活原则,也就是说人体具有适应自然界变化规律的能力,对于狼疮患者而言非常重要。掌握其中的规律,采取适当的方法,适应自然界春夏秋冬气候的变化,保持机体与外界环境的统一,就能够防病避邪,有利于病体的康复[1]。

《素问·上古天真论》曰:"夫上古圣人之教下也,皆谓之虚邪贼风,避之有时。"系统性红斑狼疮的发病原因不明,与许多因素相关,现公认紫外线照射是其外因之一。《素问·生气通天论》曰:"平旦人气生,日出而阳气隆,日西而阳气已虚,气门乃闭。"对红斑狼疮患者而言,尤其是光敏感患者,要注意避免日光的直射,故系统性红斑狼疮患者应尽量避免在有阳光的正午时分出门。若需外出但会被太阳照射时,可以佩戴宽檐帽或打遮阳伞,穿长袖衣物,亦可用防紫外线的隔离霜[2]。需要提醒的是,户外运动或休闲项目,如垂钓、海边度假沙滩阳光浴、冲浪、滑雪、徒步等也应尽量避免。

2. 衣着相宜

《灵枢·百病始生》曰:"夫百病之始生也,皆于风雨寒暑,清湿喜怒。"《素问·生气通天论》亦云:"因于露风,乃生寒热。是以春伤于风,邪气留连,乃为洞泄……冬伤于寒,春必病温。四时之气。更伤五脏。"由此可以看到古人对衣着相宜、寒热调适、避免外邪重要性的认识。系统性红斑狼疮患者大多患病时间较长,体质较弱,易感外邪。春季保暖、夏季避暑、秋季轻冻、冬季防寒都很重要。若患者有雷诺现象,更应注意穿衣适宜,保护好手足四肢。在冬季寒冷的户外及夏季空调房间中,都要注意防寒保暖。做饭、洗衣可用热水,做家务时戴橡胶手套也是不错的方法。

3. 劳逸适度

这里所说的"劳逸适度"包括三方面的内容。一是生活劳作要有轻有重,量力而行,不可过劳伤身亦不可无所事事。中医历来反对过劳或过逸。《黄帝内经》云:"劳则气耗""五劳作伤,久视伤血,久卧伤气,久坐伤肉,久立伤身,久行伤筋,是谓五劳所伤"。由此可见,不知疲倦或勉为其力的劳作自然伤身,同样,坐卧不动的怠倦也不利于康健。劳逸结合、劳逸适度、有劳有休方保万全。二是锻炼身体要有节有度。健身观念越来越深入人心,为了健康,很多人会选择锻炼。锻炼是门学问,春天运动当轻柔舒缓;夏天运动当适度,切忌过度疲劳;秋季则提倡"静功"锻炼;冬天则以保暖为主,以避免运动过程中寒气侵袭。中医的运动讲究以"静"为主。太极拳、八段锦等不仅是形的锻炼,而且是意的锤造。尤其是对红斑狼疮患者而言,运动不宜太过,适当的运动可开阔舒缓心态,除却太极拳外还如广播操、舞蹈等,动在周身,乐在其中,身心皆宜[3]。三是以劳伤而言,非单指形体五劳,还包括心神之劳、房劳等。《灵枢·百病始生》曰:"醉以入房,汗出当风伤脾;用力过度,若入房汗出浴,则伤肾"。红斑狼疮患者更应注意房事勿过劳。

4. 环境调适

《素问·阴阳应象大论》指出:"天之邪气,感则害人五脏;水谷之寒热,感则害于六腑;地之湿气,感则害皮肉筋脉。"《素问·痹论》又指出:"风寒湿三气杂至,合而为痹也。其风气胜者为行痹,寒气胜者为痛痹,湿气胜者为著痹也。"中医认为红斑狼疮发病乃肝肾阴虚为本,热毒、血瘀为标。红斑狼疮患者特别要注意避免居住环境中的风、寒、湿、暑、热毒等邪气,这些皆为致病因素。要注意居室通风、防潮、无噪声、无废气污染,夏天尽可能利用自然风。常使用的家具和工具(床、桌椅、机器等)不要置于阳光充分照射的位置,平时避免日晒和紫外线的照射,做好防护。对将要搬入新居的红斑狼疮患者,尤其要注意延长从装修完毕到搬入居住的时间[2]。居住环境要安静,空气新鲜流通,温暖干燥,避免居住于阴冷潮湿之所。浅蓝色和淡绿色使人感到安宁舒适,奶油色给人以柔和悦目的感受,居所环境也可用鲜花和绿色植物装点,营造一个安静祥和雅致的氛围[4]。

5. 个人护理及预防外感

由于红斑狼疮患者长期使用激素和免疫抑制剂,抵抗力较低,易发生感染,所以平时生活应注意做好个人护理,避免感染。对各种物品表面、家庭环境定期清洁、消毒,注意日常卫生,不去人群集中的喧闹场所,将交叉感染发生的可能性降到最低。人的皮肤具有分泌皮脂、排泄汗液、调节体温、防御有害物质侵入等功能,不经常清洗,就会有随汗液排出的代谢废物、脱落的毛发、角质细胞,以及外界的灰尘等污染物的存积。红斑狼疮患者由于皮疹、皮肤的溃疡等,身上容易累积污垢,这些污垢影响了皮肤正常的分泌和排泄功能,对皮肤产生不良刺激,加之免疫抑制剂的使用,使细菌容易繁殖,增加感染的机会。因此,红斑狼疮患者尤其是皮肤有损害者应定期给予洗澡、更衣、理发、修面、剪指甲,以防止抓伤和溃破。红斑狼疮患者较易并发口腔溃疡、呼吸系统和泌尿系统感染。由于疾病活动时伴发口腔溃疡,故应注意口腔的清洁卫生;注意保暖防湿,尽量避免或减少去人员繁杂、空间闭塞的公共场合;有泌尿系统感染者,除积极治疗外,应多饮水,观察尿液颜色,若有异常情况可及早发现。有脱发者,可以佩戴适合自己的假发。皮肤应避免接触刺激性物质,如碱性肥皂、化妆品等。某些化妆品含有化学试剂,尤其是含有芳香胺的化学物质,可以诱发红斑狼疮,也有在染发或文眉后发生狼疮的病例,故系统性红斑狼疮患者最好不用化妆品。有皮疹者,切忌挤压皮肤斑丘疹[5-6]。

6. 妊娠管理

系统性红斑狼疮育龄期患者病情稳定后可考虑妊娠,但必须是有计划的。所有处于生育年龄的红斑狼疮患者都应该采取严格的避孕措施,直到医生评估可以准备妊娠。计划妊娠的红斑狼疮患者应积极主动与医生沟通,医生会综合权衡患者个体危险因素,给予最佳的妊娠指导和后续治疗。红斑狼疮患者既要小心谨慎,避免意外妊娠影响病情;又要怀着乐观的心态,积极坚持治疗,准备好条件,迎接妊娠。妊娠期间要坚持到有条件的医院定期复查,密切关注病情变化,以确保安全[7,8]。

二、饮食调护

《素问·生气通天论》曰:"阴之所生,本在五味;阴之五宫,伤在五味……是故谨和五味,骨正筋柔,气血以流,腠理以密,如是则骨气以精。谨道如法,长有天命",《灵枢·五味》也有"肝病禁辛,心病禁咸,脾病禁酸,肾病禁甘,肺病禁苦"的论述,足以说明饮食调护的重要性。若饮食不节,会对人体造成伤害,正如《素问·阴阳应象大论》所说:"水谷之寒热,感则害于六府。"

饮食调护,应注意五方面。一是膳食全面,饮食要多样化,各类食物要合理搭配;二是饮食有节,要定时定量,不偏食不挑食;三是因人择食,要根据年龄、性别、体质不同而选择食物;四是因时择食,要根据季节气候特点,有针对性地选择食物;五是先食疗后药饵,食疗在防病治病方面有利于长期使用。系统性红斑狼疮患者在注意以上五方面的基础上,还应注意细节。红斑狼疮患者应谨慎使用含有性激素的"保健品",如紫河车、蜂王浆、蛤士蟆等。菠菜可能增加狼疮性肾炎的蛋白尿和管型,并引起泌尿道结石(草酸盐结晶),狼疮性肾炎患者不宜经常或大量食用。花菜可能会加重脱发,故脱发患者不宜经常或大量食用。香菇、苋菜、芹菜、草头、茴香、荠菜、苜蓿、灰菜、马齿苋、莴苣、萝卜缨等蔬菜,无花果、柑橘等水果具有光敏性,有皮疹的患者要注意谨慎食用。另外一些常见药物如磺胺类药、阿司匹林、马来酸氯苯那敏、口服避孕药、雌激素也应谨慎使用。红斑狼疮患者平日可多食优质蛋白质、高维生素、不饱和脂肪酸、易消化饮食,以保证机体的消耗和必要的营养。优质蛋白是指鸡蛋、奶类、瘦肉、鱼等富含必需氨基酸的动物蛋白,摄入量要据病情而定,若出现肌酐升高,肾功能受损,则不仅要摄入优质蛋白,还应根据肾功能损害程度限制蛋白质的摄入量。高维生素的食物有含高维生素 A 的动物内脏,像猪肝、鸡肝和绿色蔬菜;含高维生素 B 的粗粮(如玉米、荞麦)、豆类(如大豆、黄豆)、肉类(如猪肉);含高维生素 D 的深海鱼类(如三文鱼、金枪鱼);含高维生素 C 的水果(如橙子、柠檬)。不饱和脂肪酸可以调节免疫、预防炎症、调节血压与血脂,可在深海鱼、茶油、橄榄油和水果蔬菜中获得。有水肿、高血压或心力衰竭的患者要限制钠盐的摄入量,每日 5 g 以内。限钠盐的食物淡而无味,建议可采用糖醋法,添加葱、姜、蒜、桂皮等调味品以增加食欲。少食加工过、腌制过的食品,多选择天然未经加工制造的食品。不要吃辛、酸、辣等刺激胃肠道的食物。戒烟、戒酒、禁饮浓茶和浓咖啡,以免引起交感神经兴奋,病变小血管痉挛,导致组织缺血、缺氧。不宜进食冷冻的食品和饮料。肾上腺皮质激素治疗后食欲亢进,应注意饮食节律,避免暴饮暴食。长期激素引起高脂血症的患者,应注意少吃脂肪、胆固醇含量较高的食物,如动物内脏、贝类、肥肉、带鱼、鳗鱼等。高糖食物在体内转化为脂肪,也应少食。不宜大量饮酒,尤其不要随意用药酒或补酒进行治疗。辣椒、青椒、大蒜、大葱、韭菜、桂圆等热性食物并不绝对忌口,但不宜多食、常食。中药饮片中人参、西洋参、绞股蓝含有人参皂苷,虽然能提高人体免疫功能,但还能增强体液免疫,增加免疫球蛋白,使免疫复合物增多,激活抗核抗体(antinuclear antibody,ANA),从而加重和诱发疾病。因此,人参、西洋参、绞股蓝及其复方制剂、药品、保健品等均应慎用或在有经验的医师指导下应用。能引起光敏感的药物如补骨脂、独活、浮萍、白芷等，一般不宜常用。对肝肾功能可能产生影响的药物，如生甘遂、佩兰、木通、铁树叶、望江南子、苍耳子、川楝子、黄药子等，在患者肝肾功能受损的情况下，谨慎使用[9-12]。

三、情志调护

《素问·上古天真论》曰："夫上古圣人之教下也，皆谓之虚邪贼风，避之有时。恬淡虚无，真气从之，精神内守，病安从来"，说的是情绪宁和能护机体抵御外邪，平安康健。中医学认为"思则气结，恐则气下，惊则气乱"，情志不调可导致人的脏腑功能失调，气机逆乱，人体各项机能下降，不利于患者的治疗和康复[2]。葛洪在《抱朴子养生论》中说："多思则神散，多念则心劳，多笑则脏腑上翻，多言则气海虚脱，多喜则膀胱纳客风，多怒则腠理奔血，多乐则心神邪荡，多愁则头鬓憔枯。"他认为情志过极会损害全身的脏腑功能，是重要的致病因素。系统性红斑狼疮常伴随终生，病程冗长，至今尚无根治的方法。疾病带来的身体不适、生理功能受限、容貌变化，可能导致患者出现抑郁或焦虑的心理状态。这些心理状态对疾病的治疗和稳定影响甚大。现精神因素已被确定是系统性红斑狼疮患者发病和病情反复的诱发因素之一[13]。

"药补不如食补，食补不如精补，精补不如神补。"保持良好的心理状态是十分必要的，有益于红斑狼疮患者的治疗和康复。唐代孙思邈在《千金要方》中对情志养生有独到见解，他提出的"十二少"：少思、少念、少欲、少事、少语、少笑、少愁、少乐、少喜、少怒、少好、少恶，凝练了情志养生之要领，红斑狼疮患者可学习借鉴。红斑狼疮患者可以掌握自我调节情志的方法：如焦虑、紧张、激动时，采取转移注意力、听轻音乐、足浴、按摩太阳穴、耳穴（神门、交感、心、皮质下）压籽等均可有效减轻焦虑症；情绪压抑、郁闷时，鼓励患者及时向他人倾诉、听欢快轻松的音乐、"开天门"（反复按摩印堂到神庭、上星穴）等可减轻抑郁症[14]。平素多食开心食品（如黄花菜、香蕉、柚子）或予佛手、玫瑰花煎水代茶*。适当的运动可以增强体质，稳定病情，开朗心情，是公认的治疗抑郁的有效方法。系统性红斑狼疮患者适宜运动项目有太极拳、八段锦、散步等。一般以运动后不感疲劳或轻微汗出为度。运动后及时更换汗湿衣裤，防外感，多饮水。

树立战胜疾病的信心，调整稳定健康的心态，打好持久战，系统性红斑狼疮患者一样享有正常舒心的生活。

---

* 上述有舒肝解郁之功效。

【参考文献】

［1］白颖,暴雪丽,高思华.浅论道家思想对中医养生的影响［J］.环球中医药,2021,14(2):
225-229.

［2］陈健,范永升,林胜友,等.《内经》养生理论与系统性红斑狼疮的饮食起居［J］.辽宁中医药
大学学报,2007(1):28-29.

［3］刘子宁,聂灿,韩娟.中西医养生价值观对比研究［J］.中医临床研究,2021,13(12):16-19.

［4］张灏,吕燕.系统性红斑狼疮患者的日常起居调养［J］.现代中西医结合杂志,2003(21):
2384-2385.

［5］陈惠萍.系统性红斑狼疮患者出院指导中应注意的问题［J］.中外医疗,2010,29(36):106.

［6］张微,陈莉,施丽.系统性红斑狼疮患者的家庭康复护理［J］.吉林医学,2006(8):913-914.

［7］曾晓峰,郑伟,乌守恒,等.13例系统性红斑狼疮患者避孕措施选择的临床分析［J］.中国计
划生育和妇产科,2018,10(6):51-54.

［8］李常虹,刘湘源.欧洲抗风湿病联盟关于系统性红斑狼疮和(或)抗磷脂综合征患者女性健
康管理的推荐意见.中华风湿病学杂志,2017,21(2):143-144.

［9］骆彤.中医养生的四大基石［J］.江苏卫生保健,2021(10):42.

［10］苏晓,沈丕安.系统性红斑狼疮的药食忌口［J］.上海中医药大学学报,1998(2):43-44.

［11］宗文静,赵凯维,张玉辉,等.《黄帝内经》饮食养生理论研究［J/OL］.中国中医基础医学杂
志:1-11［2021-11-09］.https://doi.org/10.19945/j.cnki.issn.1006-3250.202108
26.001.

［12］吴洪号,张慧,贾佳,等.功能性多不饱和脂肪酸的生理功能及应用研究进展［J］.中国食品
添加剂,2021,32(8):134-140.

［13］何伟,邓丹琪.影响系统性红斑狼疮生存率的相关因素［J］.临床内科杂志,2008,25(12):
807-810.

［14］金燕.情志护理对系统性红斑狼疮患者抑郁焦虑的影响［J］.西部中医药,2014,27(9):
135-138.

(邓予新)

第七章

中医药在系统性红斑狼疮免疫调控中的作用

一、系统性红斑狼疮本病及治疗对免疫状态的影响

系统性红斑狼疮的发病,主要由于自身免疫的异常激活导致 T、B 细胞的活化,细胞因子释放、补体激活,自身抗体产生,致使器官损害,产生一系列临床症状。T、B 细胞在系统红斑狼疮的发病中扮演了重要角色,T 细胞能够辅助 B 细胞产生自身抗体,从而使免疫复合物广泛沉积,同时调节 B 细胞反应,调控辅助性 T 细胞(helper T cell,Th 细胞)扩增和效能,趋化炎性细胞浸润,引起多脏器的功能受累。淋巴细胞亚群异常与系统性红斑狼疮活动度明显相关,重症系统性红斑狼疮异常更为显著。目前在系统性红斑狼疮的治疗中,西医方案主要以"攻"为法,单用或联用糖皮质激素、抗疟药、免疫抑制剂和靶向治疗等多种药物,抑制机体免疫炎症反应,尽快控制疾病活动。随着系统性红斑狼疮诊治水平的不断提高,系统性红斑狼疮已逐渐转为慢性、可控的自身免疫性疾病。

欧洲抗风湿病联盟(The European League Against Rheumatism,EULAR)在 2019 年更新的系统性红斑狼疮管理推荐及《2020 中国系统性红斑狼疮诊疗指南》均提出了"达标治疗"的理念。在探索实现系统性红斑狼疮"达标治疗"短期和长期阶段目标的过程中,系统性红斑狼疮患者的免疫状态影响着患者的药物选择及最终的治疗效果。

对于疾病活动期或重症系统性红斑狼疮患者而言,西医各类治疗药物的疗效差异很大,在调整系统性红斑狼疮患者新的免疫稳态过程中,存在严重免疫抑制的可能,促使发生重症感染的风险增高,导致病情进一步加重的概率增加。另外,对于长期使用免疫抑制剂治疗,处于疾病稳定期的患者而言,在药物撤减过程中也面临着病情波动、疾病复发的风险。此外,现有治疗方案效果不佳,或因上述药物治疗毒副作用较大,或因个人、社会原因而无法耐受足剂量、足疗程规范治疗的患者,也依旧存在免疫功能紊乱,无法完成达标治疗的情况。

如何贯彻落实早期、个体化的治疗,以最大限度地延缓疾病进展,降低器官损害,改善预后,一直是中西医共同努力的方向。故而与既往一味强调免疫抑制相比,如何重新构建免疫平衡,成为目前治疗新的热点。

二、中医药改善系统红斑狼疮免疫状态的研究

近年来,在对中药治疗系统红斑狼疮的机制研究中发现,中药在免疫调节中发挥着一定的优势,对淋巴细胞亚群具有显著的调节作用,可根据患者正邪盛衰情况变化,辨病与辨证论治相结合,以"和"为法,扶正祛邪,增效减毒,在降低感染风险、预防和减少疾病复发、帮助疾病长期稳定中扮演了重要角色。

中医认为系统性红斑狼疮的基本病机为本虚标实,以脏腑亏虚为本,热毒、瘀血贯穿疾病的始终,随着疾病发展阶段及药物干预程度的不同,虚、毒、瘀的表现程度随之不同。邪正盛衰、阴阳消长的变化,也部分体现了患者免疫状态的变化。

1. 中医传统方药在系统性红斑狼疮免疫调控中的作用

在系统性红斑狼疮患者的中医证型统计中,热毒炽盛证最为多见[1],也是急性期或重症系统性红斑狼疮的常见证型之一。表现为免疫状态的亢进,临床可见高热,红斑或皮疹,斑疹色红,可伴发热、面赤、烦躁,甚或谵语神昏,如患者无法在短时间内控制病情,将产生不良的疾病转归。

随着大数据时代的到来,临床研究者开始更多地运用数据挖掘技术对中医药治疗系统性红斑狼疮处方用药规律进行探索和分析。牟艳嫣等广泛收集中医药治疗系统性红斑狼疮的典型案例,共纳入处方 275 张,采用数据挖掘联合复杂网络方法,探讨临床有效处方中药配伍及整体网络关系。研究发现,系统性红斑狼疮核心基本方的组成为牡丹皮、生地黄、甘草。频次最高的 5 味中药依次是牡丹皮、生地黄、甘草、赤芍、黄芪。其中牡丹皮、生地黄、赤芍皆为清热药物。

方证一致也进一步证实中医对系统性红斑狼疮基本病机的把握是基本统一的。同时从核心基本方看,系统性红斑狼疮人群运用以犀角地黄汤为基础的中药复方清热解毒、凉血养阴。从临床疗效及免疫调节情况来看,在联合常规药物治疗后,患者在 SLEDAI、TNF-α、白介素-2(interleukin-2,IL-2)、白介素-8(IL-8)、血沉、dsDNA(双链 DNA,double-stranded DNA)抗体、免疫球蛋白 G(immunoglobulin G,IgG)、白细胞、血小板等指标改善均优于单纯西药组[2-4]。系统性红斑狼疮中重度气营热盛证患者在糖皮质激素联合环磷酰胺治疗的基础上,给予清瘟败毒饮加减治疗后也可见血清中单核细胞趋化蛋白 4(monocyte chemoattractant protein-4,MCP-4)、白介素-6(IL-6)、TNF-α、免疫球蛋白(IgA、IgG、IgM)水平均降低,补体C3、C4 水平均升高,SLEDAI 评分下降[5-6]。以上临床研究表明传统方剂在疾病活动期可调节患者免疫功能、协同激素与免疫抑制剂更好地共同控制病情,其作用机制仍需进一步研究。

近年来补益药物的使用在系统性红斑狼疮治疗中呈上升趋势,已逐渐与清热药的使用频率并驾齐驱。文献统计显示,补益药中以黄芪、墨旱莲等补气药、补阴

药为主,白术、茯苓、山药、山茱萸均呈明显增长趋势[7]。通过上述研究,我们可以看到以六味地黄丸为基础的中药复方已成为目前临床对于轻症或低疾病活动度的系统性红斑狼疮的代表用药。其在滋阴补肾稳定疾病的同时也发挥着免疫调节的积极作用。基础研究显示,三补三泻配伍使用可进一步增强巨噬细胞抗体依赖性细胞介导的细胞毒性作用(antibody dependent cell medicated cytotoxicity,ADCC)的活性[8-9],并通过中药有效活性部位 CA4 调节 Th 细胞及细胞毒性 T 细胞(cytotoxic T cell,Tc 细胞)的功能[10-11]。临床研究也证实六味地黄丸可通过调节 Th1 细胞的细胞因子 IL-2,IFN-γ 水平和 Th2 细胞的细胞因子 IL-4、IL-10 水平,改善 Th1、Th2 细胞亚群功能的平衡紊乱[12-13]。此外,青蒿鳖甲汤也广泛运用于阴虚型系统性红斑狼疮患者,基础研究显示青蒿鳖甲汤能抑制 MRL/lpr 小鼠 Th17 细胞,抑制 IL-17 细胞表达。临床研究[14-18]发现在西药基础上加用青蒿鳖甲汤后,更好地升高患者补体 C3、C4 水平,通过下调 IL-12 的表达,升高 IFN-γ/IL-4 比值,以调节 Th1/Th2 细胞因子,明显升高 $CD3^+CD4^+$ Th 细胞、Th/Tc 比值及 $CD3^-CD16^+CD56^+$ 自然杀伤细胞(natural killer cell,NK 细胞)水平,降低 $CD3^+CD8^+$ 抑制性 T 细胞(suppressor T cell,Ts 细胞)及 $CD3^-CD19^+B$ 细胞水平,发挥免疫调节作用。

2. 现代中药复方在免疫调控中的作用

中医药对于自身免疫系统的调节作用的优势在于能够在辨证论治的指导下,在疾病的不同阶段,通过组方用药地不断调整,灵活动态地发挥双向免疫调节的作用,维持免疫稳态,充分体现中医调和阴阳、以人为本的哲学思想。由于狼疮活动、大剂量糖皮质激素和免疫抑制剂的应用都有可能增加系统性红斑狼疮患者的感染发生率,而感染又是系统性红斑狼疮患者死亡的主要原因,故各地都根据对病因病机的认识和临床经验的积累,不断调整处方用药,在确有疗效的基础上,不断探索现代处方对于系统性红斑狼疮免疫调节机制的研究。

范永升教授的团队[19-20]在西医治疗基础上运用解毒祛瘀滋阴方(干地黄、炙鳖甲、升麻、白花蛇舌草、青蒿、积雪草、赤芍、薏苡仁、佛手片、生甘草)治疗中重度肾虚瘀毒证患者,发现可降低 SLEDAI 评分,降低外周血中性粒细胞/淋巴细胞比值和血小板/淋巴细胞比值,使 Th17 细胞及 IL-17 细胞水平下降,Tr 细胞比例及转化生长因子-β(transforming growth factor,TGF-β)水平升高,提示解毒祛瘀滋阴方可降低系统性红斑狼疮患者的炎症反应,调节 Th17/Tr 细胞平衡。进一步研究发现该方可抑制白介素-1 受体相关激酶 1[a]-核因子 κB[b] 信号通路,降低来自狼疮小鼠脾脏及其脾细胞和 $CD4^+T$ 细胞中 IRAK1 及下游的磷酸化水平,促使炎性细胞

---

a. 即 IL-1 receptor associated kinase,IRAK。

b. 即 nuclear factor kappa-B,NF-κB。

因子 TNF-α 水平下降。

值得注意的是,该方中白花蛇舌草入脾、胃、肠经,升麻、薏苡仁、佛手片入肺、脾、胃经,体现了顾护肺卫与脾胃的中医诊治思想。前文中曾提及近年来补益药中调理肠胃的常用药物包括白术、茯苓、山药等呈明显增长趋势。补益脾胃药物使用的增长,一方面与临床医者观察到使用激素和免疫抑制剂后患者新出现的胃肠临床表现有关;另一方面,肠道菌群紊乱已证实可诱发自身免疫疾病,是当今研究免疫稳态的热点之一。肠道菌群参与了系统性红斑狼疮免疫调节的过程,范永升教授的团队对 MRL/lpr 狼疮鼠采用解毒祛瘀滋阴方治疗后,观察到小鼠体内肠道菌群失衡得以修复,趋向于正常水平[21]。与激素组小鼠相比,中药组上调了有益菌丰度,下调致病菌丰度,更利于 MRL/lpr 狼疮小鼠肠道菌群的改善[22]。顾护脾胃是否能在一定程度上通过调节肠道菌群以协助恢复免疫平衡达到稳定系统性红斑狼疮病情的能力,还有待更深入的研究。此外,已有报道雷公藤、青蒿-鳖甲药对对MRL/lpr 狼疮小鼠肠道微生物也有调节作用,可能是协助调整系统性红斑狼疮免疫稳态的原因之一[23-24]。

黄世林教授团队[25-26]在西医治疗基础上运用清温解毒方(北柴胡、黄芩、玄参、板蓝根、金银花、生地黄、丹参、白芍、赤芍、党参、黄芪、茯苓、白术、姜半夏、鸡血藤、白茅根、甘草)治疗重症系统性红斑狼疮,可降低患者中医证候积分、不列颠群岛狼疮评估组-2004(British Isles Lupus Assessment Group-2004,BILAG-2004)积分及 SLEDAI-2000 积分,升高补体 C3 水平、抗 dsDNA 抗体转阴率,降低感染率、骨髓抑制率。与免疫抑制剂同时应用,在降低 CD3$^+$T 细胞、CD8$^+$Ts 细胞比率、升高 CD16$^+$CD56$^+$NK 细胞比率的基础上,可升高重症系统性红斑狼疮患者 CD4$^+$Th 细胞比率、CD4$^+$Th/CD8$^+$Ts 细胞比值,有利于淋巴细胞各亚群比率恢复正常,对重症系统性红斑狼疮患者外周血淋巴细胞亚群具有一定的调节作用。

清温解毒方中柴胡、黄芩、板蓝根、金银花等清热解毒药物皆入于肺经,与活动期及重症患者易合并肺部感染的诊治思路相符。外邪袭表,首先犯肺。系统性红斑狼疮患者热毒内盛,极易灼伤肺金,使肺卫难以固密。免疫状态失衡之下,系统性红斑狼疮患者肺部感染的发生率较高。因此,近年来系统性红斑狼疮患者在治疗中治肺固表也越来越受到重视。基于复杂网络分析系统性红斑狼疮热毒炽盛证中医临床方药规律研究中性味归经分析也表明治疗该证型系统性红斑狼疮患者中使用最多的是归肺经的中药[27]。

复方生地合剂(地黄、生石膏、忍冬藤)为沈丕安教授治疗系统性红斑狼疮的经验方"红斑汤"制成的院内制剂,主要用于治疗轻、中度活动期阴虚内热型系统性红斑狼疮患者,能降低疾病活动度及感染风险,可能通过清热凉血解毒作用来干预自身的抗原或半抗原与 Toll 样受体[a]7/9 的作用,抑制上游 TLR - 髓样分化因子 88[b]-NF-κB 信号转导,TNF-α、IFN-α 等炎性细胞因子的表达,树突状细胞成熟随之被抑制,从而减少 T 细胞活化,降低 Th17 细胞介导的免疫炎症效应,提高 Tr 细胞介导的免疫耐受效应,改善 Th17/Tr 细胞失衡,导致下游信号的抑制或减弱,减少组织和器官损伤。通过抑制抗原递呈环节来发挥其免疫调节的作用,起到干预自身免疫反应、调节免疫平衡、恢复免疫耐受的作用[28-30]。

"滋肾青芪颗粒"(青蒿、生地黄、何首乌、山茱萸、生白术、生黄芪、生白芍、白花蛇舌草等组成)为陈湘君教授以养阴解毒为基本治则治疗轻中度系统性红斑狼疮患者的基本方,对系统性红斑狼疮的炎性反应指标、狼疮活动度、淋巴细胞功能方面皆有作用。协同激素抑制过亢的体液免疫,可以明显降低抗 dsDNA 抗体,升高补体 C3、C4。通过对 T 细胞亚群如 CD4$^+$ CD25$^+$ Tr 细胞等的影响提高过低的细胞免疫功能,达到双向调节系统红斑狼疮体内免疫功能紊乱,恢复免疫平衡,最终达到控制和稳定病情的作用。药效学研究显示该复方具有抗阿蒂斯反应即实验性局部过敏反应(arthus reaction)、增高环磷酰胺所致免疫抑制小鼠的白细胞和 T 细胞亚群的作用。体外血清药理学研究方面证实含中药血清能明显促进患者较正常人低下的 NK 细胞活性及淋巴细胞增殖[31-36]。

综上所述,西医常规治疗药物基础上,用以养阴清热解毒为主的治疗方法,大多能降低炎症因子表达水平,同时调节 CD4$^+$ Th1/Th2、Th17/Tr 细胞失衡,维持正常淋巴细胞的免疫功能。近年来,顾护脾胃和肺卫已越来越得到临床医家的重视,通过调节肠道菌群、积极预防和治疗感染以进一步发挥中医药的免疫调节作用。中医药通过增效减毒在一定程度上能帮助患者重新平衡免疫系统,调节患者免疫状态,加强西医治疗药物疗效,使患者尽快达到最低疾病活动度,使疾病能维持长期稳定,真正体现了中医阴平阳秘,未病先防的思想。

【参考文献】

［1］牟艳嫣,谢冠群,郑卫军,等.基于网络分析中医药治疗系统性红斑狼疮疾病用药规律[J].中国中西医结合杂志,2021,41(2):199-203.

［2］蒋总,唐芳,马武开,等.犀角地黄汤联合抗风湿药物治疗热毒炽盛型系统性红斑狼疮临床疗效的 Meta 分析[J].贵州中医药大学学报,2021,43(3):81-87.

［3］王繁盛.犀角地黄汤联合小剂量皮质激素治疗热毒炽盛型系统性红斑狼疮临床疗效[J].实用中医内科杂志,2021,35(4):100-102.

a. 即 Toll-like receptors,TLR。

b. 即 myeloid differentiation factor 88,MyD88。

[4] 宋科,张国妮.犀角地黄汤加减治疗系统性红斑狼疮的疗效及患者免疫功能变化分析[J].医药论坛杂志,2019,40(7):168-170.

[5] 龚晓红,李松伟,李桓,等.青蒿鳖甲汤化裁治疗阴虚型系统性红斑狼疮增效减毒的 Meta 分析[J].风湿病与关节炎,2020,9(9):33-38,42.

[6] 杨帆,沈俊逸,林彤彤,等.清瘟败毒饮联合糖皮质激素、环磷酰胺治疗系统性红斑狼疮气营热盛证临床研究[J].陕西中医,2020,41(9):1197-1199,1204.

[7] 陈雷鸣,朱正阳,范永升,等.中医药治疗系统性红斑狼疮证型及用药规律演变研究[J].新中医,2020,52(5):20-25.

[8] 龚婕宁,马健,樊巧玲,等.六味地黄汤及拆方对大鼠巨噬细胞 ADCC 活性的影响[J].中国实验方剂学杂志,1997(6):25-27.

[9] 马健,樊巧玲,龚婕宁,等.六味地黄汤对大鼠巨噬细胞功能的调节作用[J].中药药理与临床,1999(4):5-7.

[10] 聂伟,张永祥,茹祥斌,等.六味地黄汤免疫调节活性成分化学分离的药理学导向评价[J].中国中西医结合杂志,1998(5):287-289.

[11] 杨胜,张永祥,吕晓东,等.六味地黄汤活性部位 3A 的免疫调节作用机理研究[J].中国中西医结合杂志,2001(2):119-122.

[12] 杜明瑞,郭志忠,张静,等.六味地黄丸对糖皮质激素联合免疫抑制剂治疗系统性红斑狼疮减毒增效作用的 Meta 分析[J].风湿病与关节炎,2015,4(6):24-27,32.

[13] 练颖,郑萍,官晓红,等.六味地黄丸对激素和免疫抑制剂治疗系统性红斑狼疮干预作用的研究[J].四川中医,2006(2):20-21.

[14] 林宁,黄晓青,范海媚,等.加减青蒿鳖甲汤对 MRL/lpr 小鼠肾组织 IL-17、Tim-3 表达的影响[J].四川中医,2019,37(2):60-63.

[15] 林宁,钟嘉熙,邱斌,等.青蒿鳖甲汤加减对 MRL/lpr 狼疮鼠 Th17 细胞及肾脏病理的影响[J].广州中医药大学学报,2014,31(5):776-779,785,848.

[16] 刘颖,曹春.青蒿鳖甲汤治疗阴虚内热型系统性红斑狼疮的临床效果及不良反应发生率影响评价[J].智慧健康,2019,5(34):60-61.

[17] 高弼虎,刘盼盼,于铁,等.青蒿鳖甲汤治疗阴虚内热型系统性红斑狼疮疗效及对 Th1/Th2 平衡的影响[J].现代中西医结合杂志,2017,26(3):322-324.

[18] 黄钢花,陈银环,段红妍,等.清养透解合剂联合泼尼松片对 SLE 阴虚证患者 Th1/Th2 的影响[J].中国中西医结合杂志,2013,33(2):172-176.

[19] 袁晓,范永升,何兆春.基于 Th17/Treg 失衡的解毒祛瘀滋阴方治疗系统性红斑狼疮作用机制研究[J].浙江中医杂志,2019,54(4):240-241.

[20] 嵇丽娜,李荣群,包洁,等.基于 IRAK1-NF-κB 通路探讨解毒祛瘀滋阴方干预 MRL/lpr 狼疮小鼠机制[J].中华中医药杂志,2020,35(5):2362-2368.

[21] 水冰洁,温成平,范永升,等.解毒祛瘀滋阴方对系统性红斑狼疮小鼠肠道菌群的调节作用[J].中华中医药杂志,2015,30(7):2464-2469.

[22] 何志兴,谢朵丽,刘秋萍,等.解毒祛瘀滋阴方和醋酸泼尼松治疗对 MRL/lpr 狼疮小鼠肠道

微生态影响的比较[J].中华中医药杂志,2018,33(11):4944-4947.

[23] 高加炜.雷公藤对 MRL/lpr 狼疮小鼠肠道微生物的影响研究[J].浙江中医药大学,2019.

[24] 余怡然.青蒿鳖甲对 MRL/lpr 狼疮小鼠肠道微生物的影响研究[J].浙江中医药大学,2019.

[25] 方永光,向阳,徐展,等.清温解毒方对重症系统性红斑狼疮患者淋巴细胞亚群的影响[J].中医药导报,2019,25(14):101-104.

[26] 方永光,向阳,徐展,等.清温解毒方治疗重症系统性红斑狼疮[J].中医学报,2019,34(6):1288-1291,1338.

[27] 何美莹,陈新林,李先涛.基于复杂网络分析系统性红斑狼疮热毒炽盛证中医临床症方药规律[J].中华中医药学刊,2019,37(11):2699-2703,2821.

[28] 陈薇薇,肖小莉,阿古达木,等.复方生地合剂对 MRL/lpr 狼疮小鼠 TLR-NF-κB 信号通路的调节作用[J].中国中医基础医学杂志,2021,27(1):75-78,91.

[29] 陈薇薇,肖小莉,苏励,等.复方生地合剂从 TLR-NF-κB 通路调节 MRL/lpr 小鼠 Th17/Treg 平衡[J].中华中医药杂志,2020,35(10):5270-5273.

[30] 吴菲雅,苏晓.复方生地合剂治疗系统性红斑狼疮(阴虚内热型)的疗效及安全性评价[J].风湿病与关节炎,2017,6(8):27-31.

[31] 戴清漪,顾军花.滋肾青芪颗粒联合常规疗法治疗轻中活动度系统性红斑狼疮的临床观察[J].上海中医药杂志,2019,53(8):65-67,71.

[32] 程蕊林,顾军花,杨以阜,等.滋肾青芪颗粒对胶原诱导性关节炎小鼠的抗炎作用研究[J].上海中医药杂志,2017,51(12):75-78.

[33] 刘淑清,陈湘君.复方"自身清"对 62 例轻中度活动性系统性红斑狼疮患者的临床观察[J].黑龙江医药,2010,23(2):224-226.

[34] 刘淑清,陈湘君.复方"自身清"对轻中度活动性 SLE 患者 CD4$^+$CD25$^+$ 调节性 T 细胞的作用[J].辽宁中医杂志,2007(12):1669-1670.

[35] 顾军花,陈湘君.用血清药理学方法观察复方自身清对活动性 SLE 外周血单个核细胞的影响[J].山东中医杂志,2006(1):48-52.

[36] 顾军花,陈湘君.复方自身清免疫调节作用的动物实验研究[J].上海中医药大学学报,2001(2):44-45.

（刘凯琳、曹左媛、曲环汝）

第八章

中医药在系统性红斑狼疮减毒增效中的作用

一、中医药在系统性红斑狼疮激素减量中的作用

1. 糖皮质激素在系统性红斑狼疮中的地位

20 世纪中叶,美国医生菲利普·肖瓦特·亨奇(Philip Showalter Hench)提出利用肾上腺皮质激素治疗类风湿关节炎患者,开启了风湿病激素治疗的时代,一举改善系统性红斑狼疮的生存预后。也由于发现肾上腺皮质激素及其结构和生理效应,1950 年他和美国生化学家爱德华·卡尔文·肯德尔(Edward Calvin Kendall)、瑞士化学家塔德乌什·赖希施泰因(Tadeusz Reichstein)共同获得了诺贝尔生理学或医学奖。

时至今日,糖皮质激素在系统性红斑狼疮的治疗中仍发挥着至关重要的作用。在国内外各项指南中,激素一直是系统性红斑狼疮诱导缓解治疗最常用,也是控制系统性红斑狼疮病情的基础药物。《2020 中国系统性红斑狼疮诊疗指南》[1] 指出应根据疾病活动及受累器官的类型和严重程度制定个性化的激素治疗方案,对于中重度活动的系统性红斑狼疮患者,推荐激素联合免疫抑制剂治疗,发生狼疮危象的系统性红斑狼疮患者,推荐使用激素冲击联合免疫抑制剂进行治疗。Ⅱ～Ⅴ型狼疮性肾炎、重度神经精神狼疮、血小板减少症或自身免疫性溶血性贫血的系统性红斑狼疮患者均需使用激素治疗,可见激素在系统性红斑狼疮治疗及危重症处理中均扮演着不可或缺的角色。

2. 激素在系统性红斑狼疮使用过程中的问题

糖皮质激素具有强大的抗炎与抑制免疫的作用,但同时由于其突出的副作用,时常被喻为临床医师的"双刃剑"。库欣综合征(Cushing syndrome)是最常见的并发症,如满月脸、水牛背、高血压、多毛、皮肤变薄等,均为服用糖皮质激素导致内分泌代谢紊乱所致。激素导致脂质代谢紊乱,加速动脉粥样硬化,是系统性红斑狼疮罹患冠心病的独立危险因素。长期激素服用常并发骨质疏松,大剂量的激素冲击治疗也可能导致股骨头坏死。糖皮质激素和其他免疫抑制剂对免疫系统的抑制,大大增加了感染的风险,尤其对于老年患者,常成为系统性红斑狼疮的重要死亡原因。

近十几年来,系统性红斑狼疮的治疗逐渐形成了诱导治疗与维持治疗的理念。

对于系统性红斑狼疮缓解期后是否能停用激素一直是富有争议性的问题,激素减停过程中疾病的复发也成了激素零用药的最大阻碍。故现阶段长期激素维持治疗仍是系统性红斑狼疮患者的常态。

3. 中医对于激素的认识

传统医学认为的"肾"藏精,主生殖,天癸之源,为冲任之本,阴阳之根,是维持一切生理活动的基础,中医理论中"肾-天癸-冲任-胞宫"的调节作用与现代医学中糖皮质激素分泌的主导者 HPA 的功能相似。故有学者认为中医之肾与 HPA 同出一源、功能相近、相互调控制约,共同维持机体内环境的稳定,以达到机体的阴平阳秘。

从中医学角度看,糖皮质激素为肾上腺皮质所分泌,性温味辛,归肾、脾、肺经[2]。内源性生理剂量的糖皮质激素类似"少火",能发挥"少火生气""少火之气壮"样生理作用,具有激发和推动作用,维持人体正常生命活动,类似于肾阳,为人体"生长化收藏"的原动力。外源性糖皮质激素是发越、耗损人体正气的"壮火","壮火食气"致"壮火之气衰",即阳亢火壮,生气反衰,火旺则伤阴,长期大剂量的使用则会燔灼津液,轻则阴津损伤难以发挥濡润作用,脏腑经络腠理毛发失于濡润而出现以阴虚火旺为主要症状的临床表现;重则损伤阴精,出现肾阴虚,无阴则阳无以化,肾阳亦亏,阴阳生化乏源。因此,外源性激素的过量使用对维持机体生理功能及生命活动起到了反作用。

4. 相关药物的中药药理研究

在激素的撤减过程中,往往运用中药可以有协同增效的效果,现代药理研究指出部分中药具有类激素样作用,特别是中药中的补益药,其化学成分有兴奋激素受体的作用,可以显著上调糖皮质激素受体的结合点位,提高内源性糖皮质激素的水平,或本身即有激素样活性等作用,达到类激素样作用。中药和糖皮质激素相比较,虽然药效强度远不及,但不良反应要小于西药。

(1)补气滋阴药

1)黄芪:有效成分为黄酮、黄芪皂苷、黄芪多糖等,可通过上调免疫细胞的糖皮质激素受体位点和内源性糖皮质激素的分泌,增强激素作用。黄芪多糖是黄芪中的主要生物活性成分之一,丁曦等[3]采用黄芪多糖干预 2 型糖尿病大鼠,发现其可明显上调大鼠的海马组织中糖皮质激素受体水平,改善 HPA 功能。黄芪分离提取物中均有不同程度的抗炎功效,其中以黄芪甲苷最为突出,冀晓俊等[4]发现炎症状态下,黄芪甲苷能增加单核细胞糖皮质激素受体的表达,抑制细胞因子 TNF-α 的表达,且与地塞米松联用更显著。

2)地黄:化学成分主要有环烯醚萜及其苷类、紫罗兰酮类、苯乙醇苷类、糖类、氨基酸及微量元素等。以往研究证实[5],生地黄能对抗连续服用地塞米松后皮质醇的下降,防止肾上腺皮质萎缩,对垂体和肾上腺皮质形态有保护作用,具有对抗激素对实验动物垂体-肾上腺皮质系统的抑制作用,能减轻激素对肾上腺功能和形态的影响,还可抵抗激素引起的阴虚阳亢表现。近年研究,单味生地黄及熟地黄均可致胸腺萎缩,能拮抗外源性可的松造成的皮质萎缩及功能低下[6]。李亚等[7]对药源性阴虚证小鼠分别予地黄、知母、黄柏单独及配伍使用,发现三者单独治疗后均显著抑制皮质酮分泌,而地黄-知母-黄柏配伍治疗可调节胆固醇稳态平衡及恢复部分受抑制的皮质激素合成酶,更有助于改善受损伤的肾上腺皮质功能。但也有复方研究发现[8],以熟地黄为君药的六味地黄颗粒对哮喘小鼠糖皮质激素受体并没有明显的调节作用。而地黄对皮质醇到底有没有作用和有着怎样的作用,还有待探讨和研究。

（2）养阴清热药

1）知母:知母总多糖(total polysaccharides of Anemarrhena asphodeloides Bunge, TPA)具有很好的抗炎活性,早期研究[9]发现其能显著提高大鼠血浆中皮质酮浓度,显著降低炎症组织中前列腺素含量,揭示 TPA 具有确切的抗炎作用,但它对去双侧肾上腺大鼠无明显的抗炎、抗肿胀作用。揭示 TPA 的抗炎作用依赖于垂体-肾上腺系统,TPA 对垂体-肾上腺系统的影响并不是因其作用于垂体水平,而是加强肾上腺功能,促进其分泌较高水平的糖皮质激素,血浆中较高水平的糖皮质激素负反馈抑制了垂体功能,而使其分泌、释放减少。知母皂苷在化学结构上与糖皮质激素相似,朱起之等[10]观察到原发性肾病综合征服用知母皂苷口服液后,糖皮质激素所产生的副作用明显减轻,并通过氢化考的松兔实验模型表明知母皂苷可使因服用糖皮质激素所致外周血淋巴细胞上升的 β 受体明显下降,而在体外竞争抑制试验中,血浆皮质醇浓度、细胞糖皮质激素受体及其亲和力并未受到影响。

2）夏枯草:具有清火明目、软坚散结的功效。夏枯草主要含有萜类、酚酸类、黄酮类、甾醇类、香豆素类、有机酸类、挥发油类及糖类等成分,具有降血压、降血糖、抗菌消炎、免疫抑制、清除自由基及抗氧化、抗肿瘤、抑制病毒生长等多种药理作用。夏枯草水煎醇液腹腔注射可显著抑制巴豆油引起的小鼠耳郭肿胀,显著抑制酵母引起的大鼠足趾肿胀,表明夏枯草对早期炎症反应有显著的抑制作用,其抗炎效应与肾上腺皮质中糖皮质激素合成、分泌的加强有密切关系[11]。

（3）益肾补阳药

1）巴戟天:具有补肾壮阳、强筋骨的作用,是治疗肾阳虚证的要药,其成分包含糖类、蒽醌类、环烯醚萜苷类、有机酸类、微量元素、氨基酸和甾醇类等。崔妮等[12]通过对肾阳虚模型小鼠灌胃巴戟天醇提取物不同萃取部位及巴戟天总多糖,发现正丁醇萃取部位能提高血清皮质醇水平,巴戟天发挥补肾壮阳作用的有效成分可能是乙酸乙酯萃取部位和剩余水提部位,推测此为巴戟天治疗肾阳虚证的主要机制。在另一项团队研究中[13],比较了巴戟天不同炮制品对于肾阳虚模型小鼠的影响,结果表明各炮制品均可改善肾阳虚小鼠的症状,其中以盐巴戟组治疗效果最为显著,其作用机制可能与改善肾阳虚证小鼠 HPA 病理改变和功能抑制状态有关。

2)淫羊藿:又称仙灵脾,具有补肾阳、强筋骨、祛风湿的功效。淫羊藿苷是传统补肾中药淫羊藿的活性成分提取物。管连城等[14]研究表明淫羊藿苷能够上调维生素 D 缺乏大鼠的血清 25 羟维生素 D3(25-OH-D3)、1,25 羟维生素 D3(1,25-OH-D3)、皮质醇及肾上腺皮质 17α-羟化酶信使 RNA(messenger RNA,mRNA)的表达,提示淫羊藿苷对类固醇激素分泌紊乱的调节机制是基于对维生素 D 轴的调节作用。唐秀凤等[15]发现地塞米松作用于激素敏感性人急性淋巴细胞白血病细胞株 CEM-C7 细胞后,能够显著抑制细胞内 Janus 激酶 1(Janus kinase1,JAK1)、信号转导及转录激活蛋白 1(signal transducer and activator of transcription1,STAT1)、STAT3、STAT5、STAT6 的表达,上调 JAK2 的表达,这与地塞米松发挥抗炎、免疫抑制作用的机制相关。当地塞米松作用于激素抵抗的 CEM-C1 细胞时,对 JAK、STAT 表达均无显著影响。在给予淫羊藿苷、齐墩果酸干预后,能够显著影响细胞内 JAK1、JAK2、STAT1、STAT3、STAT5、STAT6 的表达,并与地塞米松联用后,仍然有上述作用,提示淫羊藿苷在激素抵抗时可以提高细胞对激素作用的敏感性,从而发挥激素的抗炎、免疫调节等作用。

5. 系统性红斑狼疮在激素不同使用阶段的中医治疗

(1)激素起始期:祛邪为主,即以解毒养阴为主。

在激素首始阶段,由于"纯阳"之激素容易助阳化热,迫血妄行,故患者症状上可见烦躁易怒、蝶形红斑明显、口渴、脉数等特点,并由于激素初期服用量大且时间较长,容易耗伤阴液,阴不制阳,则出现五心烦热、耳鸣、腰膝酸软、潮热盗汗等阴虚内热的症状,故在激素使用初期,证型以热毒炽盛证、阴虚内热证为多,治疗以清热解毒、兼顾养阴为法。青蒿鳖甲汤是临床治疗系统性红斑狼疮的常用方剂之一,且为临床治疗系统性红斑狼疮阴虚证的核心处方之一。青蒿鳖甲汤化裁联合治疗阴虚型系统性红斑狼疮能提高疗效,改善系统性红斑狼疮活动度积分、中医证候积分,对补体及 dsDNA 的转阴均有帮助,同时降低泼尼松用量、减少不良反应[16]。范永升教授以解毒祛瘀滋阴法为治疗系统性红斑狼疮的治则,提炼出了治疗基本——解毒祛瘀滋肾方。近年也展开了多项对于系统性红斑狼疮的临床疗效及动物实验机制探讨的研究。温成平等将 147 例女性系统性红斑狼疮患者随机分为两组,西药组口服泼尼松为主治疗;中西结合组在泼尼松基础上结合解毒祛瘀滋阴药治疗,发现中西结合组 2 个疗程激素使用总量显著低于西药组,因病情反复激素需加量的病例占比显著低于西药组。这提示解毒祛瘀滋阴法在治疗系统性红斑狼疮时能有效撤减激素用量,并通过对两组促肾上腺皮质激素和皮质醇水平变化的检测,发现其对 HPA 具有保护作用。黄丹云等[17]发现中度活动型系统性红斑狼疮患者增加服用解毒祛瘀滋肾方后,由于长期服用激素所致不良反应的总体发生率显著下降,具有增效减毒作用。

(2)激素减量期:扶正祛邪,即滋阴清热,补气活血为主。

当系统性红斑狼疮患者疾病的暴发逐渐被控制,病情趋于稳定,则需考虑激素减量,通常在病情稳定后2周,激素用量从初始的高剂量逐渐减量至能够维持病情的最低剂量,激素撤减时机甚为关键,关系到疾病能够控制与否。当该阶段激素使用不规律,撤减不及时,可能出现正气日益耗伤,正不抗邪的局面,形成气阴两虚的病理状态,则出现气短懒言、神疲、乏力、五心烦热、咽干口燥、自汗盗汗、小便短少、大便干结等症状,可选用益气生津的生脉饮。当该阶段激素撤减过快,则容易出现疾病反复、激素反复加量使用问题,正邪相搏,各种病理产物应运而生,可出现瘀毒阻滞、痰瘀互结、肝肾阴虚、阴虚内热[18]等证型。该阶段应根据正气盈亏与邪毒盛衰以辨证论治为主,祛邪扶正,协同激素撤减,尽快稳定病情,而尽快达标治疗。许正锦等[18]将激素撤减期气阳虚弱夹瘀型系统性红斑狼疮患者分为观察组与对照组,对照组按照激素的标准进行撤减;观察组在对照组基础上联合加味黄芪桂枝五物汤,观察组的复发率显著下降,治愈率显著提高。刘蕴等[19]在激素治疗的基础上,结合中医辨证论治24例狼疮患者,通过观察治疗3个月、6个月后的总体疗效,补体C3、C4的变化,激素用量及副作用,表明中医辨证论治能有效减少系统性红斑狼疮治疗中激素的不良反应,减少长期治疗中激素用量,增强疗效。

(3)激素维持期:扶正固本,即健脾益肾。

激素维持期是指在病情稳定的基础上,长时间的激素维持治疗,激素维持量一般在 5~7.5 mg/d,并根据病情适当调整激素用量。该阶段患者病情较为稳定,但激素使用日久,机体正气一时难以恢复,临床表现仍以畏寒肢冷、面浮身肿、肢疲神倦、夜尿频多、小便清长、大便稀溏为主的脾肾两虚证。陈湘君教授总结多年经验,主张扶正法治疗风湿病,对于轻中活动度系统性红斑狼疮患者,在常规治疗的基础上加用滋肾青芪颗粒,能更好地减少糖皮质激素用量[20]。陈晓云等[21]通过观察滋肾青芪颗粒对系统性红斑狼疮患者应用糖皮质激素后骨代谢的影响,发现中药组骨钙素(osteocalcin)及血钙水平显著高于对照组,但对异常骨吸收没有显著改善,提示滋肾青芪颗粒可以控制糖皮质激素对骨形成的抑制作用,从而预防激素的副作用。可见滋肾青芪颗粒在系统性红斑狼疮维持期能帮助激素的撤减,有助于减轻和改善长期服用激素所带来的毒副作用。苏励教授[22]认为多数系统性红斑狼疮患者长期应用激素和免疫抑制剂,药毒较重,导致正气不足,容易感邪而加重病情,故治疗上重视健脾益气,主张运用玉屏风散扶正固表,预防感染,避免诱因,从而稳定病情,善用大剂量黄芪、生炒白术,还喜用薏苡仁、怀山药等,以加强健脾化湿、培土宁风。近年来诸多以健脾益肾法治疗系统性红斑狼疮的临床研究[23]表明该法可有助于病情稳定,快速撤减糖皮质激素用量,并可改善系统性红斑狼疮患者贫血、血小板及白细胞减少等血液学改变;健脾益肾法治疗系统性红斑狼疮的中药主要有黄芪、熟地黄、山药、白术、茯苓、菟丝子、女贞子、覆盆子、白芍、芡实、金樱子、仙茅、淫羊藿、附子、党参、泽泻等;主要方剂包括加味肾气丸、芡实合剂、黄芪二仙汤、防己黄芪汤合六君子汤、清肾汤合蠲饮汤、济生肾气丸、清心莲子饮、附子汤等。

至今为止,激素仍然是治疗系统性红斑狼疮的基础药物,有着不可代替的地位。在激素使用期间,配合中药运用,可以起到增效减毒的作用,这也是中药的优势所在。中医的精华在于针对激素的不同使用阶段,在整体观念指导下进行个性化治疗,主张辨证论治贯彻始终,以扶正祛邪为中心,既稳定病情,帮助激素撤减;又改善生活治疗,缓解激素副作用。同时,越来越多的中药单体被发现具有类皮质醇、改善 HPA 功能的作用,有效运用相关中药,可进一步优化系统性红斑狼疮中医整体化治疗下的个性化治疗,也为中药使用提供更坚固的理论支撑。

二、中医药在系统性红斑狼疮骨质疏松中的作用

骨质疏松(osteoporosis,OP)是一种以骨量降低、骨组织微观结构损坏导致骨脆性增加、易发生骨折为特征的全身性、代谢性骨病。系统性红斑狼疮患者是骨质疏松的高发人群,骨质疏松除了引起骨折外,在系统性红斑狼疮患者中也是骨坏死的危险因素[24]。

1. 系统性红斑狼疮本病及药物对骨质疏松的影响

西医认为系统性红斑狼疮患者骨质疏松由多种因素共同参与,除去年龄、女性、绝经、低体重等传统危险因素外,还有系统性红斑狼疮自身及药物的因素参与其中,主要包括全身炎症、糖皮质激素、性激素水平异常、维生素 D 代谢异常等。

系统性红斑狼疮的炎症状态会促进破骨细胞分化,抑制成骨细胞成熟,影响骨代谢,导致骨量减少,发生骨质疏松。在系统性红斑狼疮早期即可见患者出现骨量减少或骨质疏松,Ⅰ 型胶原 β 降解产物(beta-isomerized c-telopeptide,β-CTX)升高,与疾病活动度相关[25-26]。故控制疾病活动是治疗系统性红斑狼疮继发骨质疏松的第一步。糖皮质激素是系统性红斑狼疮治疗的基础用药,对系统性红斑狼疮继发的骨质疏松具有双面性,一方面,糖皮质激素可以抑制全身炎症反应对骨质的破坏;另一方面,药物本身可以加重骨质疏松。糖皮质激素没有安全剂量,剂量越大越容易引起骨质疏松,故在激素使用的早期,即应开始注意防治骨质疏松。临床研究发现糖皮质激素治疗的最初数月内骨量丢失速度最快,这可能与糖皮质激素诱导的骨质疏松症(glucocorticoid-induced osteoporosis,GIOP)发展过程中的骨代谢状态有关。在 GIOP 发展过程中,糖皮质激素可以抑制成骨细胞的增殖与分

化,促进成骨细胞凋亡;同时,破骨细胞在糖皮质激素使用早期易被刺激分化、活跃,后期可被抑制,使骨代谢状态逐渐由高分解低成骨变为低分解低成骨状态。糖皮质激素还可以诱导骨细胞凋亡,通过内分泌系统,影响性激素分泌,加速骨量丢失。系统性红斑狼疮患者除糖皮质激素影响性激素水平以外,自身可存在雌激素水平升高,雄激素、脱氢表雄酮(dehydroepiandrosterone,DHEA)水平降低,性激素水平紊乱,最终导致骨量丢失、骨质疏松。此外,维生素 D 缺乏也是系统性红斑狼疮并发骨质疏松的重要代谢因素,其原因和机制包括疾病引起的肾脏损害,光过敏和关节疼痛导致户外活动减少,以及胃肠道受累所致的吸收减少等。目前补充维生素 D 和钙剂、调整生活方式是本病治疗的基础,适时根据骨代谢状况选用抗骨质疏松药物。临床应根据患者特点,早期即进行中药干预,同时骨吸收抑制剂(包括双膦酸类药物、降钙素类),以及骨形成促进药(甲状旁腺素类似物)的使用,目前均有时长限制,停药后可采用中医序贯治疗。

2. 中医药对系统性红斑狼疮诱导的骨质疏松的病机认识

骨质疏松根据临床表现可将其归于中医学"骨痿""骨痹"等病证的范畴。《素问·生气通天论》曰:"肾者,……其充在骨。"说明骨的生长发育及强弱盛衰皆与肾的功能密切相关。因此,肾阴阳失调、肾精亏虚是本病发病的病机关键。随后,"骨肉不相亲"理论提出了"骨""肉"的联系,脾主肌肉,为后天之本、气血生化之源,肾中先天之精有赖于后天脾胃运化水谷精微,若脾胃运化失职,则可造成精亏髓空,骨骼失养,四肢痿废。现代医学研究表明,肌量与骨量呈正相关,脂肪含量与骨量呈负相关,提示了脾虚是本病的另一重要病机。《素问·痿论》曰:"宗筋主束骨而利机关也",筋是连接骨与关节的载体。《素问·六节脏象论》云:"肝者,其充在筋;肝气衰,筋不能动",若筋无以养则运动不能,提示骨病的发生也与肝密切相关。《灵枢·经脉》载:"骨为干,脉为营,筋为刚,肉为墙",言明骨、筋、肉是一个统一的有机体。强化三者的功能,提高三者间动静力学的平衡,可有效延迟或预防三者的退变,延缓骨质疏松的发生。系统性红斑狼疮患者除了肾、脾、肝虚损为主因以外,还有微血管炎的血瘀证表现,脉络瘀滞不通,气血运行不畅,或脾肾亏虚,气血生化乏源,精气无以布散濡养骨髓,骨小梁内微循环障碍,无法进行有效的物质交换,成骨细胞、破骨细胞的分化发育异常,最终导致骨质疏松或骨坏死[27]。基于以上对骨质疏松病因病机的认识,故中医认为骨质疏松治疗原则宜补益肝肾、健脾活血,骨筋肉并重,动静结合。

3. 中医药改善骨质疏松的研究

中医药对原发性骨质疏松及糖皮质激素导致的骨质疏松已有较多研究,有相当一部分经验可以借鉴。

(1)骨质疏松的中医内治法:2019 年《原发性骨质疏松症中西医结合诊疗指

南》列出了中医治疗骨质疏松常用的四种药物及其部分重要单体成分可能存在的作用机制。淫羊藿滋补肝肾,活血通络,强筋壮骨,可诱导骨保护素分泌、抑制破骨细胞生成;鹿角胶温肾壮阳,益精补血,促进钙吸收、增加成骨细胞数量;熟地黄可促进骨形成,抑制骨量丢失;川芎活血行气止痛可抑制破骨细胞生成。通过以上可以看出骨代谢平衡是目前中药对骨质疏松作用机制研究的主要靶点。

基于数据挖掘的原发性骨质疏松症用药规律分析[28]发现,用药以补益肝肾、强筋壮骨居多,排名前三的药依次为淫羊藿、熟地黄、骨碎补。现代药理研究表明,淫羊藿、骨碎补能提高成骨细胞活性,抑制破骨细胞活性,具有促进骨形成和抑制骨吸收的双重作用。近年来,关于中药药对在骨质疏松疗效及作用机制的研究也较多,从"淫羊藿-熟地黄""鹿角-龟板""淫羊藿-女贞子""蛇床子-女贞子""淫羊藿-知母"等药对的研究[29-33]中,我们可以看到温阳滋阴、阴阳双补在骨质疏松治疗中的确切疗效和药理成分对骨代谢平衡的协同效应。

中医认为糖皮质激素是外源性"纯阳""邪热"之品,长期服用致火旺伤阴,日久累及肾阳,使肾中阴阳亏损,肾精亏虚无以充实骨骼,诱发骨质疏松,进一步发展肾阳温煦不及,脾阳失温而成脾肾阳虚。这提示临床在面对激素使用的不同阶段时,应根据临床症状及阴阳亏虚状况,辨证论治运用补肾健脾中药,达到防治糖皮质激素诱导的骨质疏松的作用。把"阳化气,阴成形"的中医思维赋予破骨细胞(osteoclast, OC)和成骨细胞(osteoblast, OB),将破骨细胞及其主导的骨吸收归于属"阳",将成骨细胞及其主导的骨生成归属于"阴",两者共同维持骨稳态的动态阴阳平衡。在中医阴阳平衡理论视角下探讨成骨细胞和破骨细胞在骨稳态平衡之间的关联性,或可进一步阐释肾阴虚与糖皮质激素骨代谢早期高分解低成骨之间的关联,以及"阴阳双补"在骨质疏松治疗中的意义,对于药对配伍合理性和科学性的现代研究起到借鉴和参考的作用。

2019 年《原发性骨质疏松症中西医结合诊疗指南》中作为中药内服的推荐方剂包括右归丸、补中益气汤、六味地黄丸、身痛逐瘀汤等,体现了补肾健脾活血法在骨质疏松治疗中的重要地位。在针对 GIOP 大鼠的中医不同治法的比较研究[34]中,基于观察不同中药对于骨密度、骨代谢指标、骨骼肌钙代谢、能量代谢相关基因表达的变化情况,发现补肾法(鹿茸、淫羊藿、牡蛎冻干粉)、健脾法(补中益气汤颗粒)、活血化瘀药(血府逐瘀胶囊)皆对骨质疏松有治疗作用,并且补肾法＞健脾法＞活血化瘀法。这也进一步说明补肾法是防治 GIOP 的基本治法。故临床运用上多以补肾法为基础,叠加健脾或活血化瘀法,或三法联用以提高治疗效果。

除了从骨代谢途径,通过调节成骨细胞、破骨细胞分化防治骨质疏松外,中药也在调节性激素水平、抑制糖皮质激素受体表达、提高活性维生素 D 水平、调节钙磷代谢等多方面发挥抗骨质疏松作用。以淫羊藿-女贞子药对为例,发现淫羊藿-

女贞子配伍治疗 GIOP 大鼠可上调血清皮质醇、睾酮、雌二醇水平,抑制糖皮质激素受体在骨组织中的表达,降低糖皮质激素对骨的危害,改善大鼠股骨不同部位骨密度[35-36]。龟鹿二仙胶(龟板胶、鹿角胶、枸杞子、人参)可提高 GIOP 造模大鼠的血清骨碱性磷酸酶(alkaline phosphatase,ALP)、25 羟维生素 D3(25-OH-D3)水平,降低抗酒石酸酸性磷酸酶-5b(TRACP-5b),人 N 端中段骨钙素(N-MID-OT),提高成骨细胞的活性、促进骨形成,抑制破骨细胞的活性,抑制骨吸收,改善钙、磷代谢状况,从而减弱糖皮质激素对成骨细胞的抑制、对破骨细胞的促进作用[37]。以上皆提示补肝肾药可从多角度及靶点发挥抗骨质疏松作用。

我们可以看到,无论是原发性骨质疏松(包括老年性骨质疏松、绝经后骨质疏松),抑或是 GIOP,还是系统性红斑狼疮继发骨质疏松,其病因病机尚存在一定差异,目前尚无横向比较骨代谢特点及中药用药差异的研究,期待相关研究的开展,帮助临床在辨证论治的指导下选用更为合适的药物。

(2)骨质疏松的中医外治法:中医对于原发性骨质疏松的治疗方式较多,除内服药物以外,有循证学依据的治疗还包括导引、针刺、熏蒸、敷贴等外治疗法。

运动对骨代谢的影响是多方面的,其中包括运动时的直接应力和间接应力使骨发生适应性的改变或病变,运动促进激素和局部生长因子的释放,以及运动对钙等营养元素吸收的影响等。规律性的有氧运动对于改善和防治骨质疏松有较为显著的效果。导引是呼吸吐纳与肢体运动相结合的一种运动方式。"导"即导气令和,"引"即引体以柔。骨质疏松常骨病及筋,筋失濡养,而筋病致气血瘀阻,加重骨病。导引遵循"动静结合、筋骨并重"的思想,与其他运动相比,强度适中,节奏较为缓慢,且不受特殊人群和场地空间的限制。故适合所有年龄段的人群进行锻炼,把握好适合的运动频次和强度后,可一定程度上通过肌肉对骨的良性刺激,增强骨质代谢,提高骨密度,改善肌力和平衡能力,降低跌倒风险。于莹[38]比较了八段锦、太极拳、五禽戏、易筋经 4 种最为常见的中国传统健身功法治疗中老年人骨质疏松症的临床疗效性分析发现,太极拳在增加患者骨密度总体评分上较高,可作为临床首选的传统健身功法。

目前研究已发现,不同功法之间肌肉震动幅度、肌肉收缩强度和持续时间都不相同,故对骨产生的刺激也会有所差异。例如,太极拳整套动作操练时身体多处于半屈曲体位,下肢不断做螺旋式弧形动作,故对于该种自身体重作为下肢锻炼阻力的方式,在针对增强患者 Ward's 三角区、股骨大转子部位的骨密度方面治疗效果最显著。易筋经在针对增强患者 $L_2 \sim L_4$、股骨颈部位的骨密度,以及改善碱性磷酸酶的骨代谢生化指标方面治疗效果最佳。其健身动作中多以腰部左右屈伸旋转,各关节在反伸状态下做旋转与侧屈伸,负重应力刺激和静止性用力相结合直接作用于人体脊柱,改善微循环[39]。

此外,同一种健身功法的不同套路之间也存在差异。太极拳和太极健身操对于骨质疏松的防治均具有缓解作用。有研究显示太极健身操的运动强度较高及针对性强,故太极健身操对于骨质疏松的防治效果要好于传统太极拳套路[41-42]。

导引的临床研究目前仍以老年及绝经后女性为主要研究对象,目前尚未有以系统性红斑狼疮患者为目标人群的临床研究。系统性红斑狼疮不同部位骨量丢失的程度存在差异,故如何根据系统性红斑狼疮患者骨量流失的具体情况,更有针对性地选择不同健身功法及同一健身功法不同套路,确定最佳的运动频次和强度还需展开更为细致深入的研究。目前以导引为主的临床研究均未涉及对骨形成标志物和骨吸收标志物的研究,可成为研究切入的靶点之一,为日后系统性红斑狼疮骨质疏松患者的中医治疗提供更多有力的证据支持。

骨质疏松针灸治疗多重脾肾论治,益精养血为本,肾俞、足三里和脾俞是治疗骨质疏松的高频腧穴,下肢部、背部、腰骶部腧穴使用频率高于其他部位,特定穴中多使用背俞穴,最常用的腧穴组合为肾俞-足三里[42-43]。膀胱经、督脉为使用频次最高的经脉,基于膀胱经、督脉"上额络脑""下项络肾"的经络属性,针刺多选用该二经穴位,可使经脉气血顺畅沟通于肾、脑之间。目前的基础实验证实针刺疗法对下丘脑组织的细胞因子、多种生长因子及其信号转导通路有调节作用,这为中医药疗法从下丘脑-肾-骨系统防治骨质疏松提供了科学证据。

骨骼内部微观结构的破坏对于分布于骨膜、骨小梁、骨皮质感觉神经的反复刺激是引起骨质疏松疼痛的重要原因。针刺镇痛是中医治疗的一大优势。现有研究证实,单纯针刺或艾灸都能改善原发性骨质疏松引起的疼痛,且镇痛效果与西药效果相当于或优于西药。镇痛机制与中枢神经系统中的丘脑、脊髓、脑干、皮层等密切相关,可减少体内 5-羟色胺、缓激肽等内源性致痛物质的产生,同时还有多种神经递质参与针刺镇痛的过程,从而缓解骨质疏松患者的肢体疼痛。

4. 系统性红斑狼疮骨质疏松的中医治疗

目前,关于中医药在系统性红斑狼疮继发骨质疏松中的作用的相关研究尚少,主要聚焦于以下两点:①在治疗系统性红斑狼疮、控制疾病活动的中药单体或组方中探索可预防、治疗骨质疏松的作用靶点及机制。②将传统治疗原发性骨质疏松及 GIOP 的中药运用于系统性红斑狼疮患者,评估其治疗效果。

生地黄是系统性红斑狼疮药物治疗中使用频次最多的药物之一。目前研究显示生地黄水煎剂可显著提升 GIOP MRL/lpr 狼疮鼠的骨密度,其作用机制可能与其增加骨髓 BMP-7 的含量有关[21]。青蒿素药理作用机制与 Wnt/β-连环蛋白(β-Catenin)、核因子 κB(NF-κB)、Ras-丝分裂原活化蛋白激酶(mitogen-activated protein kinase,MAPK)、过氧化物酶体增殖物激活受体(peroxisome proliferators-activated receptors,PPAR)、Notch 等信号通路相关[45-46]。这些通道都与成骨细胞、破骨细胞的分化增殖、功能调节密切相关,特别是对成骨细胞调控相关信号通道的影响。青蒿素对自发性系统性红斑狼疮小鼠腰椎骨密度及力学的影响研究显示,二氢青蒿素可显著降低系统性红斑狼疮导致的小鼠骨吸收增加且不降低骨形成,改善系统性红斑狼疮所致骨微结构和腰椎压缩性能,阻止系统性红斑狼疮导致小鼠骨量丢失[47-48]。丹参注射液联合糖皮质激素、免疫抑制剂、碳酸钙 D_3 片、阿法骨化醇和阿仑膦酸钠片等常规疗法进行治疗的系统性红斑狼疮患者血清碱性磷酸酶和环磷酰胺均有更为明显的下降,提示丹参有效成分可能对破骨细胞的分化具有抑制作用。破骨细胞的分化、发育受多条信号通路调控,JAK-STAT 通路是其中之一。以隐丹参酮为研究对象,发现其可明显抑制 STAT3 分子 Tyr705 的磷酸化,从而抑制 JAK-STAT 信号通路的信号转导过程。

滋肾青芪颗粒(由青蒿、生地黄、何首乌、山茱萸、生白术、生黄芪、生白芍、白花蛇舌草等组成)以养阴解毒为基本治则治疗轻中度系统性红斑狼疮患者的基本方,对系统性红斑狼疮的炎性反应指标、疾病活动度、淋巴细胞功能方面皆有作用,在控制疾病活动的同时,可通过下调系统性红斑狼疮患者过高的雌激素水平并提高睾酮水平来实现对性激素的调节作用,纠正下丘脑-垂体-性腺轴功能的紊乱,同时提高骨钙素水平,促进骨形成,调节肠道或肾脏对血钙磷的吸收,以改善患者腰椎骨密度,预防骨质疏松[49]。

解毒祛瘀滋阴方(干地黄、炙鳖甲、升麻、白花蛇舌草、青蒿、积雪草、赤芍、薏苡仁、佛手片、生甘草)在治疗系统性红斑狼疮同时能有效防治类固醇性骨质疏松症。临床研究发现,其作用机制与抑制尿钙排泄和甲状旁腺素(parathyrin,PTH)分泌,增加维生素 D 含量以刺激骨钙素分泌,增加碱性磷酸酶的活性等有关;动物实验也发现该方可促进 MRL/lpr 小鼠内源性皮质醇分泌,抑制甲状旁腺素的分泌或活性,促进肠钙吸收。

补骨胶囊(淫羊藿、黄芪、白术)通过抑制系统性红斑狼疮患者 IL-1、IL-6 的异常表达,下调 TNF-α 的表达,抑制破骨细胞活性,降低血钙、血 PTH,能改善绝经前系统性红斑狼疮患者服用糖皮质激素治疗后造成的骨质疏松或骨量减少[50]。

多项临床研究显示,仙灵骨葆胶囊(由淫羊藿、续断、补骨脂、知母、丹参等组成)对原发性及继发性骨质疏松症都有显著疗效。仙灵骨葆胶囊联合阿仑膦酸钠治疗系统性红斑狼疮并发骨质疏松的研究显示,仙灵骨葆胶囊可同时促进破骨细胞凋亡和抑制破骨细胞活性,故两种药物联合应用更有利于骨平衡状态的重建[51]。

由此可见,中药治疗系统性红斑狼疮继发骨质疏松确有疗效,灵活运用补肾健脾化瘀法治疗系统性红斑狼疮继发骨质疏松的优势和特点在于多靶点、多环节、多角度,对体内的内分泌激素水平、骨代谢进行调节形成动态平衡,促进钙、磷吸收,提高骨密度,充分体现了中医整体辨治、一体化思维。

随着系统性红斑狼疮诊治水平的提高,越来越多的患者进入慢性病的长期管理中,为进一步减少系统性红斑狼疮的并发症,改善患者生活质量,防治骨质疏松已越来越得到医患的共同重视。中医主要通过内调脾肾气血、外修骨筋肌肉进行治疗,并在其中发挥了独特的优势。如何从中医整体思维出发,根据患者疾病不同阶段的实际情况,结合微观辨证,动态调整系统性红斑狼疮患者的具体治疗,值得更深入的思考与探索。

三、中医药在系统性红斑狼疮生殖保护中的作用

1. 系统性红斑狼疮对生殖功能的影响

系统性红斑狼疮是一种以多系统损伤为特点的自身免疫性疾病,尤其好发于育龄期女性,当 T、B 细胞异常活化,产生多种自身抗体,形成免疫复合物,若累及卵巢,即可导致卵巢损伤。

Ulug Pasa 等[52]发现,未经过任何治疗的系统性红斑狼疮女性初诊患者相较于健康人群更容易出现月经紊乱,血清中尿促卵泡素和黄体生成素升高,雌二醇、黄体酮和窦卵泡计数下降。PB Medeiros[53]发现,幼年型系统性红斑狼疮患者的卵巢储备低于同年龄正常对照组,且与正常对照组相比,促卵泡激素显著升高,孕激素较低,且更容易出现月经紊乱。Ma W 等[54]发现,未经环磷酰胺治疗且月经正常、病程较短的系统性红斑狼疮患者仍有卵巢储备受损,说明系统性红斑狼疮本身可能对卵巢储备有负面影响。Pasoto SG[55]等还发现,当 SLEDAI≥8 时月经紊乱概率明显升高,说明卵巢功能受损与疾病活动度关系密切。可见,系统性红斑狼疮疾病本身对女性生殖功能具有负面影响。

2. 激素及免疫抑制剂的使用对生殖功能的影响

系统性红斑狼疮的治疗药物包括糖皮质激素(glucocorticoid, GC)和免疫调节剂或免疫抑制剂/细胞毒性药物,如羟氯喹、甲氨蝶呤和环磷酰胺等。糖皮质激素是系统性红斑狼疮患者的首选用药,能快速缓解系统性红斑狼疮病情。然而,糖皮质激素可致患者卵巢功能受损,表现为月经紊乱甚至闭经。从生殖健康的角度来说,环磷酰胺治疗系统性红斑狼疮导致性腺抑制率最高,它既是严重系统性红斑狼疮的优选治疗药物,又能减少卵巢卵泡储备而导致卵巢衰竭。在每日口服环磷酰胺的患者中,有 70%在 1 年内发生永久性卵巢衰竭;在每月静脉单次用环磷酰胺的患者中,也有多达 45%发生闭经。杨岫岩等[56]经过临床研究发现使用环磷酰胺年龄、环磷酰胺累积剂量、雷公藤制剂使用时间是系统性红斑狼疮治疗中出现卵巢功能损害的独立危险因素。雷公藤多苷(tripterygium, TG)是系统性红斑狼疮尤其是狼疮性肾炎的常用药物,但其在生殖系统方面的不良反应较为常见,其不良反应发生率及持续时间与用药剂量、疗程、患者年龄有关,主要表现为月经紊乱、经量减

少、卵巢早衰，通常情况下雷公藤多苷对生殖系统的不良反应是可逆的[57]。

3. 中医药改善女性生殖功能的研究

传统中医典籍尚无相对应的卵巢储备功能减退（diminished ovarian reserve，DOR）的病名，根据其临床表现，可归属中医学"月经过少""经闭""断经前后诸证""不孕""血枯""血隔"等范畴。月经的正常与否与肾气的盛衰密切相关。主要病机为肾虚精亏血瘀，冲任失调，治疗用药性味以甘、温、平为主，主要归肾、肝经，使用药物以补虚药为多，如熟地黄、当归、菟丝子、白芍、山萸肉、枸杞子、女贞子等；其次为活血化瘀药，如丹参、川芎、鸡血藤；核心药物中关联性强的四味中药为熟地黄、当归、菟丝子、白芍[58]。近年也有诸多中药复方治疗卵巢储备功能减退的研究表明在改善促卵泡激素、黄体生成素、抗米勒管激素、临床症状积分、窦卵泡数及临床疗效等方面优于西药治疗[59]。

（1）补肾为主、活血调经为辅：肾藏精，精能生血，血能化精，成为月经的物质基础。若肾精肾阴不足，天癸缺乏物质基础而不能成熟，肾阳气衰退，则使生长发育的卵泡数量减少，卵母细胞质量下降，导致卵巢储备功能减退。血瘀是卵巢储备功能减退持续存在的病理状态，对其发生、发展起着关键作用。赵井苓[60]发现补肾活血方能提高肾虚血瘀型患者的血清抑制素B和抗米勒管激素水平，进而恢复和改善卵巢储备功能，帮助缓解临床症状，促进月经来潮。杨碧蓉等[61]将74例卵巢储备功能减退患者分为两组：对照组予以雌激素治疗，治疗组予以龟鹿二仙汤为基础的补肾活血护卵方治疗。治疗后两组经期、经量、经色和经质、腰膝酸软、头晕耳鸣积分及总分均降低，且治疗组均低于对照组；但在性激素改善方面，两组无统计学意义。

（2）滋肾、调肝、健脾：郭志强教授认为肝郁肾虚为卵巢储备功能减退的基本病机，采用"滋肾养肝法"系列方剂序贯调整月经周期。姚巍等[62]通过随机对照研究发现"滋肾养肝法"系列方剂可显著改善卵巢储备功能下降及患者月经周期、经量、心烦易怒、腰酸等症状，有效降低促卵泡激素水平和促卵泡激素/促黄体生成素的比值，与西医激素治疗疗效相当，且无明显副作用。刘玮等[63]以精补肾、养血疏肝的中药为主，采用紫菀二仙汤治疗卵巢储备功能下降，通过研究表明其可明显改善卵巢功能，恢复月经周期，改善临床症状。月经正常与否亦与脾的生理功能密切相关。若脾运化失司，则气血化生不足，致气血亏虚，血海不能按期满溢，则月经延后甚或经闭不行。郭雯雯等发现通过"肝-肾-脾序贯调周法"治疗卵巢储备功能减退患者，可有效改善患者的月经周期、月经量，调节性激素指标，效果优于戊酸雌二醇片治疗。

4. 系统性红斑狼疮生殖功能损害的中医治疗

对于系统性红斑狼疮患者卵巢功能受损，西医治疗多以性激素替代疗法为主，但容易引起系统性红斑狼疮复发或加重,故在临床上运用受限,而中医药在稳定系统性红斑狼疮病情及改善卵巢功能、调理月经方面具有优势。系统性红斑狼疮患者生殖功能受损的治疗,根据急则治其标、缓则治其本的原则,活动期以治疗疾病为主,清热解毒、活血祛瘀,辅以滋阴补肾,随着疾病的缓解,卵巢损伤也会减轻;缓解期以调经补肾为主,兼有血瘀者,配以活血化瘀之品;兼有肝郁者,辅以疏肝解郁之药。

(1)活动期:解毒清热滋阴,以病为本。

系统性红斑狼疮卵巢功能受损较之于单纯性卵巢早衰,有本质上的差别。系统性红斑狼疮疾病本身的免疫紊乱、炎症因子大量聚集、自身免疫复合物沉积,导致生殖内分泌失调及多系统多脏器的损伤,可引起月经不调。在系统性红斑狼疮活动期,通常表现为面部红斑隐隐,高热烦躁,关节肿痛,便干尿黄,舌红绛、苔黄燥,脉弦滑或洪数等,多属热毒炽盛证,与单纯生殖抑制多属肝肾不足的病因病机不太符合,故该阶段如果只从干预生殖功能着手,必然不能解决疾患,而应从本源出发,病症结合,治疗以大剂量糖皮质激素与免疫抑制剂治疗为主,以快速稳定系统性红斑狼疮病情,降低疾病活动度,从而减轻疾病对卵巢的损伤。然激素为纯阳之品,免疫抑制剂亦可耗气伤血,均会影响卵巢气血,导致卵巢功能受损,又可直损肾中精气,使卵泡生长发育乏源,加重卵巢损害。因此,系统性红斑狼疮活动期患者可配合使用中药增效减毒,多以清热解毒、活血化瘀为主,辅以滋阴补肾之品,常用犀角地黄汤、清营汤、清瘟败毒饮、升麻鳖甲汤等加减。范永升教授创立解毒祛瘀滋阴法在稳定狼疮病情方面具有独特疗效,他在临床运用中发现系统性红斑狼疮女性患者在接受长期、大剂量的糖皮质激素或免疫抑制剂治疗后会引起月经紊乱、闭经、乳房胀痛等,而结合解毒祛瘀滋阴中药治疗后则能明显得到缓解。温成平等[64]通过研究表明解毒祛瘀滋阴药对系统性红斑狼疮女性异常激素水平有明显的调节作用,有利于改善紊乱的免疫内分泌环境,缓解闭经、月经紊乱的情况。

(2)缓解期:补肾健脾,随证施治。

系统性红斑狼疮在使用大量糖皮质激素与免疫抑制剂后,进入临床缓解期。此时药物累积的副作用损伤肾中精、气、血、津液,导致卵巢功能受损,表现为月经量少、月经延后,甚至闭经、不孕等。因此,该阶段多属肾虚,治疗上应以补肾固本为主。根据患者病程及临床表现,临证施治。系统性红斑狼疮缓解期以小剂量糖皮质激素维持治疗,若表现为低热、心烦寐差、面颧潮红、口干咽燥、月经失调、舌红、脉细数等阴血火旺之象,可选用知柏地黄丸、大补阴丸或青蒿鳖甲汤加减治疗;病程较长者出现肢冷畏寒、腰膝酸软,舌胖大边齿痕,脉沉细,多偏于阳虚,温补肾阳以右归丸加减;若表现为倦怠乏力,少气懒言,动则汗出,畏风,脉细弱,多偏于气虚者,补肾益气以大补元煎加减。陈湘君教授以益气养阴解毒为原则创立复方自身清(后更名为滋肾青芪颗粒),在轻中度活动的系统性红斑狼疮女性患者中,使用激素及羟氯喹的基础治疗上加用复方自身清,可明显下调雌二醇/睾酮的比值,调节异常的性激素水平,从而双向调节患者的免疫紊乱[65]。潘静教授基于系统性红斑狼疮月经不调患者多属脾肾亏虚、气滞血瘀的病因病机,自拟健脾调经汤,通过临床研究证明其可有效改善脾虚血瘀型系统性红斑狼疮月经不调症状,帮助恢复规律的月经周期,稳定系统性红斑狼疮病情,并可缓解患者焦虑情绪,提高免疫力[66]。

(3) 活血化瘀,贯彻始终:长期使用糖皮质激素与免疫抑制剂亦可阻滞气血运行,故系统性红斑狼疮患者常伴有血瘀。临床表现为月经量少色黑,或伴有血块,月经后期甚或闭经、痛经,斑疹暗红,舌暗有瘀点,脉细涩之象,可适当配伍活血通经之品,如当归、川芎、丹参、牡丹皮、鸡血藤、益母草、赤芍等。气为血之帅,气行则血行,可酌情加用川楝子、郁金、香附、佛手等理气之品。刘潇潇等[67]发现已出现卵巢早衰的 63 例患者在使用补肾活血法治疗后月经周期、月经量、临床症状、雌激素、促卵泡激素、抗米勒管激素、子宫内膜厚度、窦卵泡激素均有好转。可见中药干预是治疗系统性红斑狼疮使用免疫抑制剂致卵巢早衰的有效安全的方法。

(4) 疏肝解郁,调畅情志:《万氏妇人科》云:"忧愁思虑,恼怒怨恨,气郁血滞,而经不行。"情志调达与疾病损伤具有双向作用。系统性红斑狼疮患者多烦躁易怒,情志不遂。然郁怒伤肝,肝疏泄失调,则经脉气血不畅,可加重患者肝肾阴亏之象,加重卵巢气血失调。因此,调畅情志对于系统性红斑狼疮月经不调患者的治疗非常重要。该类患者常表现为胸胁胀痛、烦躁易怒、腰酸、尿频、舌暗、脉弦涩等肾虚肝郁之证,可用六味地黄丸合柴胡疏肝散加减治疗。同时,在系统性红斑狼疮月经不调患者的治疗中,应重视心理疏导和积极暗示以调达情志,缓解病情压力,恢复患者的治疗积极性,增加其治疗自信心是至关重要的环节。

【参考文献】

[1] 曾小龙,陈耀龙.2020 中国系统性红斑狼疮诊疗指南[J].中华内科杂志,2020(3):172-185.

[2] 刘芬芬,羊维,黄琳,等.中医学对糖皮质激素主治功效的药性认识[J].中华中医药杂志,2015,30(4):1268-1270.

[3] 丁曦,姚定国.黄芪多糖对 2 型糖尿病大鼠 HPA 轴及海马糖皮质激素受体水平的调节作用[J].江西中医学院学报,2013,25(5):58-60.

[4] 冀晓俊,李昂,段美丽,等.黄芪甲苷对体外炎症状态下单核细胞 NF-κB 及糖皮质激素受体表达的影响[J].中国临床医学,2010,17(4):590-593.

[5] 黄春林,朱晓新.中药药理与临床手册[M].北京:人民卫生出版社,2006.

[6] 张西强.近年来地黄的研究概况[J].中国中医药现代远程教育,2015,13(16):136-137.

[7] 李亚,潘志强,钱宏梁,等.地黄-知母-黄柏配伍对药源性阴虚证小鼠肾上腺皮质功能的调节[J].中草药,2020,51(19):5019-5027.

[8] 王力宁,罗梅芳,黄小琪,等.六味地黄丸(颗粒)对哮喘小鼠糖皮质激素受体 mRNA 作用的研究[J].中华中医药杂志,2010,25(9):1393-1397.

[9] 陈万生,韩军,李力,等.知母总多糖的抗炎作用[J].第二军医大学学报,1999(10):758-760.

[10] 朱起之,赵树进.知母皂甙对糖皮质激素副作用的影响[J].实用医学杂志,2001(7):583-584.

[11] 张金华,邱俊娜,王路,等.夏枯草化学成分及药理作用研究进展[J].中草药,2018,49(14):3432-3440.

[12] 崔妮,史辑,景海漪,等.巴戟天补肾壮阳有效部位筛选及其作用机制研究[J].中成药,2013,35(10):2256-2258.

[13] 崔妮,史辑,贾天柱.巴戟天不同炮制品补肾壮阳作用的比较研究[J].中国中药杂志,2013,38(22):3898-3901.

[14] 管连城,陈功,高洁,等.淫羊藿苷对维生素 D 缺乏大鼠肾上腺皮质 CYP17A1mRNA 表达及皮质醇的影响[J].时珍国医国药,2017,28(3):520-521.

[15] 唐秀凤,高莹莹,李晓曦,等.淫羊藿苷和齐墩果酸协同地塞米松对糖皮质激素敏感型/抵抗型细胞内信号通路蛋白的影响[J].医学研究生学报,2018,31(9):910-915.

[16] 龚晓红,李松伟,李桓,等.青蒿鳖甲汤化裁治疗阴虚型系统性红斑狼疮增效减毒的 Meta 分析[J].风湿病与关节炎,2020,9(9):33-38,42.

[17] 黄丹云,陈悦,石海兰,等.解毒祛瘀滋肾方对激素治疗系统性红斑狼疮减毒增效作用的临床研究[J].中华全科医学,2021,19(4):593-595,652.

[18] 许正锦,郭宇英,陈进春,等.加味黄芪桂枝五物汤在狼疮性肾炎激素撤减期的临床观察[J].中国中西医结合肾病杂志,2013,14(3):234-236.

[19] 刘蕾,李伟权.中医辨证论治在系统性红斑狼疮治疗中撤减和缓解皮质类固醇激素不良反应的研究[J].中医药学刊,2005(8):1448-1450.

[20] 戴清漪,顾军花.滋肾青芪颗粒联合常规疗法治疗轻中活动度系统性红斑狼疮的临床观察[J].上海中医药杂志,2019,53(8):65-67,71.

[21] 陈晓云,顾军花,戴清漪,等.滋肾青芪颗粒对系统性红斑狼疮糖皮质激素导致骨代谢异常的调节作用[J].世界中医药,2016,11(4):650-652.

[22] 陈薇薇,苏励.苏励从脾肾论治系统性红斑狼疮经验[J].上海中医药杂志,2019,53(6):24-27.

[23] 曹诗雨,高明利.健脾益肾法论治系统性红斑狼疮研究概况[J].实用中医内科杂志,2021,35(2):21-25.

[24] 郭娟,周惠琼,张清,等.系统性红斑狼疮合并骨坏死的临床特点及骨密度结果分析[J].中国骨质疏松杂志,2020,26(3):403-406,411.

[25] 张竞,罗静,胡楠,等.初发、未治疗绝经前女性系统性红斑狼疮骨代谢与疾病活动度的相关

性[J].中华骨质疏松和骨矿盐疾病杂志,2019,12(1):32-38.

[26] 王梅,宋爱凤,曹艳玲,等.初诊系统性红斑狼疮患者血清OC、PINP、CTX、25-OH-VitD与狼疮活动度的相关性分析[J].国际检验医学杂志,2020,41(9):1056-1059.

[27] 曾克勤,武剑,强红伟,等.从瘀论治系统性红斑狼疮继发性骨质疏松症[J].中医学报,2019,34(1):199-203.

[28] 张峻玮,李朝辉,陈玲玲,等.基于数据挖掘的中医药治疗原发性骨质疏松症用药规律分析[J].河北中医,2018,40(6):933-937.

[29] 杨璐尧.淫羊藿、熟地黄抗骨质疏松的机理初探[D].石家庄:河北经贸大学,2021.

[30] 沈晓峰,梁国强.基于二仙汤"仙灵脾-知母"药对的中医阴阳平衡理论视角探讨中药抗骨质疏松机制研究策略[J].中国骨质疏松杂志,2020,26(10):1542-1545,1560.

[31] 李绍烁,顾一丹,尹恒,等.基于网络药理学方法分析"龟板-鹿角"药对活性成分治疗骨质疏松症的分子机制[J].中国组织工程研究,2020,24(35):5668-5674.

[32] 陈楠,宋红,沙南南,等.基于网络药理学研究女贞子-淫羊藿药对活性成分抗骨质疏松的分子机制[J].中国骨质疏松杂志,2020,26(5):694-701.

[33] 叶庆宇,李晨光.王拥军治疗骨质疏松症经验及蛇床子女贞子药对运用心得[J].上海中医药杂志.2019,53(10):37-40.

[34] 杨芳.糖皮质激素性骨质疏松症大鼠"骨肉不相亲"病理机制及中医不同治法的比较研究[D].沈阳:辽宁中医药大学,2011.

[35] 康学,周琦,李崝,等.淫羊藿-女贞子对GIOP大鼠骨密度和激素水平的相关性分析[J].中国实验方剂学杂志,2013,19(23):250-253.

[36] 杨燕,年宏蕾,刘仁慧,等.淫羊藿女贞子对糖皮质激素性骨质疏松大鼠糖皮质激素受体作用的影响[J].中国医药导报,2016,13(14):4-7.

[37] 郭建博.龟鹿二仙胶提取液对糖皮质激素性骨质疏松的血清实验室指标及骨密度的影响[D].郑州:河南中医学院,2015.

[38] 于莹.4种中国传统健身运动疗法对中老年人骨质疏松症的网状Meta分析[J].中国体育科技,2020,56(9):37-44.

[39] 胡伟民,龚利,胡昊,等.老年人进行推拿功法易筋经不同呼吸次数锻炼的运动强度研究[J].中国运动医学杂志,2010,29(6):655-657,654.

[40] Wang H R,Yu B,Chen W H,et al. Simplified Tai Chi Resistance Training versus Traditional Tai Chi in Slowing Bone Loss in Postmenopausal Women[J]. Evidence-Based Complementray and Alternative Medicine,2015,2015:379451.

[41] 虞定海,王会儒,谢业雷,等.太极健骨操练习对绝经期女性骨密度的影响[J].上海体育学院学报,2014,38(6):100-104.

[42] 鲁芙爱,赵思萌,刘媛,等.系统性红斑狼疮患者髋部骨密度特点分析及与疾病活动度的关系[J].中国骨质疏松杂志,2019,25(12):1725-1729.

[43] 汪袁凤,吴沛冉,朱笑举,等.基于文献分析针灸治疗绝经后骨质疏松症的选穴规律及作用机制[J].辽宁中医药大学学报,2022,24(2):192-196.

[44] 何森泉,季巾君,徐莉.生地黄水煎液对狼疮鼠类固醇性骨质疏松症疗效及其上调骨髓 BMP-7 含量作用机制[J].中华中医药杂志,2014,29(1):289-292.

[45] 王子见,李怡瑞,吴文成,等.青蒿素及其衍生物的药理学作用研究进展[J].广西医学, 2018,40(10):1222-1224.

[46] 肖黎辉,冯学兵.青蒿素类药物与自身免疫性疾病[J].辽宁中医药大学学报,2011,13(1): 130-133.

[47] 朱觉新,黄永梅,黄连芳.青蒿素对自发性系统性红斑狼疮小鼠腰椎骨密度及力学的影响 [J].广东医科大学学报,2021,39(1):31-34.

[48] 钟志国,罗世英,黄连芳,等.二氢青蒿素对系统性红斑狼疮小鼠继发性骨损害的防治作用 初探[J].中药药理与临床,2019,35(2):56-59.

[49] 陈晓云,顾军花,戴清漪,等.滋肾青芪颗粒对系统性红斑狼疮糖皮质激素导致骨代谢异常 的调节作用[J].世界中医药,2016,11(4):650-652.

[50] 史建强,陈丽娟,许宗严,等.补骨胶囊对 SLE 患者激素治疗后骨质疏松的作用及细胞因子 表达的影响[J].中国皮肤性病学杂志,2010,24(2):169-171.

[51] 曾克勤,周二叶,武剑,等.仙灵骨葆胶囊联合阿仑膦酸钠治疗系统性红斑狼疮并发骨质疏 松症疗效观察[J].河北中医,2017,39(6):863-867.

[52] ULUG P, ONER G, KASAP B, et al. Evaluation of ovarian reserve tests in women with systemic lupus erythematosus[J]. American Journal of Reproductive Immunology, 2014, 72(1): 85-88.

[53] Medeiros P B, Febrnio M V, E Bonfá, et al. Menstrual and hormonal alterations in juvenile systemic lupus erythematosus[J]. Lupus, 2009,18(1):38-43.

[54] MA W, ZHAN Z, LIANG X, et al. Subclinical impairment of ovarian reserve in systemic lupus erythematosus patients with normal menstruation not using alkylating therapy[J]. Journal of Women's Health, 2013, 22(12): 1023-1027.

[55] LANGEVITZ P, KLEIN L, PRAS M, et al. The effect of cyclophosphamide pulses on fertility in patients with lupus nephritis[J]. American Journal of Reproductive Immunology, 1992, 28(3-4): 157-158.

[56] 杨岫岩,朱旬,梁柳琴,等.环磷酰胺治疗系统性红斑狼疮导致卵巢功能衰竭的相关因素分 析[J].中华医学杂志,2005(14):960-962.

[57] 姜淼,张海波,张霞,等.雷公藤多苷不良反应及配伍减毒研究进展[J].中华中医药学刊, 2021,39(5):64-66.

[58] 李飞霞,尹巧芝,刘子平.运用数据挖掘法探讨中药改善卵巢储备功能下降的用药规律[J]. 辽宁中医杂志,2020,47(2):17-20.

[59] 刘恭雪,曹焕泽,蔡平平.中药复方治疗卵巢储备功能减退 Meta 分析[J].河南中医,2021, 41(11):1703-1712.

[60] 赵井芩.补肾活血方干预肾虚血瘀型卵巢储备功能下降之月经后期、过少临床观察[J].湖 北中医药大学学报,2015,17(4):19-21.

[61] 杨碧蓉,周华.补肾活血护卵方治疗卵巢储备功能下降的临床观察[J].河北中医,2019,41(5):698-701.

[62] 姚巍,李军,刘小丽,等."滋肾养肝法"中药治疗卵巢储备功能下降的临床研究[J].中国中医基础医学杂志,2018,24(12):1730-1732.

[63] 刘玮,姚慕昆,石吟.紫苑二仙汤治疗卵巢储备功能下降32例疗效观察[J].浙江中医杂志,2015,50(9):666.

[64] 温成平,范永升,唐晓颇,等.解毒祛淤滋阴药对系统性红斑狼疮患者性激素水平的调节作用[J].中国中西医结合肾病杂志,2003(10):580-582.

[65] 赵蓓俊,陈湘君,苏励,等.复方自身清对轻中度活动性系统性红斑狼疮患者性激素调控的临床观察[J].陕西中医,2011,32(6):696-699.

[66] 唐丽佳.健脾化瘀法治疗系统性红斑狼疮月经不调的临床观察[D].武汉:湖北中医药大学,2021.

[67] 刘潇潇,练颖.补肾活血法干预系统性红斑狼疮患者使用免疫抑制剂引起卵巢早衰的临床研究[J].四川中医,2016,34(6):102-104.

（刘凯琳、曹左媛、曲环汝）

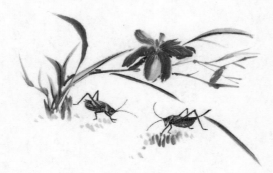

西医篇

第九章

系统性红斑狼疮的发展史和流行病学

系统性红斑狼疮(systemic lupus erythematosus，SLE)的命名和发展史代表了人类社会面对疾病挑战，不断认识和寻求战胜的历史。

狼疮(lupus)来自于拉丁语，这一术语起源于中世纪，用于描述"与狼咬后相似的皮肤损伤"。从皮肤症状到系统性损害和特征性的免疫学表型，医学家对系统性红斑狼疮的认知经历了一个漫长的过程。

19世纪初，英国医生罗伯特·维兰(Robert Willan)和他的学生托马斯·贝特曼(Thomas Bateman)定义了一种新的寻常型狼疮，表现为类似梅毒的结节，好发于额头、脸颊和鼻子，并导致溃疡和瘢痕形成。这种皮肤型狼疮曾被认为是皮肤结核，病灶切除或者化学腐蚀的治疗方式同样造成了患者的皮肤毁损(lupus lancet)。几十年后，詹姆斯·佩吉特(James Paget)爵士把这种病变称为侵蚀性溃疡，认为是肿瘤样病变[1]。

巴黎的皮肤科医生洛朗·西奥多·贝特(Laurent Theodor Biett)首次描述了离心型红斑的病例。1851年，他的学生皮埃尔·路易斯·卡泽纳夫(Pierre Louis Cazenave)记录了病变："这种罕见症状最常出现在健康状况良好的年轻人身上，尤其是女性，多见于面部。表现为圆形红斑……边缘突起，中间凹陷……"他强调了这种红斑治愈后会留下瘢痕，但没有溃疡，这一点完全不同于寻常型狼疮。卡泽纳夫还是第一位注意到脱发症状的医生。

1845年，维也纳医师费迪南德·冯·黑布拉(Ferdinand von Hebra)首次用"蝴蝶"来描述患者面颊和鼻梁鲜红的皮疹。随后，他提出了"红斑狼疮"这一词汇。

莫里兹·考波西(Moriz Kaposi)验证了伊拉斯谟·威尔逊(Erasmus Wilson)的发现，认为红斑狼疮并不是结核的临床表现，红斑狼疮多见于女性，并且女性的症状可能更为严重。考波西也发现红斑狼疮患者会出现其他脏器的病变，如肺炎、关节痛、淋巴结肿大等。而其他研究者们也通过长期的临床观察和分析，得出结论，即结核和红斑狼疮的发生并无直接关联。

医生们开始关注红斑狼疮的皮肤外表现，多系统累及逐渐见诸报道。威廉·奥斯勒(William Osler)的病例报告促进了对狼疮皮疹和内脏表现的关注。1908年，急性红斑狼疮的概念被提出，用于反映同时存在皮肤和内脏病变的疾病类型，慢性红斑狼疮则成了盘状红斑狼疮的代名词。1936 年,皮肤表现不再被认为是系统性红斑狼疮诊断的先决条件,但红斑狼疮这一命名被保留下来。1952 年,明尼苏达州罗切斯特的布伦斯汀(Brunsting)提出播散性(系统性)红斑狼疮的概念。2 年后,在巴尔的摩,哈维(Harvey)及其同事推广了当代"系统性红斑狼疮"的命名。

1924 年,伊曼纽尔·利布曼(Emanuel Libman)和本杰明·萨克斯(Benjamin Sacks)报道了一名患有蝶形红斑、多关节痛、心前区痛、呼吸困难和少尿的 10 岁女孩,该患者存在特殊的非细菌性心内膜炎,病理发现了沿着左心室后壁的病变和肾小球肾炎。他们认为这些症状和奥斯勒报道的病例有某种程度的相似性。李布曼和萨克斯也偶然发现了狼疮患者的脾脏存在异常。1940 年,李布曼-萨克斯(Liman-sacks)心内膜炎被明确认为是系统性红斑狼疮的临床表现之一,而糖皮质激素在系统性红斑狼疮治疗中的应用也使得这种心内膜炎成为举足的病变。

1922 年,基思(Keith)和朗特里(Rowntree)指出肾炎是系统性红斑狼疮的临床表现之一。1935 年,贝尔(Baehr)和同事们则描述了狼疮性肾炎的病理特征,如被称为 wire loop 的毛细血管壁增厚。哈维及其同事从尸检中揭示了肾脏是系统性红斑狼疮累及的重要脏器,同时提出癫痫是系统性红斑狼疮的精神症状之一。

1956 年,麦凯(MacKay)提出了狼疮样肝炎(lupoid hepatitis)这一表述。美国梅奥医学中心(Mayo Clinic)的巴托罗缪(Bartholomew)等报告狼疮样肝炎患者表现为血清丙种球蛋白浓度升高,肝脏的早期组织病理学特征则涵盖了从微小病变到坏死后肝硬化等不同类型。

系统性红斑狼疮血清学特征的发现反映了医学家们对于狼疮认识的进步。有趣的是,韦瑟曼梅毒试验(The Wassermann test)血清反应假阳性在最初被用于鉴别狼疮和结核,因为结核患者中不存在假阳性。在狼疮细胞发现后,韦瑟曼梅毒试验便销声匿迹了。

从 1943 到 1948 年,系统性红斑狼疮患者体内一种特殊的细胞逐渐进入了医生们的视野。美国梅奥医学中心的血液病学家马尔科姆·哈格雷夫斯(Malcolm Hargraves)发现了骨髓中的狼疮细胞,该细胞被认为是由成熟的中性粒细胞吞噬游离的细胞核形成的。狼疮细胞的发现开启了免疫病理学研究,并被尝试用于缺乏典型皮肤表现的急性播散性红斑狼疮疑似病例的诊断。但是,狼疮细胞检查方法烦琐,检查结果的敏感性和特异性都不够理想。1957 年,耶鲁大学的弗柳(Friou)等第一次使用间接免疫荧光的新技术检测到针对细胞核 DNA 和组蛋白的自身抗体,不同的荧光染色核型也逐渐被发现。狼疮带实验(lupus band test)可以通过荧光显微镜检测免疫球蛋白在皮肤表皮和真皮交界处的沉积,被用于系统性红斑狼疮的辅助诊断。此后,系统性红斑狼疮的特征性抗体被陆续报道,抗 dsDNA 抗体、抗 Sm 抗体、抗 RNP 抗体、抗磷脂抗体(anti-phospholipid antibodies, APA)等在系统性红斑狼疮的诊断和治疗中发挥了举足轻重的作用。在遗传学和免疫学两大领域,系统性红斑狼疮的发病机制研究取得了飞速进展,研究者们开发了各种狼疮小鼠模型,系统性红斑狼疮的研究步入了发展的现代时期[1]。

在中医学中,"红斑狼疮"的病名并未见于中医典籍,但我们可以在古籍的"阴阳毒""五脏痹""日晒疮"等描述中找到红斑狼疮的类似表型,现代又提出了"红蝴蝶疮""蝶疮流注"等病名[2]。

系统性红斑狼疮的发病率和患病率地域差异较大,在全球范围内随性别、年龄、种族和时期的不同而变化[3]。20世纪50年代,系统性红斑狼疮被认为是一种罕见疾病。1960年,纽约一项随访10年的流行病学调查发现,非裔美国人系统性红斑狼疮的发病率高于白种人。1950～1971年,Dubois'研究人群随访,结果显示,接受治疗的121名系统性红斑狼疮患者的10年生存率为87%,但肾脏受累患者的十年生存率仅为65%。

2017年一项系统综述报道,北美系统性红斑狼疮的预计发病率和患病率最高,分别为23.2/10万人年(95%CI 23.4,24)和241/10万人(95%CI 130,352)。非洲和乌克兰系统性红斑狼疮的发病率最低(0.3/10万人年),北澳大利亚的患病率最低(在847人的样本中为0例)。黑色人种和白色人种分别是发病率和患病率最高的种族,在各个年龄段和种族中,女性患者的比例均高于男性。中年时期系统性红斑狼疮的发病率达到高峰,男性发病年龄较晚[3]。

1984年,上海交通大学医学院附属仁济医院风湿科进行了中国首次系统性红斑狼疮流行病学调查,在32668名上海纺织系统职工中,系统性红斑狼疮的总患病率为70.41/10万人,女性患病率为133.33/10万人,发病年龄集中在21～49岁之间。此后,广州和山东的两项研究则发现系统性红斑狼疮的患病率分别在30.1/10万人和46.5/10万人[4]。

糖皮质激素的应用是系统性红斑狼疮治疗的巨大里程碑。20世纪50年代起,美国的临床医生开始了以糖皮质激素和抗疟疾药物为基础的系统性红斑狼疮治疗策略[5]。现代免疫学的进展让系统性红斑狼疮的治疗步入了新的时期,尽管糖皮质激素和传统免疫抑制剂依然是系统性红斑狼疮治疗中不可或缺的药物,靶向治疗已经成为系统性红斑狼疮的研究热点,并被越来越多地应用于临床实践。靶向B细胞、T细胞、I型干扰素通路、哺乳动物雷帕霉素靶蛋白mTOR通路、间充质干细胞、嵌合抗原受体T细胞等免疫治疗方式,使系统性红斑狼疮的治疗领域迎来新的曙光。

早期诊断和积极治疗已经极大地改善了系统性红斑狼疮患者的生存率,提高了系统性红斑狼疮人群的生活质量。"可防可治可控",已经成为医生们对系统性红斑狼疮的共识和患者健康教育中不可缺少的一课。然而,在系统性红斑狼疮漫长的疾病管理过程中，仍然存在很多的挑战。规律治疗和随访过程中仍然存在疾病的复发；由于免疫异常和药物的影响，系统性红斑狼疮患者罹患感染和严重感染的风险增加；妊娠期患者子痫、溶血肝功能异常血小板减少综合征（又称 HELLP 综合征）等妊娠并发症的机会增加，发生妊娠丢失、胎儿生长受限、流产等不良妊娠的风险也增高；随着患者生存期的延长，心脑血管事件、骨质疏松和骨坏死、类固醇性糖尿病等合并症也成为影响患者预期寿命和生活质量的重要因素。故疑难危重患者的多学科诊治、药物副作用和并发症的防治、患者的慢病管理，也成为风湿科医生关注的焦点。

从皮肤病变开始，人们已经逐渐认识到系统性红斑狼疮是累及全身所有脏器的自身免疫性疾病的原型，遗传、环境和性别因素都参与了系统性红斑狼疮的发病，天然免疫和适应性免疫应答的异常成为系统性红斑狼疮病理机制的核心[6]。在过去的 50 年中，由于对于疾病的早期识别、免疫抑制剂的使用和对感染的有效控制，系统性红斑狼疮患者的生存率有了很大提高。生物技术的飞速进展使得我们可以在单细胞水平探索系统性红斑狼疮的异质性[7]，为探究疾病的发病机制和更精确的靶向治疗奠定基础，新的诊断工具和治疗方法的探索和应用依然任重而道远。尽管启航之途烟波浩渺，停用糖皮质激素或停用所有药物仍然能维持缓解是风湿病学家们努力的方向，而帮助患者拥有"健康、美丽、自信"的人生，也是每位风湿科医生的不懈追求。

【参考文献】

［1］WALLACE D, HAHN B. Dubois' lupus erythematosus and related syndromes[M]. Ninth edition. Amsterdanm：Elsevier，2019.

［2］洪强. 红斑狼疮古今中医病名探源[J]. 中医文献杂志，2008，26(2)：3.

［3］REES F, DOHERTY M, GRAINGE M J, et al. The worldwide incidence and prevalence of systemic lupus erythematosus：a systematic review of epidemiological studies［J］. Rheumatology (Oxford)，2017，56(11)：1945-1961.

［4］ZENG Q Y, CHEN R, DARMAWAN J, et al. Rheumatic diseases in China[J]. Arthritis Res Ther，2008，10(1)：R17.

［5］BARNETT R. Systemic lupus erythematosus[J]. Lancet，2016，387(10029)：1711.

［6］TSOKOS G C. Autoimmunity and organ damage in systemic lupus erythematosus[J]. Nat Immunol，2020，21(6)：605-614.

［7］NEHAR-BELAID D, HONG S, MARCHES R，et al. Mapping systemic lupus erythematosus heterogeneity at the single-cell level[J]. Nat Immunol，2020，21(9)：1094-1106.

（李佳）

第十章
系统性红斑狼疮发病机制

    系统性红斑狼疮是自身免疫性疾病原型,其临床表现复杂多样,免疫功能失调及大量自身抗体的产生参与疾病的发生发展,但是确切的发病机制仍有待阐明。免疫学及新技术的发展为疾病发病机制的研究提供了重要的证据,包括遗传因素与环境刺激相互作用引发免疫系统异常、性别与性激素差异在发病过程中的作用,以及固有免疫、适应性免疫中免疫细胞和细胞因子错综复杂的影响等。疾病的发病机制复杂多样及其不确定是系统性红斑狼疮临床表现、累及脏器多样的基础,从而使得疾病的诊断及治疗变得复杂。

一、基因-表观遗传在系统性红斑狼疮中的作用

    初期的观察性研究发现一个家庭中常有多个成员患有系统性红斑狼疮,同卵双胞胎中发现同时患有系统性红斑狼疮的概率明显高于异卵双胞胎,兄弟姐妹复发风险概率高,几种不同的自身免疫性疾病会出现在同一家庭中,这些现象均提示遗传易感性在系统性红斑狼疮中的重要作用。但系统性红斑狼疮临床表现复杂多样、个体之间的异质性大,对其进行遗传研究的策略是同时进行基因多态性和低频突变的研究。其中基因多态性对致病风险有一定影响,而低频突变在系统性红斑狼疮发病中起着重要作用。随着科学技术的发展,在过去 20 多年里,有许多关于系统性红斑狼疮的全基因组关联分析(Genome-Wide Association Study,GWAS),经统计分析鉴定出大量与系统性红斑狼疮发病风险相关的单核苷酸多态性(single nucleotide polymorphism,SNP)位点。这些基因或者基因位点可影响参与编码外显子的调控区域,进而影响免疫系统功能的蛋白表达,包括自身抗原的产生、固有免疫和适应性免疫应答的激活。这些调控风险的变异可能会影响到邻近位点的基因。

    近年来已发现许多基因变异在系统性红斑狼疮发病风险中起到一定作用,当足够的遗传风险聚集在一个个体中时,就可能达到对系统性红斑狼疮的易感性阈值。根据这些基因在免疫机制中扮演的角色进行分类,可分为与自身抗原生成、固有免疫和适应性免疫应答激活相关的基因(表 10-1)[1]。众所周知,补体系统作为

固有免疫系统重要组成部分,作为机体防御外来病原体入侵的重要防线具有许多功能。补体系统不仅能通过形成膜攻击复合物来清除病原体,通过激活巨噬细胞上的补体受体而加强其自身的功能;而且还能向其他免疫细胞发出信号,从吸引其他免疫细胞趋化到局部。而系统性红斑狼疮患者固有免疫异常活化中,补体通路相关的基因存在一些罕见但高危的突变,包括 C2、C4 及 C1q,这些缺陷导致系统性红斑狼疮患者自身清除细胞碎片的能力出现异常,这些异常堆积在机体的细胞碎片可充当自身抗原用以激活自身反应性 T 细胞,或直接作为机体内源性的佐剂进而激活异常的固有免疫应答[2-3]。除了在清除凋亡细胞碎片方面的作用外,C1q 还可以通过将刺激性免疫复合物引导到单核细胞而不是产生 IFN-α 的浆细胞样树突状细胞,从而抑制 IFN-α 的生成。因此,系统性红斑狼疮患者 C1q 缺陷能增加 IFN-α 的产生并促进广泛性的免疫调节异常。而将抗原呈递给 T 细胞的过程是适应性免疫激活的中心环节,其中起重要呈递作用的便是主要组织相容性复合体(major histocompatibility complex,MHC)。MHC 分子表达于抗原呈递细胞(antigen presenting cell,APC)表面,起到信息传递的作用,具体分为两种,即 MHC Ⅰ 型分子和 MHC Ⅱ 型分子。每个个体都具有 3 种编码 MHC Ⅰ 型分子的基因,即 HLA-A、HLA-B、HLA-C,这些基因位于 6 号染色体上。MHC Ⅰ 型分子几乎表达于所有细胞的表面,其所呈递的蛋白均为内源性蛋白质,将信号进一步呈递给 CD8$^+$T 细胞。同样,MHC Ⅱ 型分子是由位于 6 号染色体上的 HLA-D 区基因编码(包括 HLA-DR、HLA-DQ、HLA-DP),具有广泛的多态性,常表达于免疫细胞表面,呈递细胞外的多肽分子,传递给 CD4$^+$T 细胞。研究发现与系统性红斑狼疮易感性相关的 MHC8.1 单倍体型(包括 HLA-B8、HLA-DR3 等位基因,以及 C4B 基因的节段)[1]。这 MHC8.1 单倍体型通过确定抗 dsDNA 抗体、RNA 相关蛋白质特异性的抗体或其他类型的自身抗体是否通过 T 细胞依赖型 B 细胞分化产生,从而影响免疫活化的早期阶段,这可能是 MHC 限制性的结果。

表 10-1　系统性红斑狼疮相关的遗传变异[1]

自身抗原相关
核酸降解受损相关的基因:REX1、DNASE1、DNASE1L3、RNASEH2
细胞死亡增加相关的基因:ATG5、MSH5
受损细胞清除障碍相关的基因:FCGR2A、FCGR2B、FCGR3A、FCGR3B、C1Q、C2a、C4A、C4B

续表

固有免疫活化
Ⅰ型干扰素产生增加：*IRF5*、*IRF7*、*IFIH1*、*TREX1*、*RNASEH2*、*TNFAIP3*、*SLC15A4*、*RASGRP3*、*FCGR2B*
Ⅰ型干扰素应答增强：*STAT4*、*TYK2*、*IRF8*
抗原呈递的改变：*HLA-DR2*、*HLA-DR3*

适应性免疫的失调
淋巴细胞信号通路的改变：*PTPN22*、*BLK*、*LYN*、*BANK1*
淋巴细胞分化的异常：*PRDM1*、*ETS1*、*IKZF1*、*TNFSF4*
淋巴细胞因子水平异常：*IL10*、*IL21*

外显子测序技术的广泛应用揭示了部分系统性红斑狼疮患者的发病是单基因异常所致，这也进一步证实了遗传在疾病中起到的至关重要的作用，相关的异常单基因见表 10-2[4]。近年来新兴的表观遗传学加深了学者对遗传在疾病中作用的理解。表观遗传学（epigenetics）是研究基因的核苷酸序列不发生改变的情况下，基因调控发生变化的一门遗传学分支学科。这些改变通常是"可遗传的"，表明细胞分裂过程中表观遗传变化的相对稳定性。表观遗传学的改变通常被描述为"沉默"或"激活"，包括 DNA 甲基化、组蛋白修饰及调节性 RNA（如 microRNA），参与哺乳动物体系中一系列复杂表观遗传学的改变，这些改变决定特定基因位点的特定染色质结构的变化，从而调控基因表达。DNA 甲基化是研究最多的表观遗传学机制，被认为是表观遗传学的基石。DNA 甲基化指的是在胞嘧啶环的第五位碳原子上加一个甲基（—CH₃）。此过程由一组称为 DNA 甲基化酶（DNA methytransferase，DNMT）的蛋白介导。DNMT1 是 DNMT 的基础，因为它在出生后细胞分裂过程中保持 DNA 甲基化模式的稳定。基因组中，启动子或调控序列区域的 DNA 甲基化通常使基因表达沉默。相反，去甲基化或低甲基化与基因转录激活相关。越来越多的研究表明，表观遗传学改变在系统性红斑狼疮的发病机制中起到一定作用[5]。这些研究中的绝大部分集中在 T 细胞，因为在动物模型中，去甲基化的 T 细胞足以诱导系统性红斑狼疮发病。而系统性红斑狼疮患者 T 细胞 MEK/ERK 通路中 DNMT1 表达的减少及缺陷的程度与疾病活动度呈正相关，与疾病非活动性患者比，活动性系统性红斑狼疮患者中分离的 T 细胞去甲基化更为广泛[6]。

表 10-2 系统性红斑狼疮相关的选择性单基因变异及其功能[4]

基因	功能
IRF5（启动子变异）	表达增加，诱导炎症细胞因子和炎症性巨噬细胞表型
IRF7（单个 SNP）	促进树突状细胞产生 I 型干扰素
STAT4	与 HMGA1 转录因子结合
STAT1	与转录因子 ETS1 变异体结合
PRDM1	与 IL-6 和组织蛋白酶 S 产生增多有关
IKZF1	参与 C1QB 和 5 种 I 型干扰素应答基因的产生
Fc 受体基因	凋亡细胞和免疫复合物的清除；抗体介导的细胞毒性反应
C1q、C4	清除凋亡细胞；阴性免疫选择
C4	拷贝变异数的降低与系统性红斑狼疮相关
FCGR3B	拷贝变异数的降低与系统性红斑狼疮相关
NCF1	拷贝变异数的降低增加系统性红斑狼疮易感性
ITGAM	补体趋化的单核细胞、中性粒细胞和巨噬细胞的吞噬功能受损
NCF2	参与 LC3 相关的吞噬作用
ATG5、PRKCD、NCF1	参与自噬
TLR7	IFN-α 产生增多
TNFAIP3	编码去泛素化酶 A20，该酶参与终止 NF-κB 信号通路
PTPN22	参与效应和记忆 T 细胞的增殖；促进 IFN-γ、TNF 和 GM-CSF 产生
HLA-DR2 和 HLA-DR3	参与欧洲系统性红斑狼疮发病
HLA-DRB1 * 15:01、HLA-DQB1 * 6:02	参与亚洲系统性红斑狼疮发病
HLA-DR3、HLA-DR15	参与系统性红斑狼疮发病
BANK1、BLK	与系统性红斑狼疮相关变异相互作用
IgG1	IgG1 SNP 敲除后诱导出狼疮鼠
APOL1	与狼疮性肾炎相关
VGLL3	性别偏倚相关的转录因子

最近已有许多系统性红斑狼疮全基因组学甲基化的研究。这些研究为 DNA 甲基化基因谱提供了客观依据，并且发现一系列新的甲基化基因位点可能在系统性红斑狼疮发病机制中起到重要作用。其中一项关于系统性红斑狼疮患者 $CD4^+$ T 细胞、$CD19^+$ B 细胞和 $CD14^+$ 单核细胞甲基化模式的研究，证实了之前系统性红斑狼疮患者中观察到初始 $CD4^+$ T 细胞甲基化模式，也验证了这些细胞亚群中普遍存在的 I 型干扰素低甲基化的特征，并进一步发现与 MAPK 信号相关基因的 DNA 甲基化改变（MAPK 属于上述提及的 MEK/ERK 信号通路）[7]。甲基化的 DNA 可招募与甲基结构域结合的蛋白，如甲基胞嘧啶磷脂酰鸟嘌呤结合蛋白 2（MeCP2）。MeCP2 招募并结合组蛋白去乙酰酶（HDAC1、HDAC2），HDAC2 从乙酰化的组蛋白尾部切除乙酰化基因，使得染色质的结构更为紧密，从而使其不能结

合转录元件,导致基因沉默[8]。多项研究已证实 MeCP2 与系统性红斑狼疮相关性,表明 MeCP2 的突变与易患狼疮风险相关[9-10]。这是基因-表观遗传学相互作用在狼疮发病机制中的首项证据。全基因组 DNA 甲基化方法的最新进展让表观遗传修饰与自身免疫和风湿病的遗传风险之间的潜在关系得到了更详细的分析。综上所述,随着研究的进展发现系统性红斑狼疮患者在表观遗传阶段就有许多基因修饰出现异常,随后蛋白的翻译、表达、环境刺激等综合作用,进而介导系统性红斑狼疮患者系统性的免疫紊乱。

二、系统性红斑狼疮发病的环境因素

流行病学研究发现大约 1/3 的同卵双胞胎同时患有系统性红斑狼疮,这提示环境因素和其他随机事件也参与了个体系统性红斑狼疮的发生发展(表 10-3)。环境因素包括紫外线、病原体与自身抗原的交叉反应、药物等可能在易感患者疾病的诱发和维持中起到一定作用,一些与疾病相关的环境因素的总结[11]。紫外线被认为能诱导细胞凋亡,提供免疫刺激。阳光照射与药物诱发的红斑狼疮之间也可能存在联系。紫外线可将普萘洛尔转化成具有促炎作用的芳基烃受体配体,这可能解释其与狼疮样疾病的关联。普鲁卡因胺和肼屈嗪可诱导 T 细胞去甲基化,诱导 T 细胞自身反应,进而造成药物诱导的狼疮。普鲁卡因胺和肼屈嗪均可抑制 DNMT1 的活性,导致基因甲基化程度降低。普鲁卡因胺可直接抑制 T 细胞中的 DNMT1,而肼屈嗪抑制 MEK/ERK 信号通路,后者可调控 DNMT1 表达[12]。

表 10-3　诱发系统性红斑狼疮相关的环境因素

肯定因素	紫外线 B
有关因素	雌激素和泌乳素、EB 病毒、CMV、单纯疱疹病毒、肼屈嗪、普鲁卡因胺、异烟肼、乙内酰脲、氯丙嗪、甲基多巴、青霉胺、米诺环素、TNF 抑制剂、IFN-α
可能因素	苜蓿芽及含有刀豆氨酸的发芽食物、降植烷和其他碳氢化合物、EBV 以外其他感染、细菌 DNA、吸烟、人反转录病毒和内源性发转录因子、内毒素、细菌脂多糖、维生素 D 缺乏

感染在免疫紊乱患者中较为常见,系统性红斑狼疮患者临床表现中通常有疲乏和关节痛,这时候需要警惕病毒感染的可能。流行病学调查发现,与普通人相比,系统性红斑狼疮患者被诊断之前就已经出现高滴度的抗 EB 病毒抗体,这些提示 EB 病毒在系统性红斑狼疮发病机制中可能发挥了作用。EB 病毒在疾病中的潜在机制可能是特异性抗病毒编码 ENNA-1 蛋白的自身抗体与 dsDNA 反应,但这种交叉反应的分子基础尚未明确。针对 EB 病毒特异性 T 细胞反应缺陷,可能会导致系统性红斑狼疮患者体内受 EB 病毒感染的单核细胞数量及 EB 病毒 DNA

拷贝数增加[13]。另有研究提示 EB 病毒编码的 RNA 可以诱导 I 型干扰素产生，利用 B 细胞信号通路促进 B 细胞的活化及分化，还可以通过某些分子模拟机制产生针对 DNA 结合蛋白或者 RNA 结合蛋白的自身抗体等[14]。在机体中微生物群是细菌、病毒和真菌的集合。事实上，人体内微生物细胞的数量远远超过体内的人类细胞，虽然许多微生物以前被认为是沉默的共生定植菌，但现在我们知道有些微生物可以调节免疫系统[15]。

三、系统性红斑狼疮发病的性别差异

尽管 90% 以上的系统性红斑狼疮患者是女性（男女发病比例为 1∶9），但我们仍然对因果关系机制没有清楚的了解。众所周知，XXY 综合征（克兰费尔特综合征）患者容易患上系统性红斑狼疮，某些致病基因（如 *TNFSF5*，编码 CD40L）的表观遗传变化与疾病表达有关。这表明 X 染色体某些基因对系统性红斑狼疮发病起重要作用。研究发现 X 染色体上存在 6 个系统性红斑狼疮易感性基因位点，其中 4 个基因位点［*TLR7*、*TMEM187*、*IRAK1*（MyD88 相互作用激酶）和诱导 IFN-α 产生的 *CXorf21*］可以逃脱 X 染色体的灭活[16]。基因表达分析揭示了转录因子 VGLL3 在女性偏倚为主的自身免疫性疾病的信号通路中起重要驱动作用，包括系统性红斑狼疮、干燥综合征及硬皮病[17]。此外，雌激素可以调节淋巴细胞与浆细胞样树突状细胞的活化，故性激素激活免疫系统有可能是本病性别差异的原因之一。雌激素能改变 B 细胞凋亡和活性的阈值，雌激素受体 α 通过促进 T 细胞活化介导自身免疫性炎症，也促进 NZB×NZW F1 小鼠狼疮的发生。在分子水平上，雌激素上调 CREMα 的表达，而 CREMα 参与控制 IL-2 和 IL-17 的表达[18]。在临床中，系统性红斑狼疮好发于女性，且大部分女性为育龄期，即初潮之后至绝经前这段时间。这现象提示卵巢可能在疾病发生发展中有着一定作用。

四、系统性红斑狼疮固有免疫失调

遗传和表观遗传因素可直接导致固有免疫和适应性免疫反应细胞的改变。目前对小鼠和人类的研究仍然有限，因为需要尽可能用简单的方法来理解每种异常对疾病表达的贡献。这将需要人工智能方法来了解任何特定患者的发生事件顺序。了解这些知识才有利于精准、个体化治疗方案的建立。

固有免疫是与生俱来的，能遗传给后代，也是机体启动迅速应答反应的第二道防线（物理屏障是第一道防线），没有特异的选择性，作用范围广，不针对某一特定抗原或者病原体，其参与的免疫细胞较多，包括补体蛋白、专职吞噬细胞（巨噬细胞和中性粒细胞）、NK 细胞、树突状细胞、上皮细胞，以及一些外源性、特异性的可溶性分子。固有免疫是一切免疫应答的基础，而适应性免疫是在固有免疫应答的基

础上建立起来。在机体外周血中，最丰富的免疫细胞要数中性粒细胞。但中性粒细胞的寿命非常短暂，从骨髓中产生到外周血循环以后平均 5 天之内就会走向程序性死亡。中性粒细胞胞外诱捕网（neutrophil extracellular traps，NETs）是中性粒细胞激活、清除自身衰老的细胞碎片或病原体或外源入侵的方式。在这个形成网状结构的过程中，细胞核或线粒体衍生的 DNA 及其相关的蛋白质、HMGB1、LL37、弹性蛋白酶和髓过氧化物酶（myeloperoxidase，MPO）的聚集体被系统地挤压到细胞外环境中，最后介导中性粒细胞死亡的过程，称为 NETosis。而在系统性红斑狼疮患者外周血中的中性粒细胞具有更强的能力形成含有自身抗原的 NETosis，这些自身抗原包括染色质、dsDNA 及颗粒状蛋白。然而在系统性红斑狼疮患者中 NETs 难以被及时清除，同时堆积的 NETs 可通过刺激 TLR9，进而激活浆细胞样树突状细胞产生I型 IFN 加重系统性红斑狼疮的进展[19]。在系统性红斑狼疮患者中，内皮素-1 和缺氧诱导因子-1α（HIF-1α）介导应激反应蛋白（REDD）1 的表达，而 REDD1 进一步驱动 NETs 的形成。在系统性红斑狼疮患者的肾脏及环状红斑的皮损中可见富含有包裹着组织因子及 IL-17 的 NETs 形成[20]。进一步研究发现患者脾脏中位于边缘带周围的中性粒细胞可通过激活边缘区的 B 细胞诱导免疫球蛋白的类别转换、体细胞高频突变及抗体的产生。更为有趣的是，那些中性粒细胞减少的系统性红斑狼疮患者具有更少的突变边缘区 B 细胞及较少的非 T 细胞依赖的免疫前 Ig 特异性抗原，这也进一步说明中性粒细胞具有防御病原体之外的作用。

　　树突状细胞（dendritic cell，DC）是连接固有免疫和适应性免疫的重要环节，在系统性红斑狼疮患者中已发现 DC 的过度活化驱动自身免疫的发展。虽然系统性红斑狼疮患者的外周血中 DC 明显减少，但炎症组织中 DC 产生大量的促炎因子、辅助 T 和 B 细胞的应答。包含有 RNA 的免疫复合物通过 DC 细胞诱导 OX40 配体的表达，随后驱动机体 CD4[+] T 细胞向滤泡辅助性 T 细胞（follicular helper T cell，Tfh 细胞）方向分化，而 Tfh 细胞进一步辅助 B 细胞产生大量抗体，同时损害 Tr 细胞负向调控免疫的作用[21]。浆细胞样树突状细胞（plasmacytoid dendritic cell，pDC）在细胞形态及表面标记物均有别于传统的 DC，是Ⅰ型 IFN 的主要来源，pDC 在系统性红斑狼疮患者的外周血中极少，据推测其可能聚集在炎症部位。既往血小板在系统性红斑狼疮发病机制中的作用很容易被忽视，但研究发现激活的血小板可通过膜表面的 CD40L 与 pDC 表面的 CD40 结合，进而促进 IFN 的生成[22]。在临床上，用 BDCA2 抗体靶向 pDC 可改善系统性红斑狼疮患者皮损，然而通过反复刺激 TLR7 和 TLR9 诱导 pDC 产生可导致异常活化的 NF-κB 通路抑制的抵抗及激素耐药的产生[23]。

　　固有免疫中的巨噬细胞在系统性红斑狼疮中的研究较少。脾脏滤泡边缘带的巨噬细胞在清除凋亡细胞、诱导自身抗原耐受中起到关键性作用。在 TLR7 刺激下，巨噬细胞通过骨髓细胞上表达的 TREML4 受体可产生I型 IFN,而 TREML4$^{-/-}$ 小鼠的巨噬细胞对 TLR7 激动剂反应迟钝,TREML4 缺乏的 MRL-lpr 狼疮易发小鼠表现出自身免疫和肾炎的改善[24]。Ⅰ型 IFN 影响免疫系统的多种组分,不仅参与系统性红斑狼疮发病,也反映了疾病的活动性,但单独的Ⅰ型 IFN 不足以诱发疾病的发生。

自身反应性 IgE 可导致嗜碱性粒细胞归巢至淋巴结,促进 Th2 细胞分化、提高自身反应性抗体的产生,进而导致缺乏络氨酸激酶 Lyn 小鼠狼疮样肾炎的发生。在系统性红斑狼疮患者中,自身反应性 IgE 和活化的嗜碱性粒细胞升高的患者具有较高的疾病活动性及狼疮性肾炎的活动[25]。综上所述,所涉及免疫细胞及通路的多样性也是临床表现多样化的基础,这些不同的免疫细胞在不同程度上参与疾病的发生发展。

五、系统性红斑狼疮适应性免疫变化

适应性免疫,顾名思义是指机体适应外来刺激或者外来抗原产生的一系列免疫反应,每个个体的适应性免疫都不一样。这好比细菌和病毒等微生物总是在变,突变可以使微生物抵抗某些抗生素一样,突变也可以改变病原体抵御身体免疫防御的方式。当这种情况发生时,免疫系统必须"适应"并产生新的防御体系,这便是所谓的适应性免疫。因每个个体的遗传背景不同、遇到的病原体及周围的生活环境等差异,每个人的适应性免疫均有各自的印记。B 细胞作为适应性免疫最重要的一个成员,在外来抗原刺激下便会引起人体 B 细胞活化。

系统性红斑狼疮患者的 B 细胞早已得到广泛的研究。系统性红斑狼疮患者 B 细胞免疫耐受性减弱,B 细胞通过交叉反应与模拟外来抗原的自身抗原相结合,并将抗原呈递给 T 细胞,使之活化,在 T 细胞活化刺激下,B 细胞得以产生大量不同类型的自身反应性抗体,并与体内相应的自身抗体结合形成免疫复合物,随着血液循环沉积在不同的组织(如皮肤、关节、肾脏、小血管等),在补体的共同参与下介导机体各种组织的损伤。但这过程中的具体机制至今尚在探索中。随着技术的发展,目前有大量研究聚焦于 B 细胞抗原受体的测序,发现在 B 细胞发育过程中的不同节点的缺陷导致不同自身抗体的产生。

在系统性红斑狼疮患者中发现一群表达 IgD$^-$ CD27$^-$ CD21^{lo} 的 B 细胞,又称老化 B 细胞(ABCs)。这群 B 细胞的增殖是由转录因子 IRF5 通过 IL-21 所调控。而 IRF5 的变异与系统性红斑狼疮发病息息相关[26]。在小鼠实验中发现缺乏三磷酸鸟苷控蛋白(DEF6、SWAP70)时 ABCs 明显增殖,DEF6 变异增加了系统性红斑狼疮的易感性。系统性红斑狼疮患者 B 细胞的分子特征主要研究的是静息状态下的 B 细胞,表现为转录因子 AP-1、EGR 的染色质可及模块的富集,这可能与 IFN-γ 影响有关[27]。而且 IL-21 和 BAF/B 淋巴细胞刺激因子(B-lymphocyte stimulator, BLyS)和 TLR 配体可介导 B 细胞产生抗体,介导自身免疫反应。与健康人的 B 细胞相比较,系统性红斑狼疮患者的 B 细胞基础活化状态及对抗原刺激反应都存在差别。目前研究发现系统性红斑狼疮患者合并过敏性反应的情况较少,但系统性红斑狼疮患者血清中存在大量针对 dsDNA 的 IgE 抗体。这些 IgE 抗体与 FcγRI 受体有着较高的亲和力,可激活 pDC、将 DNA 转移至噬菌体的 TLR9,这些活化的结果导致大量 IFN-α 的产生[28]。

T 细胞是促进自身免疫反应的关键角色,通过向 B 细胞提供帮助,并通过释放细胞因子和直接细胞接触激活抗原呈递细胞。此外,T 细胞激活后可直接在组织中浸润,促进局部的炎症反应。大量的研究已证实系统性红斑狼疮患者 T 细胞存在功能信号通路、细胞因子的产生、细胞增殖及调节功能的缺陷。其中系统性红斑狼疮患者 T 细胞产生 IL-2 低于健康对照者,这可能是导致 IL-2 依赖的 Tr 细胞产生低下的原因之一。这也是临床上使用低剂量 IL-2 治疗狼疮的根据。此外,自身反应性 $CD4^+$ T 细胞被认为能对核小体的抗原,尤其是来自组蛋白的多肽应答[29]。

淋巴细胞减少是系统性红斑狼疮的典型特征,但某些特定的 T 细胞亚群却在病程中明显扩增。在 IL-6、IL-21,以及 T 细胞诱导性共刺激分子(inducible costimulator, ICOS)的作用下,$CD4^+$ T 细胞朝向 Tfh 细胞方向分化,Tfh 细胞可促进 B 细胞的功能。活动期系统性红斑狼疮患者外周血中 Tfh 细胞明显升高。而缺乏 ICOS 的 MRL-lpr 小鼠并不会诱发狼疮[30]。ATP 门控离子通道受体 P2X7 可限制 Tfh 细胞异常增殖,但在系统性红斑狼疮患者中存在该信号通路的缺陷导致 P2X7 介导的抑制细胞因子驱动的 Tfh 细胞增殖受到抵抗[31],进而导致系统性红斑狼疮患者的外周血中 Tfh 细胞明显增殖,进而辅助 B 细胞产生抗体。另有一群不同于 Tfh 细胞的 $CXCR5^- CXCR3^+ PD-1^+$ 的 Th 细胞富集于系统性红斑狼疮患者的外周血及肾脏组织中,通过产生 IL-10 和琥珀酸辅助 B 细胞[32]。

系统性红斑狼疮患者外周血中 $CD8^+$ T 细胞的细胞毒性反应降低,这也与患者易感染有关。$CD8^+ CD38^+$ T 细胞在系统性红斑狼疮外周血中升高,但其脱颗粒、产生穿孔素能力及杀伤能力明显降低,故该亚群增殖的系统性红斑狼疮患者更容易被感染。CD38 是 T 细胞耗竭的表面标记,也是一种跨膜的外核苷酸酶,可降解 NAD,可通过组蛋白甲基转移酶 EZH2 抑制细胞毒性相关分子的表达。特异性抑制 CD38 介导的 NAD 降解可减轻系统性红斑狼疮患者年龄相关的代谢失调及恢复 $CD8^+$ T 细胞的杀伤毒性[33]。

Tr 细胞作为 T 细胞中具有负调控作用的效应 T 细胞,在系统性红斑狼疮患者外周血中的比例及功能都存在异常。Tr 细胞的特征是表达转录因子 FoxP3 和 CD25(IL-2R)。Tr 细胞有着更强的 IL-2 亲和力,故在 Tr 细胞中 IL-2-IL-2R^a 介

---

a　指 IL-2 通过与 IL-2R 结合介导信号通路。

导的信号通路强于效应 T 细胞,这表明低剂量 IL-2 的应用更能促进 Tr 细胞的增殖及其功能。因此,在狼疮样小鼠的实验中,低剂量 IL-2 的干预促进了 Tr 细胞的增殖、减少了产生 IL-17 的 $CD3^+CD4^-CD8^-$ 的 T 细胞,而这样的一群双阴性的 T 细胞在狼疮性肾炎中起重要致病作用[34]。虽然低剂量的 IL-2 在临床应用于系统性红斑狼疮患者也产生一定的获益,但是仍需警惕 IL-2-IL-2R-pSTAT5[a] 起作用的信号通路被激活可能带来的不良反应。低剂量的 IL-2 在系统性红斑狼疮中的应用,其获益是因为 IL-2 改善了 Tr 细胞功能、减少 IL-17 的产生、降低 Tfh 细胞活性、抑制 $CD4^-CD8^-$ T 细胞增殖。T 细胞代谢异常在系统性红斑狼疮中也越来越受到关注,如增强的氧化应激、增多的代谢检查点激酶复合物(mTORC1)、异常的糖酵解等。

综上所述,系统性红斑狼疮发病机制十分复杂,从遗传及表观遗传学、环境因素、性别差异,固有免疫到适应性免疫都存在不同程度的异常,但这还仅仅是目前科学进步后的研究发现。也正因为这些进步的发现,让我们对系统性红斑狼疮复杂临床表现有了更多的理解。

····················【参考文献】····················

[1] KAUL A, GORDON C, CROW MK, et al. Systemic lupus erythematosus[J]. Nature Reviews Disease Primers, 2016, 2(1):16039.

[2] JAMES JA. Clinical perspectives on lupus genetics: advances and opportunities[J]. Rheum Dis Clin North Am, 2014, 40(3):413-432, vii.

[3] TRUEDSSON L, BENGTSSON AA, STURFELT G. Complement deficiencies and systemic lupus erythematosus[J]. Autoimmunity, 2007, 40(8):560-566.

[4] TSOKOS GAO. Autoimmunity and organ damage in systemic lupus erythematosus[J]. Nat Immunol, 2020, 21(6):605-614.

[5] RICHARDSON BC, PATEL DR. Epigenetics in 2013. DNA methylation and miRNA: key roles in systemic autoimmunity[J]. Nat Rev Rheumatol, 2014, 10(2):72-74.

[6] ZHANG Y, ZHAO M, SAWALHA AH, et al. Impaired DNA methylation and its mechanisms in CD4(+) T cells of systemic lupus erythematosus[J]. J Autoimmun, 2013, 41:92-99.

[7] ABSHER DM, LI X, WAITE LL, et al. Genome-wide DNA methylation analysis of systemic lupus erythematosus reveals persistent hypomethylation of interferon genes and compositional changes to $CD4^+$ T-cell populations[J]. PLoS Genet, 2013, 9(8):e1003678.

[8] NAN X, NG HH, JOHNSON CA, et al. Transcriptional repression by the methyl-CpG-

a 指信号轴,IL-2 通过与 IL-2R 结合启动 pSTAT5,进而激活信号通路。

binding protein MeCP2 involves a histone deacetylase complex[J]. Nature, 1998, 393 (6683):386-389.

[9] KAUFMAN KM, ZHAO J, KELLY JA, et al. Fine mapping of Xq28: both MECP2 and IRAK1 contribute to risk for systemic lupus erythematosus in multiple ancestral groups[J]. Ann Rheum Dis, 2013, 72(3):437-444.

[10] WEBB R, WREN JD, JEFFRIES M, et al. Variants within MECP2, a key transcription regulator, are associated with increased susceptibility to lupus and differential gene expression in patients with systemic lupus erythematosus[J]. Arthritis Rheum, 2009, 60(4):1076-1084.

[11] TSOKOS GC, LO MS, REIS PC, et al. New insights into the immunopathogenesis of systemic lupus erythematosus[J]. Nat Rev Rheumatol, 2016, 12(12):716-730.

[12] SCHEINBART LS, JOHNSON MA, GROSS LA, et al. Procainamide inhibits DNA methyltransferase in a human T cell line[J]. J Rheumatol, 1991, 18(4):530-534.

[13] MOON UY, PARK SJ, OH ST, et al. Patients with systemic lupus erythematosus have abnormally elevated Epstein-Barr virus load in blood[J]. Arthritis Res Ther, 2004, 6(4): R295-R302.

[14] POOLE BD, TEMPLETON AK, GUTHRIDGE JM, et al. Aberrant Epstein-Barr viral infection in systemic lupus erythematosus[J]. Autoimmun Rev, 2009, 8(4):337-342.

[15] BELKAID Y, HAND TW. Role of the microbiota in immunity and inflammation[J]. Cell, 2014, 157(1):121-141.

[16] ODHAMS CA, ROBERTS AL, VESTER SK, et al. Interferon inducible X-linked gene CXorf21 may contribute to sexual dimorphism in Systemic Lupus Erythematosus[J]. Nat Commun, 2019, 10(1):2164.

[17] LIANG Y, TSOI LC, XING X, et al. A gene network regulated by the transcription factor VGLL3 as a promoter of sex-biased autoimmune diseases[J]. Nat Immunol, 2017, 18(2): 152-160.

[18] MOULTON VR, TSOKOS GC. Why do women get lupus? [J]. Clin Immunol, 2012, 144(1):53-56.

[19] GARCIA-ROMO GS, CAIELLI S, VEGA B, et al. Netting neutrophils are major inducers of type Ⅰ IFN production in pediatric systemic lupus erythematosus[J]. Sci Transl Med, 2011, 3(73):73ra20.

[20] FRANGOU E, CHRYSANTHOPOULOU A, MITSIOS A, et al. REDD1/autophagy pathway promotes thromboinflammation and fibrosis in human systemic lupus erythematosus (SLE) through NETs decorated with tissue factor (TF) and interleukin-17A (IL-17A)[J]. Ann Rheum Dis, 2019, 78(2):238-248.

[21] JACQUEMIN C, SCHMITT N, CONTIN-BORDES C, et al. OX40 Ligand Contributes to Human Lupus Pathogenesis by Promoting T Follicular Helper Response[J]. Immunity,

2015，42(6):1159-1170.

[22] DUFFAU P，SENESCHAL J，NICCO C，et al. Platelet CD154 potentiates interferon-alpha secretion by plasmacytoid dendritic cells in systemic lupus erythematosus[J]. Sci Transl Med，2010，2(47):47ra63.

[23] GUIDUCCI C，GONG M，XU Z，et al. TLR recognition of self nucleic acids hampers glucocorticoid activity in lupus[J]. Nature，2010，465(7300):937-941.

[24] RAMIREZ-ORTIZ ZG，PRASAD A，GRIFFITH JW，et al. The receptor TREML4 amplifies TLR7-mediated signaling during antiviral responses and autoimmunity[J]. Nat Immunol，2015，16(5):495-504.

[25] CHARLES N，HARDWICK D，DAUGAS E，et al. Basophils and the T helper 2 environment can promote the development of lupus nephritis[J]. Nat Med，2010，16(6):701-707.

[26] MANNI M，GUPTA S，RICKER E，et al. Regulation of age-associated B cells by IRF5 in systemic autoimmunity[J]. Nat Immunol，2018，19(4):407-419.

[27] SCHARER CA-O，BLALOCK EL，MI T，et al. Epigenetic programming underpins B cell dysfunction in human SLE[J]. Nat Immunol，2019，20(8):1071-1082.

[28] HENAULT J，RIGGS JM，KARNELL JL，et al. Self-reactive IgE exacerbates interferon responses associated with autoimmunity[J]. Nat Immunol，2016，17(2):196-203.

[29] MOHAN C，ADAMS S，STANIK V，et al. Nucleosome: a major immunogen for pathogenic autoantibody-inducing T cells of lupus[J]. J Exp Med，1993，177(5):1367-1381.

[30] ODEGARD JM，MARKS BR，DIPLACIDO LD，et al. ICOS-dependent extrafollicular helper T cells elicit IgG production via IL-21 in systemic autoimmunity[J]. J Exp Med，2008，205(12):2873-2886.

[31] FALITI CC，GUALTIEROTTI R，ROTTOLI E，et al. P2X7 receptor restrains pathogenic Tfh cell generation in systemic lupus erythematosus[J]. J Exp Med，2019，216(2):317-336.

[32] CAIELLI S，VEIGA DT，BALASUBRAMANIAN P，et al. A CD4+ T cell population expanded in lupus blood provides B cell help through interleukin-10 and succinate[J]. Nat Med，2019，25(1):75-81.

[33] TARRAGÓ MG，CHINI CCS，KANAMORI KS，et al. A Potent and Specific CD38 Inhibitor Ameliorates Age-Related Metabolic Dysfunction by Reversing Tissue NAD(+) Decline[J]. Cell Metab，2018，27(5):1081-1095. e10.

[34] MIZUI M，KOGA T，LIEBERMAN LA，et al. IL-2 protects lupus-prone mice from multiple end-organ damage by limiting CD4-CD8-IL-17-producing T cells[J]. J Immunol，2014，193(5):2168-2177.

（郭茹茹）

第十一章

系统性红斑狼疮的血清学标记

一、抗核抗体

系统性红斑狼疮的免疫学特征是产生抗核抗体。传统意义上的抗核抗体是产生针对真核细胞核各种成分的自身抗体,但广义上的抗核抗体则包括真核细胞内各种抗原成分的自身抗体总称,自身抗体所针对的细胞内相应抗原成分,即靶抗原,可存在于细胞核、细胞质、细胞骨架或细胞分裂结构等部位。抗核抗体谱依据细胞内各靶抗原成分的理化特性与分布部位,一般可分为六大类,其中与系统性红斑狼疮相关自身抗体主要与核酸(DNA 或 RNA)、蛋白质,以及 DNA 或 RNA 与蛋白质的复合物结合(表 11-1)。

表 11-1 抗核抗体谱分类

抗核抗体谱类型	与系统性红斑狼疮相关靶抗原
抗 DNA 抗体	dsDNA
抗组蛋白抗体	组蛋白 H1、H2A、H2B、H3、H4、H2A-H2B 复合物
抗 DNA 组蛋白复合物抗体	核小体/染色质
抗 ENA 抗体	Sm、U1-SnRNP、Rib P、SSA/Ro60、SSB/La、PCNA、Ku
抗核仁抗体	—
抗其他细胞成分抗体	

临床抗核抗体检测方法主要包括间接免疫荧光法(immunofluorescent assay,IFA)、线性免疫印迹法(line immunoassay,LIA)、化学发光法(chemiluminescence immunoassay,CLIA)、流式荧光法和酶联免疫吸附试验(enzyme linked immunosorbent assay,ELISA)等。目前,与系统性红斑狼疮相关的自身抗体主要包括以下几种。

1. 抗 dsDNA 抗体

(1)靶抗原生物学功能:抗 dsDNA 抗体的靶抗原为脱氧核糖核酸(deoxyribonucleic acid,DNA),是细胞中个体基因信息的载体,包含碱基、脱氧核糖和磷酸构成的 DNA 双螺旋结构,两条脱氧核糖核酸链的互补碱基朝向里面,脱氧核糖-磷酸链作为骨架在螺旋结构的外面。

(2)抗 dsDNA 抗体类型:按照抗 dsDNA 抗体与抗原结合强度,可分为高亲和力与低亲和力抗体。高盐条件孵育血清的过程可抑制低亲和力抗 dsDNA 抗体的结合力，且可改变 DNA 的性质，但高亲和力抗体不受影响。另外，按免疫球蛋白种类抗 dsDNA 抗体可分为 IgA、IgE、IgG 和 IgM 共 4 种亚型。

（3）检测方法学：临床实验室检测抗 dsDNA 抗体的方法包括放射免疫法（Farr assay）、绿蝇短膜虫间接免疫荧光法（*Crithidia luciliae* immunofluorescence assay，CLIF-IFA）、ELISA、CLIA、LIA 和流式荧光法。

1）放射免疫法：采用 ^{125}I 等放射性核素标记 DNA 进行检测，由于采用高盐溶液制备样本，故主要检测血清中高亲和力抗 dsDNA 抗体，具有较高敏感性和特异性，是临床公认的抗 dsDNA 抗体检测金标准，但由于存在放射性污染，目前临床较少应用。

2）CLIF-IFA：以绿蝇短膜虫为底物，因其动基体中富含天然 DNA 且不含组蛋白，故通过观察动基体荧光染色来检测抗 dsDNA 抗体。通常 CLIF-IFA 法筛查稀释度为 1∶10。该方法对系统性红斑狼疮的特异高，但敏感性低。

3）ELISA：可同时检测高亲和力和低亲和力抗 dsDNA 抗体，特异性低于放射免疫法和 CLIF-IFA，但敏感性与放射免疫法接近。

4）LIA：该方法不推荐用于抗 dsDNA 抗体检测，与 ELISA 法检测一致性低。

5）流式荧光法：将流式细胞术与荧光标记技术结合，与 ELISA 法具有相似的敏感性和特异性。

（4）临床意义：该抗体尤其是高亲和力抗 dsDNA 抗体，是系统性红斑狼疮的特异性抗体，被美国风湿病学会（American College of Rheumatology，ACR）列为系统性红斑狼疮诊断标准之一，较少见于其他结缔组织病，可检出于 30%～70% 的系统性红斑狼疮患者。4 种抗 dsDNA 抗体亚型中，IgA 和 IgG 型与系统性红斑狼疮活动性相关；而 IgM 型抗 dsDNA 抗体可增强凋亡物质的清除，通过免疫调节作用，减轻肾功能不全，与系统性红斑狼疮患者肾脏累及呈负相关[1]。

抗 dsDNA 抗体滴度与疾病活动度相关性高，是系统性红斑狼疮活动度及疗效监测的重要血清学标志物之一。其中高亲和力抗 dsDNA 抗体被认为对系统性红斑狼疮的特异性高，与狼疮性肾炎（lupus nephritis，LN）及疾病活动性联系紧密；低亲和力抗 dsDNA 抗体可存在于部分系统性红斑狼疮患者疾病初期，且与系统性红斑狼疮疾病活动性无关，除系统性红斑狼疮以外还可出现于其他结缔组织病或非自身免疫病患者中。

另外，抗 dsDNA 抗体可与 dsDNA 形成免疫复合物，沉积于肾脏和其他器官毛细血管中，活化补体系统，引起器官病理损害。同时，该抗体与狼疮性肾炎密切相关，其在狼疮性肾炎的炎症和纤维化中致病机制主要包括：① 调节 *p53*、*Fas* 等基因表达，诱导细胞凋亡，导致肾小球滤过膜破裂；② 激活丝裂原活化蛋白激酶

(mitogen-activated protein kinase，MAPK)途径，相关细胞因子增加炎症细胞的浸润，同时增加纤维连接蛋白的合成；③ 肿瘤坏死因子样弱凋亡诱导物(TNK-like weak induced of apoptosis，TWEAK)/成纤维细胞生长因子诱导 14(Fn14)信号通路的过度或持续激活，触发纤维化过程[2]。

2. 抗核小体抗体

(1) 靶抗原生物学功能：核小体的核心颗粒是由两分子的 H2A、H2B、H3 和 H4 形成一个组蛋白八聚体外缠绕 DNA 组成的，组蛋白 H1 和"连接体"DNA 共同组成核小体核心颗粒间连接区，从而形成串珠状染色体细丝。系统性红斑狼疮患者体内核小体可抑制狼疮细胞形成，而 dsDNA 或组蛋白则无法抑制。因此，抗核小体抗体(anti-nucleosome antibodies，ANuA)与"狼疮细胞现象"相关。

(2) 临床意义：ANuA 是系统性红斑狼疮敏感和特异的分子标志物，其在系统性红斑狼疮发生发展过程中起重要作用，可在系统性红斑狼疮患者体内促进其他特异性抗核抗体(如抗 dsDNA 抗体或抗组蛋白抗体)产生，且循环中核小体与 ANuA 形成的免疫复合物可沉积于肾小球基底膜，进而引起系统性红斑狼疮患者肾脏损伤。研究发现，ANuA 可在 51%～60%抗 dsDNA 抗体阴性的患者中检出，故在系统性红斑狼疮诊断中 ANuA 可与其他抗体互补，提高诊断效能。在非活动性系统性红斑狼疮中，ANuA 的测定有助于确定肾复发风险较高的患者。另外，该抗体滴度与系统性红斑狼疮活动性相关，且 ANuA 与抗 dsDNA 抗体双阳性患者相比其中任一抗体单阳性者更易发生严重的狼疮性肾炎。

3. 抗组蛋白抗体

(1) 靶抗原生物学功能：组蛋白包括核心组蛋白(H2A、H2B、H3 和 H4)，以及连接组蛋白(H1、H5)，与 DNA 共同组成核小体结构，其甲基化、乙酰化和其他转录后修饰在基因调控中发挥重要作用。

(2) 临床意义：抗组蛋白抗体(anti-histone antibodies，AHA)可见于 90%～95%药物性狼疮(drug-induced lupus，DIL)和 17%～95%系统性红斑狼疮患者。抗组蛋白抗体滴度与系统性红斑狼疮活动度无关，但抗 dsDNA、ANuA 和 AHA 三阳性患者与肾脏疾病活动度相关，见于系统性红斑狼疮患者合并严重肾脏损伤及Ⅳ型狼疮性肾炎。除系统性红斑狼疮外，抗组蛋白抗体也可见于类风湿关节炎、干燥综合征、硬皮病(systemic sclerosis，SSc)、多发性肌炎/皮肌炎(polymyositis or dermatomyositis，PM/DM)和骨关节炎(osteoarthritis，OA)。

4. 抗 Sm 抗体和抗 U1-snRNP 抗体

(1) 靶抗原生物学功能：抗 Sm 抗体和抗 U1-snRNP 抗体两者靶抗原的共同组分是一个由 7 个分子量在 9～29 kDa 的 Sm B/B′、Sm D(Sm D1、Sm D2、Sm D3)、Sm E、Sm F 和 Sm G 蛋白组成的 Sm 环，其中 Sm B/B′可同时被两种自身抗体识别,而 Sm D 常被作为检测抗 Sm 抗体的重要抗原。抗 U1-snRNP 抗体靶抗原还包括可与 Sm 环相互作用的富含尿嘧啶(U)的小核核糖核酸(small nuclear RNA,snRNA)形成蛋白质-核糖核酸(RNA)复合物,即 U1 小核核糖核蛋白(U1 small nuclear ribonucleoprotein,U1-snRNP)。snRNP 可与前 mRNA 和其他各种蛋白质结合形成剪接体,在前 mRNA 内含子去除过程中起重要作用。U1-70k(70kDa)、RNP-A(34kDa)和 RNP-C(23kDa)是 U1-snRNP 特有的蛋白。

(2) 临床意义

1) 抗 Sm 抗体:对系统性红斑狼疮高度特异,是 ACR 列入系统性红斑狼疮的诊断标准的自身抗体之一,但其敏感性较低,在系统性红斑狼疮患者中检出率仅 5%～30%。有研究显示,中国人群中运用 LIA 检测系统性红斑狼疮患者中抗 SmD1 和抗 Sm 抗体阳性率分别为 61%、28.3%,而健康人群中抗 SmD1 和抗 Sm 抗体阳性率分别 9.1% 和 0[3]。因此,抗 SmD1 抗体相较于抗 Sm 抗体在系统性红斑狼疮患者中敏感性高,特异性低。

与抗 Sm 抗体阳性相关的临床症状包括浆膜炎、狼疮性肾炎、中枢神经系统疾病(如精神病和精神分裂症)、肺纤维化、白细胞减少、关节炎、盘状皮疹、血管炎、收缩期肺动脉压升高、抗血红蛋白抗体和口腔溃疡。

2) 抗 U1-snRNP 抗体:系统性红斑狼疮患者中抗 U1-snRNP 抗体常与抗 Sm 抗体同时检出,但抗 U1-snRNP 抗体并非系统性红斑狼疮特异性抗体,单阳性抗 U1-snRNP 抗体被列入混合性结缔组织病(mixed connective tissue disease,MCTD)诊断标准[4],同时该抗体也可见于未分化结缔组织疾病(unclassified connective tissue disease,UCTD)、硬皮病、自身免疫性肌病、干燥综合征,以及其他疾病。

5. 抗核糖体 P 蛋白抗体

(1) 靶抗原生物学功能:核糖体 P 蛋白(ribosomal P-protein,Rib P)是位于真核生物核糖体 60S 大亚基上的三种核糖体磷酸蛋白 P0(38 kDa)、P1(19 kDa)和 P2(17 kDa)的统称,是 60S 核糖体亚单位的关键组成部分,位于真核生物中称为核糖体柄的大分子结构域,可被多种蛋白激酶磷酸化,参与调节蛋白质合成的延伸步骤。

(2) 临床意义:抗核糖体 P 蛋白抗体对系统性红斑狼疮高度特异,检出率为 10%～40%,可在疾病发生前产生。核糖体 P 蛋白在大脑皮层、海马和杏仁核的神经元表面表达,动物实验表明抗核糖体 P 蛋白抗体可引起嗅觉异常、抑郁样症状和记忆障碍,故抗核糖体 P 蛋白抗体与神经精神狼疮相关,神经精神性狼疮患者的血清及脑脊液中可检测到高滴度抗核糖体 P 蛋白抗体。在狼疮性肾炎患者中,抗核糖体 P 蛋白抗体单阳性多见于单纯膜性 V 型狼疮性肾炎;若伴抗 dsDNA 抗体同时阳性则提示Ⅴ型狼疮性肾炎伴随增生性病变[5]。另外,系统性红斑狼疮相关肝脏受累患者也可见抗核糖体P蛋白抗体阳性,但同样表现为肝脏受累的自身免疫性肝病患者,则较少出现抗核糖体P蛋白抗体阳性[6]。

6. 抗SSA/Ro60抗体和抗SSB/La抗体

(1)靶抗原生物学功能:SSA/Ro60是位于细胞核及核仁中小细胞质核糖核蛋白复合物的一种蛋白质组分,可以结合错误折叠的非编码RNA,可能参与其最终降解,同时在紫外线照射后的细胞存活中也有重要作用。SSB/La(分子量为48 kDa)是一多区域磷酸化蛋白,可结合多种RNA分子,包括Ro60-Y RNA复合物。SSB/La可作为RNA聚合酶Ⅲ转录的终止因子,并在细胞周期中转录物的成熟过程起关键作用。

(2)临床意义:抗SSA/Ro60抗体和抗SSB/La抗体主要见于干燥综合征患者,但也可检出于30%~50%系统性红斑狼疮患者,抗SSA/Ro60抗体阳性的成人及儿童系统性红斑狼疮患者,以皮肤和骨骼肌肉受累为主,可见皮疹、光敏感、皮肤血管炎,但肾脏、神经系统受累较少,且较少发生血小板减少症。

7. 抗增殖细胞核抗原抗体

(1)靶抗原生物学功能:增殖细胞核抗原(proliferating cell nuclear antigen, PCNA)蛋白是决定细胞生死的核心分子之一,在真核细胞中高度保守,在DNA复制、染色质重塑、DNA损伤修复及细胞周期进展中发挥作用。

(2)临床意义:抗PCNA抗体可在系统性红斑狼疮患者中检出,但检出率<5%。早期研究认为该抗体是系统性红斑狼疮的特异性抗体,但后续研究发现其也可见于硬皮病、干燥综合征、类风湿关节炎等系统性自身免疫病。

8. 抗Ku抗体

(1)靶抗原生物学功能:Ku蛋白是由Ku70(p70、70kDa)、Ku80(p80、80 kDa)组成的位于细胞核内的异源二聚体,可结合dsDNA,通过非同源末端连接(non-homologous end-joining, NHEJ)途径,在dsDNA修复过程起关键作用。

(2)临床意义:抗Ku抗体属于肌炎相关抗体,但也可检出于系统性红斑狼疮,其在亚洲人种系统性红斑狼疮患者中检出率为4.1%~6.0%。抗Ku抗体阳性特发性炎性肌病患者常合并系统性红斑狼疮。另外,抗Ku抗体阳性患者若同时抗dsDNA抗体阳性,易并发肾小球肾炎。

二、补体和抗补体抗体

补体系统由大量蛋白质组成,包括可溶性蛋白、细胞膜结合蛋白和补体受体。补体在固有免疫系统和适应性免疫系统中都具有重要的保护功能,不仅参与杀死入侵性病原体,而且还包含多种体液免疫和细胞免疫功能的重要调节器和激活剂,但当不适当激活时,也会导致组织损伤。补体缺乏则易引起感染,也易发展为自身免疫性疾病,尤其是系统性红斑狼疮。例如,补体经典途径 C1q 基因遗传缺陷极易诱发系统性红斑狼疮,经典途径其他补体蛋白的缺陷或突变,如 C1r、C1s、C4 和 C2 也会增加系统性红斑狼疮发病风险。另外,与补体系统蛋白高亲和力结合的自身抗体,如抗 C1q 抗体,也是造成机体补体缺乏的原因之一,与系统性红斑狼疮发生发展联系紧密。目前实验室常用的补体及抗补体抗体血清学标记主要包括以下内容。

1. C1q 和抗 C1q 抗体

(1) 生物学功能:C1q 是一个 460 kDa 的分子,由 6 个亚基组成的类似"郁金香样"结构。每个亚单位由 3 条单独基因编码的多肽链 A、B、C 组成,包括一个羧基末端球状头、一个三螺旋区和一个胶原样区。C1q 是补体经典途径重要的启动分子,通过识别 IgG 或 IgM 免疫复合物中抗体 Fc 段的补体结合部位启动并激活补体的级联反应,清除抗原抗体复合物。

在生理条件下,游离 C1q 不存在于循环中,而是作为复合物(称为 C1 复合物)的一部分存在。抗 C1q 抗体所识别的表位并非天然 C1q 蛋白,而是该蛋白经过分解、活化或蛋白质结合,所引起的新暴露的表位。系统性红斑狼疮患者由于大量补体的异常激活,导致 C1q 的抗原决定簇胶原样区暴露,形成抗 C1q 抗体。抗 C1q 抗体和补体 C1q 相互作用后,不仅可引起补体缺乏,而且形成的免疫复合物过度激活补体,可引起炎症和多器官损伤,包括皮肤、关节、中枢神经系统、肾脏等。

(2) 临床意义:补体 C1q 缺陷与系统性红斑狼疮和细菌感染易感性增加密切相关,无义突变导致蛋白缺失或错义突变导致 C1q 功能缺失的遗传性 C1 缺陷较少见,多是由于过多补体激活导致血清 C1q 缺陷,使机体清除免疫复合物能力下降,细胞凋亡缓慢,刺激免疫系统产生更多的抗体。另外,C1q 可作为靶抗原与抗 dsDNA 抗体交叉作用,形成免疫复合物沉积于肾脏,加重系统性红斑狼疮患者的肾脏损害。系统性红斑狼疮患者血清 C1q 浓度低于其他风湿疾病患者、其他肾脏疾病患者和正常人群,且系统性红斑狼疮患者中狼疮性肾炎患者的 C1q 低于非狼疮性肾炎患者。

抗 C1q 抗体常可检出于 33% 系统性红斑狼疮患者和 63% 狼疮性肾炎患者,且与增生性狼疮性肾炎的发生密切相关,但该抗体也可检出 100% 低补体性荨麻疹性血管炎、76% 费尔蒂综合征、77% 类风湿性血管炎、13% 干燥综合征、31%IgA 肾病、5% 健康者等[7]。

2. 补体 C3、C4

(1) 生物学功能:补体 C3 在经典和替代补体激活途径中起重要作用,补体

C3 在经典途径中 C3 转化酶(C4b2a)作用下及旁路途径 C3 转化酶(C3bBb)作用下,裂解为 C3a 和 C3b 两个片段:C3a 是一种过敏毒素,是一些细胞因子(如促酰化蛋白)的前体;C3b 是调理剂。因子 I 可将 C3b 分解为 C3c 和 C3d,后者在增强 B 细胞反应中起作用。补体 C4 是一种多功能 β1 球蛋白,在补体活化经典途径中,补体 C4 可被 C1s 水解为 C4a 和 C4b,在补体活化、促进吞噬、防止免疫复合物沉积和中和病毒等方面发挥重要作用。

（2）临床意义:活动性系统性红斑狼疮患者由于补体激活导致补体 C3 消耗,或系统性红斑狼疮损害肝脏造成补体 C3 合成减少,可见补体 C3 降低,系统性红斑狼疮活动可能与补体 C3 水平呈负相关,低补体 C3 是血细胞减少和黏膜皮肤病变的最重要风险因素。活动性系统性红斑狼疮患者也可见补体 C4 降低,但补体 C4 降低除表示系统性红斑狼疮活动性外,还可能是遗传性补体 C4 缺乏引起。补体 C4 降低常早于补体 C3 及其他补体成分,而回升则晚于其他补体成分。

此外,补体 C3、C4 降低还可见于急性肾小球肾炎早期及晚期、基底膜增生型肾小球肾炎、冷球蛋白血症、严重类风湿关节炎等;升高则见于急性炎症、组织损伤或者肿瘤等。

三、抗磷脂抗体

1. 定义

磷脂是细胞膜上一组具有极性的脂质成分,磷脂酰丝氨酸、磷脂酰肌醇和心磷脂带负电荷,磷脂卵磷脂是中性磷脂,而磷脂酰乙醇胺是两性的。抗磷脂抗体是一组异质性的抗体,能与多种含磷脂的抗原(靶蛋白)发生免疫反应,针对各种负电荷磷脂-蛋白复合物的自身抗体,通过其识别的抗原性(靶蛋白)不同,与磷脂-蛋白复合物结合,干扰各种依赖磷脂的凝血和抗凝因子发挥作用。目前公认的项目包括狼疮抗凝物(lupus anticoagulant,LA)、抗心磷脂抗体(anticardiolipin antibody,ACA)和抗 β2-GP I 抗体(β2-glycoprotein I,β2-GP I)。

（1）狼疮抗凝物:是一种磷脂依赖的病理性循环抗凝物质,其本质是 IgG 或 IgM 的异质性免疫球蛋白。持续的狼疮抗凝物阳性患者被认为有较高的血栓形成和复发风险,也是不明原因习惯性流产、死胎、易栓性疾病及某些自身免疫性疾病的危险信号。目前对狼疮抗凝物的检测多为功能试验,狼疮抗凝物作用于凝血酶原复合体(Xa、Va、Ca^{2+} 及磷脂)及 Tenase 复合体(IXa、VIIIa、Ca^{2+} 及磷脂),在体外能延长磷脂依赖的凝血试验时间,现行检测方法多基于此原理设计。其检测方法主要包括以下内容。

1）狼疮抗凝物的初筛实验:应采用两种方法。通常采用改良的 Russell 蝰蛇毒稀释时间(Dilute Russell's viper venom time，dRVVT)作为第 1 项检测，以敏感性较好的活化部分凝血活酶时间(activated partial thromboplastin time，APTT)作为第 2 项检测，使用 2 种或 2 种以上的不同原理的检测方法均得到阴性结果才能排除狼疮抗凝物的存在。

2) 狼疮抗凝物的混合纠正实验：通过用正常混合血浆与待测血浆采用 1∶1 的比例混合，观察延长的 APTT 是否被纠正。若待测血浆缺少 1 种或多种凝血因子，则混合后延长的 APTT 将得到纠正；反之，若血浆中存在狼疮抗凝物等抗凝物质，则无法被纠正。正常混合血浆应按照两步离心法以确保得到乏血小板血浆并确保所有凝血因子的活性约为 100%，分装后 $-70℃$ 保存。若患者血浆中存在肝素或凝血因子抑制剂，将导致混合纠正实验凝血时间延长。凝血酶时间(thrombin time，TT)有助于排除肝素的存在，而某些特定临床出血史可协助排除血浆中抗凝因子的存在。此外，实验室对于混合实验结果应同时报告正常血浆，以及正常混合血浆与待测血浆 1∶1 混合检测的实验结果。

3) 狼疮抗凝物确诊实验：基本原理是通过增加磷脂浓度以抵消狼疮抗凝物的抗凝作用。当待测血浆中存在狼疮抗凝物时，在增加磷脂浓度后血浆凝固时间缩短；相反，若存在其他凝血因子抑制物，则凝固时间不会被纠正。确诊实验推荐使用人工合成的双分子层或六角形 Ⅱ 相结构的磷脂作为检测试剂，不推荐使用反复冻融激活血小板后释放的磷脂，进行 APTT、dRVVT 或硅化凝血时间(silica clotting time，SCT)试验，因为反复冻融血小板获得的磷脂在不同批号间差异较大。

4) 凝血时间纠正百分比或狼疮抗凝物标准化比值：同时进行筛查试验(低浓度磷脂试剂)和确认试验(高浓度磷脂试剂)的患者可计算凝血时间纠正百分比[(筛查试验比值－确认试验比值)/筛查试验比值×100%]或狼疮抗凝物标准化比值(筛查试验比值/确认试验比值)。优势在于检测低浓度的狼疮抗凝物，此时患者凝血时间延长可能不明显，但通过筛查试验和确认试验的比值差异却可反映出狼疮抗凝物的存在。

(2) 抗心磷脂抗体：是一种以血小板和内皮细胞膜上带负电荷的心磷脂作为靶抗原的自身抗体，包括 IgA、IgG 和 IgM 三种亚型，其中 IgG、IgM 型抗心磷脂抗体被列入抗磷脂综合征(antiphospholipid syndrome，APS)诊断分类标准[8]。

抗心磷脂抗体主要致病机制是当机体受到某些疾病侵袭，体内相应组织的正常细胞结构受到损害时，细胞膜心磷脂成分暴露，使正常时不具抗原性的细胞膜心磷脂成分对机体自身产生抗原性，心磷脂释放入血，刺激机体产生抗心磷脂抗体。抗体识别细胞膜上带负电荷的心磷脂，并与之发生交叉免疫反应，抗心磷脂抗体通过与心磷脂-蛋白复合物结合，干扰依赖磷脂的凝血和抗凝因子发挥作用，从而促进血栓形成。

（3）抗 β2-GP I 抗体：β2-GP I 是血浆中含量较丰富的一种单链糖蛋白，分子质量为 50 kDa。β2-GP I 第 1、2、5 功能区有大量带正电荷的氨基酸序列，与带负电荷的物质（磷脂、肝素、DNA、血小板等）结合后，β2-GP I 将其隐藏的抗原表位显露，产生抗 β2-GP I 抗体。抗 β2-GP I 抗体在与 β2-GP I 和阴离子磷脂结合后可通过多种机制导致血管损伤，形成血管内皮细胞的促凝状态，血小板向内皮细胞黏附、聚集增多，干扰凝血因子和抗凝因子之间的平衡，最终可导致血栓形成。

2. 临床意义

抗磷脂抗体阳性患者可引起全身各器官动静脉血栓。临床上 20%～40% 的狼疮性肾炎患者抗磷脂抗体阳性，50%～70% 的系统性红斑狼疮和抗磷脂抗体阳性患者在随访 20 年后出现抗磷脂综合征的临床特征。因此，抗磷脂抗体是系统性红斑狼疮患者血清标志物之一。

【参考文献】

［1］VILLALTA D, BIZZARO N, BASSI N, et al. Anti-dsDNA antibody isotypes in systemic lupus erythematosus: IgA in addition to IgG anti-dsDNA help to identify glomerulonephritis and active disease[J]. PLOS ONE, 2013, 8(8): e71458.

［2］WANG X Y, XIA YM. Anti-double stranded DNA antibodies: origin, pathogenicity, and targeted therapies[J]. Front Immunol, 2019, 10: 1667.

［3］HU C J, LI M T, LIU J, et al. Anti-SmD1 antibodies are associated with renal disorder, seizures, and pulmonary arterial hypertension in Chinese patients with active SLE[J]. Sci Rep, 2017, 7(1): 1-8.

［4］SHARP G C, IRVIN W S, TAN E M, et al. Mixed connective tissue disease-an apparently distinct rheumatic disease syndrome associated with a specific antibody to an extractable nuclear antigen (ENA)[J]. Am J Med, 1972, 52(2): 148-159.

［5］DO NASCIMENTO A P, VIANA VDOS S, TESTAGROSSA LDE L, et al. Antibodies to ribosomal P proteins: a potential serologic marker for lupus membranous glomerulonephritis[J]. Arthritis Rheum, 2006, 54(5): 1568-1572.

［6］OHIRA H, TAKIGUCHI J, RAI T, et al. High frequency of anti-ribosomal P antibody in patients with systemic lupus erythematosus-associated hepatitis[J]. Hepatol Res, 2004, 28(3): 137-139.

［7］SEELEN M A, TROUW L A, DAHA M R, et al. Diagnostic and prognostic significance of anti-C1q antibodies in systemic lupus erythematosus[J]. Curr Opin Nephrol Hypertens, 2003, 12(6): 619-624.

[8] MIYAKIS S, LOCKSHIN M D, ATSUMI T, et al. International consensus statement on an update of the classification criteria for definite antiphospholipid syndrome (APS)[J]. J Thromb Haemost, 2006, 4(2): 295-306.

（郑冰）

第十二章

系统性红斑狼疮的临床表现

系统性红斑狼疮可累及全身器官系统,症状复杂、多样,可以仅出现某种单一的临床表现,也可出现多种表现错综交织,且严重程度因人而异,轻者可无重要器官受累,并可在温和治疗下长期维持病情稳定;重者可在起病时即出现危及生命的临床症状,并进展迅速。多样性的临床表现增加了疾病诊断和评估的难度,故需全面了解系统性红斑狼疮临床表现所具备的特征。

已有的研究显示,90%以上的系统性红斑狼疮患者可出现发热、乏力、体重下降等全身性症状,面部蝶形红斑、黏膜溃疡、脱发等皮肤黏膜表现和关节炎/关节痛、肌炎等肌骨关节症状发生率亦超过 80%。其他临床表现虽然相对少见,但具有一定的特异性,很多患者因这些少见症状最终被确诊[1]。

一、全身性症状

发病初期即可出现发热、疲劳、纳差、抑郁、关节肌肉疼痛等,并可伴有体重减轻。

二、各系统累及表现

1. 皮肤黏膜病变

皮肤黏膜病变可分为狼疮特异性皮肤损害和非特异性皮肤损害,前者的出现可用于诊断。根据临床表现和组织病理学,又分为急性皮肤狼疮(acute cutaneous lupus erythematosus,ACLE)、亚急性皮肤狼疮(subacute cutaneous lupus erythematosus,SCLE)和慢性皮肤狼疮(chronic cutaneous lupus erythematosus,CCLE)。很多患者可同时出现多种皮损,易与其他皮肤病相混淆,若临床及实验室证据无法诊断狼疮时,可以对皮疹进行活检以明确诊断。

鼻梁和双颧颊部呈蝴蝶形分布的红斑是系统性红斑狼疮最具特征的皮肤损害,属于急性皮肤狼疮,故系统性红斑狼疮也被称为"蝴蝶病"(图 12-1)。另外,全身受累的急性皮肤狼疮常表现为光照部位的斑疹或斑丘疹,但一般手部累及时位于指间关节处,不累及掌指关节。严重的急性皮肤狼疮可以出现类似中毒性表皮坏死溶解症的大疱样皮损。

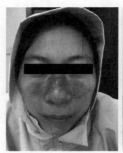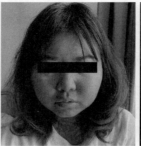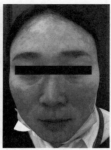

图 12-1　系统性红斑狼疮面部皮疹表现

常见的亚急性皮肤狼疮包括鳞屑性丘疹和环形皮疹,对光敏感且不会留瘢痕的皮损,与抗 SSA/Ro 抗体的出现相关。某些药物可诱发亚急性皮肤狼疮,如血管紧张素转化酶抑制剂(angiotensin converting enzyme inhibitor,ACEI)、钙通道阻滞剂(calcium channel blocker,CCB)、特比萘芬、氢氯噻嗪等。

盘状红斑是最常见的慢性皮肤狼疮亚型,其特点是毛囊栓塞,可局限于头颈部,也可散布于全身。其他的慢性皮肤狼疮类型包括狼疮性脂膜炎、冻疮样狼疮和狼疮性肿胀。

光过敏较为常见,给系统性红斑狼疮患者的生活带来较大影响。多于光照后1~2 周出现异常的皮肤反应,且伴随全身乏力和关节症状加重。

口腔或鼻腔等黏膜部位溃疡很常见,尤其是颊部黏膜最易出现,表现为红色斑疹、上颚红斑或出血点,但这些急性病变多数是无痛性的。而亚急性病变如口腔盘状病变表现为痛性、边界清楚的圆形红斑,常累及口唇及唇红缘和皮肤处。

2. 骨骼肌肉病变

(1) 骨骼累及:关节炎和关节痛是系统性红斑狼疮常见的临床表现,严重程度可从轻微关节痛到出现关节畸形不等;易累及膝关节、腕关节和双手小关节,滑膜渗出较少,区别于类风湿关节炎所具备的显著炎症性特征。狼疮的手部畸形多可复位。狼疮性关节炎在 X 线片上可不伴有骨侵蚀,但少数患者也可出现骨侵蚀,且通过 MRI 检查可发现早期骨侵蚀。

无菌性骨坏死是狼疮患者骨质血供不足的终末表现,最常累及股骨头、股骨髁和胫骨平台,小关节也可受累,多为双侧性,可有关节腔积液。当系统性红斑狼疮患者出现腹股沟处疼痛,尤其是负重和臀部活动后加重,并可放射至大腿侧面,出现跛行,此时应高度怀疑是否出现股骨头坏死。大剂量激素的应用是高危因素,且常出现在开始应用激素的前 3 个月。另外,有流行病学提示,SLEDAI 评分较高、细胞毒性药物的使用也是无菌性坏死的危险因素。

（2）肌肉累及：尽管系统性红斑狼疮患者常可出现肌痛、伴肌酶升高等肌炎的表现，但肌力下降程度较轻，通常累及四肢近端。

3. 肾脏病变

肾脏累及是系统性红斑狼疮常见的临床表现，也是重要的致残和导致死亡的因素，可表现为血尿、蛋白尿、低蛋白血症、肾功能不全等。高达 90％ 的系统性红斑狼疮可存在肾脏组织学累及的病理表现，约 50％ 患者发展为临床肾炎。因此，患者随访中需常规筛查蛋白尿、血尿，监测血肌酐变化，活动期患者至少每 3 个月检查一次。常用的实验室检测包括尿液分析、肾小球滤过率监测，怀疑有狼疮性肾炎时需要完善肾活检以明确诊断并评估病情活动情况。

系统性红斑狼疮肾脏受累可表现为多种类型，最常见的为肾小球肾炎、肾小管间质性病变及血管病变。肾小球肾炎的特征为免疫复合物的沉积和肾小球内炎性细胞浸润，损伤类型与免疫复合物沉积的部位有关。肾小管间质性病变和血管病变可合并或不合并免疫复合物沉积。炎性细胞浸润、肾小管损伤和间质纤维化是肾小管间质性病变的特征性改变，提示肾脏远期预后不良。系统性红斑狼疮的肾脏血管病变包括狼疮血管病、血栓性微血管病（thrombotic microangiopathy，TMA）、血管炎和非特异性血管硬化。血栓性微血管病的特征为肾小球毛细血管或小动脉腔内出现纤维素性血栓，可能与抗磷脂抗体有关。

对于怀疑有肾脏病变的系统性红斑狼疮患者，肾活检是进行明确诊断、病理分型的重要手段，为后续治疗方案的选择提供重要依据。国际肾脏病学会/肾脏病理学会（ISN/RPS）将系统性红斑狼疮的肾小球肾炎分为六型（表 12-1）。

表 12-1　狼疮性肾炎的病理学分型（国际肾脏病学会/肾脏病理学会，2003）

WHO 分型
Ⅰ 型　轻微系膜性狼疮性肾炎 光镜正常，免疫荧光可见系膜区免疫复合物沉积
Ⅱ 型　系膜增生性狼疮性肾炎 光镜下可见任何程度的系膜细胞增殖或基质增多，免疫荧光见免疫复合物沉积限于系膜区
Ⅲ 型　局灶性狼疮性肾炎 活动性或非活动性的局灶节段性或球性毛细血管内或毛细血管外肾小球肾炎，<50％肾小球受累，通常伴有局灶性内皮下免疫复合物沉积，伴或不伴系膜改变
Ⅳ 型　弥漫性狼疮性肾炎 活动性或非活动性的弥漫节段性或球性毛细血管内或毛细血管外肾小球肾炎，≥50％肾小球受累，通常伴有弥漫性内皮下免疫复合物沉积，伴或不伴系膜改变，分为弥漫节段性（Ⅳ-S）或弥漫小球性（Ⅳ-G）狼疮性肾炎

WHO 分型

Ⅴ型　　膜性狼疮性肾炎

球性或节段性上皮下免疫复合物沉积,伴或不伴系膜改变,Ⅴ型狼疮性肾炎可合并Ⅲ型或Ⅳ型狼疮性肾炎,应予分别诊断Ⅴ型狼疮性肾炎可有严重的硬化表现

Ⅵ型　　晚期硬化性狼疮性肾炎

≥90%的肾小球表现为球性硬化,且残余肾小球无活动性病变

4. 肺和胸膜病变

系统性红斑狼疮患者的肺及胸膜受累表现各异,可累及肺脏的任何部位。

(1)胸膜炎:胸痛,可伴有胸腔积液,出现血清 C 反应蛋白升高。

(2)胸腔积液:多无症状,常为双侧、少量,呈渗出性,需排除感染性胸腔积液、恶性肿瘤、心力衰竭、低蛋白血症等。

(3)慢性肺间质病变:表现为活动后气促、低氧血症、干咳、胸膜牵拉痛,肺功能提示弥散功能下降。高分辨率 CT(high resolution CT,HRCT)比普通 CT 对间质病变更敏感,非特异性间质性肺炎和寻常型间质性肺炎是组织病理学及 HRCT 上最常见的两种类型,诊断时需除外感染、恶性肿瘤和肺水肿。

(4)弥漫性肺泡出血:可严重威胁系统性红斑狼疮患者生命,是危重狼疮的一种。特征性表现为急性或亚急性呼吸困难和咳嗽、咳血、血红蛋白降低、肺部影像学有新发肺泡浸润,支气管镜有助于明确诊断并排除感染,特征表现为气道中见有血迹和持续性血性肺泡灌洗液,且可见吞噬含铁血黄色素的巨噬细胞。预后差,虽经积极治疗,死亡率仍可高达 50%。

(5)肺动脉高压:劳力性呼吸困难,干咳,乏力,胸痛。右心漂浮导管可明确诊断,需排除引起肺高压的其他因素,如肺血栓性疾病、左心功能不全。合并雷诺现象的患者更常见。

(6)急性狼疮肺炎:较为少见,表现为严重的急性呼吸系统症状,出现发热、咳嗽、低氧血症。影像学提示肺部浸润,可出现胸腔积液,需与肺部感染性疾病相鉴别。肺组织病理表现多为非特异性,如弥漫性肺泡损伤、炎性细胞浸润、透明膜形成和肺泡出血等。

(7)肺萎缩综合征:肺活量降低,呼吸困难,膈肌抬高,但无肺实质受累。

5. 心血管病变

心血管疾病是系统性红斑狼疮的常见并发症,可累及心包、心肌、心脏瓣膜、冠状动脉等结构。

(1)心包炎:最常见的心脏表现,可表现为心包积液、胸闷、心前区锐痛,端坐

位疼痛可缓解。心脏听诊可发现心包摩擦音和心动过速，心电图可见广泛 ST 段抬高。心包填塞少见。

（2）心肌炎：较为少见，多数情况下为心肌轻度损害，若有心功能不全则为重症，表现为心率增快，心律不齐，无法解释的心电图异常，超声心动图可见心脏舒张或收缩异常，以及整体收缩活动减弱。心内膜心肌组织活检有助于鉴别诊断，病理表现为血管周围和间质单个核细胞浸润，偶有纤维化和瘢痕形成。出现心肌炎为系统性红斑狼疮预后不良征兆。

（3）瓣膜疾病：可出现增殖性心内膜炎（又称疣状心内膜炎，Libman-Sack endocarditis），表现为瓣膜赘生物，二尖瓣后叶的心室侧最常见。通常不引起临床表现，但赘生物脱落引起栓塞或并发感染性心内膜炎可出现相应症状。

（4）冠心病：动脉粥样硬化性疾病是病程较长的系统性红斑狼疮患者的常见并发症。系统性红斑狼疮疾病本身、长期使用激素、合并存在高血压等均是冠状动脉粥样硬化性疾病的危险因素。另外，部分患者存在抗磷脂抗体易造成血栓形成，也是系统性红斑狼疮冠状动脉病变的重要原因。

6. 神经精神病变

神经精神狼疮可累及中枢和外周神经系统的任何部位，故可表现为多种神经性和精神性症状，可分为原发性血管损伤和原发性炎症性损伤两大类。ACR 将其分为 19 种不同的中枢神经系统及周围神经系统病变（表 12-2）。多数情况下，神经精神狼疮确切的发病机制仍未明。

表 12-2 神经精神狼疮的 19 种表现

中枢神经系统	周围神经系统
无菌性脑膜炎	急性炎症性脱髓鞘性多发性神经病
脱髓鞘综合征	自主神经功能障碍
脑血管病	单发或多发的单神经病变
头痛	重症肌无力
运动障碍	颅神经病变
脊髓病变	神经丛病变
癫痫发作	多神经病变
急性精神错乱	
焦虑	
认知障碍	
情绪失调	
精神障碍	

7. 血液系统受累

血液系统受累较为常见,三系及淋巴系统均可受影响,可作为首发症状出现,也可能会在病程中出现,此时需要考虑的是是否是因药物如硫唑嘌呤、甲氨蝶呤、环磷酰胺等引起的骨髓抑制。

(1)贫血:慢性病性贫血、自身免疫性溶血性贫血(autoimmune hemolytic anemia,AIHA)、微血管病性溶血性贫血(microangiopathic hemolytic anemia,MAHA)均可导致患者血红蛋白水平下降。

(2)白细胞减少:50%的系统性红斑狼疮患者可出现白细胞减低,而系统性红斑狼疮的治疗药物也可导致白细胞减少,需注意鉴别。系统性红斑狼疮导致的白细胞减少一般出现于治疗前或疾病复发时,对激素较为敏感,加强原发病治疗后多可恢复。

(3)血小板减少:可见于免疫性血小板减少或血栓性微血管病,与抗血小板抗体、抗磷脂抗体及骨髓巨噬细胞成熟障碍有关。

(4)淋巴结肿大和脾大:活动性系统性红斑狼疮可出现淋巴结病,表现为质软无痛性的肿大淋巴结,可为全身性或局灶性,颈部、腋窝和腹股沟处较为常见,组织学可见反应性增生和程度不同的凝固性坏死。部分患者可见脾大,可能与肝大有关,组织病理学可见动脉周围纤维化(洋葱皮样变)。

8. 胃肠道病变

胃肠道病变时,胃肠道任何部位均可受累,常见症状包括腹痛、腹泻、食管动力异常导致的吞咽困难。伴随有恶性呕吐的腹痛可以是由系统性红斑狼疮累及肠道引起的,亦可以是由药物副作用或感染引起的。胰腺炎不常见,肠系膜血管炎虽然罕见,但因临床表现类似于急腹症,很可能被误诊为胃穿孔、肠梗阻,甚至进行了不必要的手术,故需谨慎鉴别,早期诊断。腹部增强 CT 是早期诊断肠系膜缺血的最重要的影像学检查,可见肠系膜血管"栅栏征",肠壁增厚造成的"靶形征""梳齿征"(图 12-2);胃肠镜有时可发消化道缺血和溃疡。60%的系统性红斑狼疮患者可以出现肝酶升高,但黄疸少见,亦需排除药物引起的肝功能损害。

三、对妊娠的不良影响

病情稳定且无须使用大剂量激素或免疫抑制剂的系统性红斑狼疮患者妊娠率不受影响,但系统性红斑狼疮患者妊娠期间自发性流产等不良事件发生率显著高于正常人群,其中早产、先兆子痫和子痫、HELLP 综合征的发生率分别为 25%~35%、10%~15% 和 1.0%~1.5%[3]。与不良妊娠结局相关的危险因素包括疾病活动、高血压、大剂量糖皮质激素的使用等。

新生儿狼疮是系统性红斑狼疮妊娠的胎儿不良结局表现之一。新生儿狼疮是

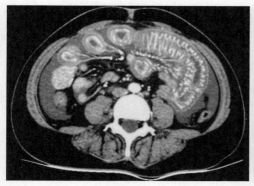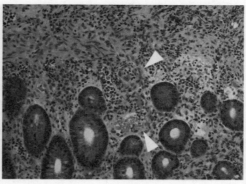

图 12-2　狼疮肠系膜血管炎

图片采自上海交通大学医学院附属仁济医院风湿科病房、J Gastroenterol Hepatol

A. 肠壁分层,肠系膜血管充血、增粗,可见"靶形征""梳齿征";B. 狼疮肠系膜血管炎病理图示(箭头处可见小血管周围有中性粒细胞浸润)[2]

因母体抗 SSA 抗体和(或)抗 SSB 抗体通过胎盘传到新生儿而导致的获得性自身免疫性疾病,可累及多个器官系统,其中先天性完全性心脏传导阻滞是最严重的并发症之一,可能与母体抗 SSA/Ro 抗体、抗 SSB/La 抗体有关,死亡率可高达 20%,故需早期进行胎儿心脏超声监测,以期早期发现心脏传导阻滞(Ⅰ°和Ⅱ°传导阻滞)并采取干预措施。另外,动脉导管未闭、房室间隔缺损等心脏结构性异常也可发生。皮疹是新生儿狼疮的常见表现,典型皮疹位于头皮、面部、躯干和四肢,好发于眶周,常为自限性,可在 6 个月内自行缓解,无须特殊治疗[1]。

系统性红斑狼疮患者孕期原发病复发风险也明显增高,可以发生在妊娠的各个阶段和产后 3 个月[4]。受孕前疾病未处于静止期、狼疮性肾炎、停用抗疟药等因素均是系统性红斑狼疮患者孕期疾病复发的危险因素。系统性红斑狼疮患者需在病情稳定缓解时方可选择妊娠,需满足下述标准[5]:① 系统性红斑狼疮患者病情稳定无活动>6 个月;② 激素药物(泼尼松或其他等量糖皮质激素)的使用剂量≤15 mg/d;③ 经严格评估无重要脏器(心脏、肾脏)损伤;④ 需停用与妊娠存在相关毒性的免疫抑制(雷公藤、环磷酰胺等)及其他药物 6～12 个月;⑤肾功能稳定,如肌酐≤140 μmol/L,肌酐清除率>50 mL/min,血压维持在正常水平,24 h 尿蛋白定量<0.5 g;⑥ 对于抗磷脂抗体阳性的患者,需经抗凝及免疫抑制药物联合治疗,抗磷脂抗体转阴至少 3 个月。

因此,系统性红斑狼疮患者应当在病情控制平稳后进行妊娠,且需在风湿免疫科医师和产科医师等多学科共同监测下度过妊娠期和产褥期[4]。

四、并发症

1. 感染

系统性红斑狼疮患者因感染引起死亡可达20%~55%。系统性红斑狼疮本身导致的免疫防御机制异常、大剂量糖皮质激素和免疫抑制剂的应用,均可导致患者出现广谱感染,呼吸道、泌尿道、中枢神经系统是最常见的感染部位。对正在接受免疫抑制治疗的狼疮患者,鉴别是否存在感染是临床工作中的重要挑战,需积极进行可疑病原学检查,探求支持感染的证据,为后续抗感染治疗提供依据。

2. 心血管事件

系统性红斑狼疮患者冠心病的风险比同年龄段正常人增加2.3~7.5倍。推荐根据危险分层和存在的并发症对系统性红斑狼疮的心血管疾病风险因素(包括高血压、高血糖、高血脂等)进行严格控制。

3. 骨质疏松

持续的疾病活动、免疫抑制剂导致的过早绝经、因避免日晒导致的维生素D相对缺乏、糖皮质激素的使用均可降低系统性红斑狼疮患者的骨密度。脊柱压缩性骨折常见。需定期监测骨密度及骨代谢指标进行评估。

4. 恶性肿瘤

系统性红斑狼疮患者中血液系统恶性肿瘤(尤其是非霍奇金淋巴瘤)、宫颈癌和肺癌比普通人更常见。最常见的系统性红斑狼疮相关非霍奇金淋巴瘤为弥漫性大B细胞淋巴瘤。免疫抑制治疗和固有的系统性红斑狼疮相关机制可能是其风险增加的原因。

【参考文献】

[1] FIRESTEIN G S, BUDD R C, GABRIEL S E, et al. Kelley's textbook of rheumatology [M]. 10th edition. Amsterdam: Saunders, 2020.

[2] HAMADA K, KITAMOTO H, OKABE M, et al. Gastrointestinal: Lupus mesenteric vasculitis of the colon diagnosed using endoscopic biopsy[J]. J Gastroenterol hepatol, 2021, 36(8): 2034.

[3] ANDREOLI L, BERTSIAS G K, AGMON-LEVIN N, et al. EULAR recommendations for women's health and the management of family planning, assisted reproduction, pregnancy and menopause in patients with systemic lupus erythematosus and/or antiphospholipid syndrome[J]. Ann Rheumatic Dis, 2017, 76(3): 476-485.

[4] 复发性流产合并风湿免疫病免疫抑制剂应用中国专家共识编写组. 复发性流产合并风湿免

疫病免疫抑制剂应用中国专家共识[J]. 中华生殖与避孕杂志,2020,40(7):527-534.

[5] KNIGHT C L, NELSON-PIERCY C. Management of systemic lupus erythematosus during pregnancy: challenges and solutions[J]. Open Access Rheumatol, 2017, 9: 37-53.

（王苏丽）

第十三章

系统性红斑狼疮分类标准的发展和比较

系统性红斑狼疮是一种表现极其复杂的自身免疫性疾病,以多脏器受累和存在多种自身抗体为核心特点。临床和血清学的异质性使系统性红斑狼疮的诊断存在很大的挑战,特别是在早期患者,临床表现还没有非常显著或还未达到诊断标准。目前系统性红斑狼疮还没有明确的诊断标准,临床广泛使用的是 ACR 于 1971 年提出的系统性红斑狼疮分类标准[1]和系统性红斑狼疮国际合作临床组织(Systemic Lupus International Collaborating Clinics,SLICC)于 2012 年提出的分类标准[2]。2017 年,ACR 和欧洲风湿病学会(European League Against Rheumatism,EULAR)联合提出了新的基于积分系统的系统性红斑狼疮分类诊断标准草案,为系统性红斑狼疮的合理诊断提供了新的手段。

本章将回顾历史上曾经较为广泛使用的系统性红斑狼疮分类诊断标准,通过不同版本分类标准的比较,对系统性红斑狼疮的核心特征有更好的认识。

一、系统性红斑狼疮的早期分类标准

1971 年发表了系统性红斑狼疮的早期分类标准[3],其中包含 14 项内容(表 13-1),可以看到 1971 年的分类标准是 ACR 后续 1982 年和 1997 年分类标准的雏形。由于分类标准制订和验证的系统性红斑狼疮患者基本都是在 20 世纪 60 年代确诊的患者,1971 年分类标准列入了多达 6 项的皮肤表现,但在免疫学特征方面认识很有限。

表 13-1 系统性红斑狼疮分类标准的变迁和比较

	1971 年 ACR 的分类标准	1982 年 ACR 的分类标准	1997 年 ACR 的分类标准	2012 年 SLICC 的分类标准
皮肤表现	6 项	4 项	4 项	4 项
	①面部红斑(蝶形红斑);②盘状红斑;③雷诺现象;④脱发;⑤光敏;⑥口腔或鼻咽溃疡	①蝶形红斑;②DLE 皮损;③光敏;④口腔溃疡	①蝶形红斑;②DLE 皮损;③光敏;④口腔溃疡	①急性皮肤狼疮和亚急性皮肤狼疮;②慢性皮肤狼疮;③口腔溃疡;④非瘢痕性脱发

续表

	1971 年 ACR 的分类标准	1982 年 ACR 的分类标准	1997 年 ACR 的分类标准	2012 年 SLICC 的分类标准
关节	1 项	1 项	1 项	1 项
	关节炎,表现为疼痛、压痛或肿胀而无≥1 关节的畸形	≥2 个外周关节的非侵蚀性关节炎,表现为疼痛、压痛或肿胀	≥2 个外周关节的非侵蚀性关节炎,表现为疼痛、压痛或肿胀	≥2 个外周关节的滑膜炎,表现为疼痛、压痛、肿胀或晨僵≥30 分钟
浆膜炎	1 项	1 项	1 项	1 项
	浆膜炎(以下任一表现):胸膜炎、胸膜摩擦音、浆膜炎病史、胸膜增厚和积液的证据、心包炎、EKG 表现提示心包炎	浆膜炎(以下任一表现):胸膜炎、心包炎	浆膜炎(以下任一表现):胸膜摩擦音、胸腔积液的证据、心包炎、EKG 表现提示心包炎	浆膜炎(以下任一表现):胸膜炎、典型胸膜疼痛>1 天、胸膜摩擦音、胸腔积液证据、心包炎、典型心包疼痛>1 天、EKG 表现提示心包炎
肾脏损害	2 项	1 项	1 项	1 项
	①蛋白尿≥3.5 g/d;②细胞管型	肾脏受累(以下任一表现):蛋白尿>0.5 g/d、细胞管型	肾脏受累(以下任一表现):蛋白尿>0.5 g/d、细胞管型	肾脏受累(以下任一表现):尿蛋白/肌酐比或尿蛋白浓度>0.5 g/d、红细胞管型
血液系统	1 项	1 项	1 项	3 项
	血液系统受累(以下任一表现):溶血性贫血、白细胞减少(<4 000/mm³)≥2 次、血小板减少(<100 000/mm³)	血液系统受累(以下任一表现):溶血性贫血、白细胞减少(<4 000/mm³)、血小板减少(<100 000/mm³)	血液系统受累(以下任一表现):溶血性贫血伴网织细胞升高、白细胞减少(<4 000/mm³)≥2 次、淋巴细胞减少<1 500/mm³≥2 次、血小板减少<100 000/mm³	①溶血性贫血;②白细胞减少或淋巴细胞减少(分别<4 000/mm³、<1 000/mm³至少一次);③血小板减少(<100 000/mm³)至少一次
神经系统	1 项	1 项	1 项	1 项
	精神病或抽搐(基于患者病史或医生观察,排除尿毒症或药物所致)	癫痫发作或精神病,除外药物或已知的代谢紊乱	癫痫发作或精神病,除外药物或已知的代谢紊乱	癫痫发作、精神病、多发性单神经炎、外周或脑神经病变、脑炎(急性神经混乱状态)

续表

	1971 年 ACR 的分类标准	1982 年 ACR 的分类标准	1997 年 ACR 的分类标准	2012 年 SLICC 的分类标准
免疫学异常	2 项	2 项	2 项	6 项
	①狼疮细胞;②慢性梅毒血清学假阳性	①狼疮细胞阳性,抗 dsDNA 或抗 Sm 抗体阳性,梅毒血清学假阳性;②抗核抗体阳性	①抗 dsDNA 抗体、抗 Sm 抗体或抗磷脂抗体阳性;②抗核抗体阳性(间接免疫荧光或同等方法)	①抗核抗体高于实验室参考范围;②抗 dsDNA 抗体高于实验室参考范围(ELISA 法检测需 2 次高于实验室参考范围);③抗 Sm 抗体阳性;④抗磷脂抗体(狼疮抗凝物阳性、梅毒血清学试验假阳性、抗心磷脂抗体至少 2 倍正常或中高滴度、抗 β2-GP I 抗体阳性);⑤低补体(低 C3、低 C4、低 CH50);⑥在无溶血性贫血者,直接 Coombs 试验阳性
	满足 4 条以上标准	满足 4 条以上标准	满足 4 条以上标准	满足 4 条(其中至少包括 1 条临床标准和 1 条免疫学标准);或活检证实的狼疮性肾炎,伴抗核抗体阳性或抗 dsDNA 抗体阳性

二、1982 年 ACR 的系统性红斑狼疮的修订标准

1971 年 ACR 的分类标准发表后,经过若干验证研究,获得了很多意见。分类标准中纳入过多的皮肤表现,脏器表现却太少,降低了分类标准的特异性。1982 年 ACR 颁布了修订标准[4]。与 1971 年 ACR 的分类标准相比,修订标准去除了雷诺现象、脱发等皮肤标准,并将抗核抗体检查单独列项为一个新的标准。此外,蛋白尿的标准从 3.5 g/d 降至 0.5 g/d,并把两项肾脏标准整合为一项。关节炎的标准加入了非侵蚀性关节炎的说明,以和类风湿关节炎相区别。

在 18 家参与分类标准制订中心中,新标准的敏感性达到 96%,特异性也达到 96%,与 1971 年 ACR 的分类标准相比,在敏感性和特异性都有提高。Levin 等测试了 159 名系统性红斑狼疮患者,发现新标准敏感性提高的主要原因是纳入了抗核抗体检查项目[5]。然而另一位研究者 Gilboe 等在对 346 名挪威患者研究中评价了 1982 年 ACR 的分类标准,发现 1982 年的分类标准在这个研究中敏感性低至 72%,而特异性为 91%[6]。这总体表明 1982 年 ACR 的系统性红斑狼疮分类标准敏感性仍不理想。

三、1997 年 ACR 更新系统性红斑狼疮分类标准

随着对系统性红斑狼疮免疫学特征的认识不断加深,特别是抗磷脂抗体与系统性红斑狼疮的联系,Piette 等[7]建议 ACR 再次修订分类标准。1997 年 ACR 更新的分类标准将抗磷脂抗体纳入分类诊断标准中,并去除了"狼疮细胞"项目。

1997 年 ACR 的系统性红斑狼疮分类标准在临床实践和临床研究中得到了广泛的使用。Eilertsen[8]等比较了挪威北部 1996~2006 年间采用 1997 年 ACR 的分类标准诊断入组的一个队列和同一地区 1978~1995 年采用 1982 年的分类标准入组的另一个队列,发现 1997 年的分类标准和 1982 年的分类标准使用大体相似。抗磷脂抗体是否纳入系统性红斑狼疮的诊断标准仍有不同意见。抗磷脂综合征是一个独立的疾病,除系统性红斑狼疮外,其他一些结缔组织病也可能有抗磷脂抗体或合并抗磷脂综合征。如果从特异性抗体的角度考虑,ANuA、抗核糖体 P 蛋白抗体对系统性红斑狼疮诊断的特异性可能要更高于抗磷脂抗体。

四、ACR 关于神经精神狼疮的定义

在 ACR 的分类标准中,神经系统的描述远远没有覆盖系统性红斑狼疮可能造成的神经精神损害。1999 年,ACR 批准了神经精神狼疮的定义,描述了 19 个表现(表 13-2)[9]。这一定义标准于 2001 年在涵盖 440 000 名成人的人群中进行了验证,纳入了 46 名系统性红斑狼疮患者和同等数量的对照者,91%患者和 56%对照者符合至少一项标准,特异性较差(46%)[10]。尽管 ACR 在神经精神狼疮的诊断方面迈出了重要一步,但纳入头痛、焦虑等不能直接反映神经元损伤的表现降低了其在临床诊断中的效力。

表 13-2　系统性红斑狼疮患者的神经精神综合征

中枢神经系统	外周神经系统
无菌性脑膜炎	急性炎症性脱髓鞘性多发性神经病(格林-巴利综合征)
脑血管疾病	自主神经病变
脱髓鞘综合征	单神经病
头痛	重症肌无力
运动失调	颅神经病变
脊髓病	神经丛病变
癫痫	多发性神经病
急性意识模糊状态	
焦虑症	
认知功能障碍	
情绪障碍	
精神病	

五、2012 年 SLICC 的系统性红斑狼疮的分类标准

SLICC 是致力于狼疮研究的一个国际组织,在 2012 年发布了新的系统性红斑狼疮分类标准。SLICC 的分类标准从几个重要的角度对 ACR 的分类标准进行了修订。

第一,皮肤方面的标准包括急性和亚急性皮肤狼疮,更接近常用的皮肤型红斑狼疮(cutaneouslupuserythematosus,CLE)的分类标准。在新的分类标准中去除了一直使用的"蝶形红斑"这一标准。在 2010 年,Gronhagen 等[11]采用严格的皮肤标准研究了系统性红斑狼疮患者皮肤表现的发生率。参与该研究的 260 名神经精神狼疮患者中,139 名有蝶形红斑。如果"蝶形红斑"这一项不计分,只有 8 个患者不能达到诊断标准,说明"蝶形红斑"这一项目不能明显地提高疾病诊断率。另外,只有很少一部分有蝶形红斑表现的患者在病理上能证实狼疮。因此,采用"急性和亚急性皮肤狼疮"这一描述,意味着更多病理符合狼疮的皮肤表现可以纳入诊断标准,涵盖面更大、特异性更强。在诊断标准中对"光敏"也有明确的定义,需要包含发生多形性日光疹的详细病史。在正常人中光敏的发生率大约为 20%,而在神经精神狼疮患者中则约为 60%。SLICC 的分类标准中还包括了非瘢痕性脱发,因为这一标准的敏感性和特异性较好,且获得了临床共识。

第二,2012 年 SLICC 的分类标准中关于关节炎的描述也发生变化,不强调非侵蚀性。这是因为新的影像学技术,发现一些神经精神狼疮患者的关节炎其实也可以是侵蚀性的。Saketkoo 等[12]将狼疮关节炎分为 5 类:①神经精神狼疮关节痛,没有炎症表现、侵蚀或畸形;②非畸形非侵蚀性炎症性关节病;③非畸形侵蚀性

关节病;④机械性侵蚀性畸形性关节病;⑤滑膜侵蚀性畸形性关节病。放射学手段能帮助我们区分这些类型,故也被推荐作为诊断工具。

第三,免疫学标准的变化也反映了研究者对系统性红斑狼疮血清检验的新的认识。抗 dsDNA 抗体、抗 Sm 抗体、狼疮抗凝物、梅毒血清学实验假阳性和抗心磷脂抗体分开列在不同的项目里,这样每一条都对诊断有所贡献。新加入的项目包括抗 β2-GP I 抗体和低补体,这也反映了这些生物标志物在系统性红斑狼疮发病机制中的作用。

第四,在 SLICC 的分类标准中活检证实的狼疮性肾炎加上一项免疫学标准如 ANA 或抗 dsDNA 抗体阳性就足以诊断系统性红斑狼疮,这突出了病理诊断的重要性,也很贴合临床实践。

与 1997 年 ACR 的分类标准相比,2012 年 SLICC 的分类标准有更好的敏感性(94%),而特异性(92%)不受影响[2]。随后,在包括 2 500 名系统性红斑狼疮患者的队列中比较了 1997 年 ACR 的分类标准和 2012 年 SLICC 的分类标准诊断的敏感性和特异性,发现 2012 年 SLICC 的系统性红斑狼疮分类标准具有较高的敏感性(93.2% vs. 85.6%, P<0.000 1)。在 296 名不符合 1997 年 ACR 的分类标准的患者中,62.8%可被 2012 年 SLICC 的标准诊断。其中在敏感性中差异最大的是病程<5 年的早期患者,随着病程的延长,诊断的差异减小。这说明 2012 年 SLICC 的分类标准更有利于早期患者的诊断[13]。

六、2019 年 EULAR/ACR 的系统性红斑狼疮分类标准

1982 年和 1997 年 ACR 的系统性红斑狼疮分类标准在很大程度上塑造了我们对系统性红斑狼疮的认识,在过去几十年间广泛用于系统性红斑狼疮的临床研究。2012 年 SLICC 的分类标准增加了敏感性,但在一定程度上降低了特异性。究其原因主要是过去的系统性红斑狼疮分类标准在大体结构上沿袭了既往 ACR 的分类标准结构,对符合标准的项目进行计数,这实际上对每个项目给予了同样的权重。由于系统性红斑狼疮的表现非常复杂,如果根据每个表现在疾病中的特异性重新进行权重的赋值,可能会增强分类标准的效力。此外,在早期患者中,疾病的表现可能还不够明显,如果能对更有特征的表现给出更高权重的分值,则有可能实现患者的早期诊断。

2014 年,ACR 和 EULAR 联合任命了包括 12 名成员在内的委员会,开始系统性红斑狼疮新分类标准的研究工作[14]。从 145 个项目中简化为 21 个项目,再进行细化、验证,最终于 2019 年公布了新的系统性红斑狼疮分类标准(表 13-3)[15]。

表 13-3　2019 EULAR/ACR 系统性红斑狼疮分类标准

临床评价项目		权重
全身	发热＞38.3℃	2
皮肤	非瘢痕性脱发	2
	口腔溃疡	2
	亚急性皮肤型或盘状红斑狼疮	4
	急性皮肤狼疮	6
关节炎	关节受累(定义:滑膜炎≥2个关节,特征为肿胀或积液, 或压痛≥2个关节+晨僵≥30分钟)	6
神经系统	谵妄	2
	精神病	3
	癫痫	5
浆膜炎	胸腔积液或心包积液	5
	急性心包炎	6
血液系统	白细胞减少	3
	血小板减少	4
	自身免疫性溶血	4
肾脏	24 h 蛋白尿＞0.5 g	4
	肾脏活检示Ⅱ型或Ⅴ型狼疮性肾炎	8
	肾脏活检示Ⅲ型Ⅳ型狼疮性肾炎	10
免疫学评价项目		
抗磷脂抗体	抗心磷脂抗体或抗 β2-GPⅠ抗体或狼疮抗凝物阳性	2
补体	低 C3 或低 C4	3
	低 C3 及低 C4	4
高度特异性抗体	抗 dsDNA 抗体(方法学与疾病对照比达到＞90％特异性)	6
	抗 Sm 抗体	6

总分≥10 分可分类为系统性红斑狼疮

进入标准:抗核抗体阳性(Hep-2 免疫荧光法≥1:80 或其他检测方法阳性)(曾经)。

需要声明的是,每个标准,如其他病因(感染、肿瘤、药物、内分泌紊乱、其他自身免疫病)比系统性红斑狼疮可能性更大,则不评分;既往符合某条标准可以计分;以上标准不需要同时发生;至少出现一个临床标准;在每一项中,取最高分。

与 2012 年 SLICC 的分类标准相比,新的分类标准以抗核抗体阳性(Hep-2 免疫荧光法≥1∶80)为进入标准,增加了全身表现"发热"项目,为各项诊断标准赋予权重积分,有助于单脏器受累患者的诊断。同时对各项标准运用的细则进行了规定,删除了"库姆斯试验(Coombs test)阳性而无溶血"这一免疫标准。这一免疫标准将狼疮性肾炎的病理内容直接纳入评分而且权重居高,支持了 SLICC 的分类标准的观点,且比 SLICC 的分类标准更为合理。此外,分类标准对关节炎、浆膜炎、急性皮肤狼疮、癫痫发作、抗 dsDNA 抗体和 Sm 抗体给予了高加权;而对血液系统受累、抗磷脂抗体、低补体、脱发、口腔溃疡则给予了相对的低加权。上述的调整应该是比较精细地反映了临床实际。

在 2019 年 EULAR/ACR 的分类标准颁布后,参与制订的专家也在多本风湿病学杂志上详细介绍了在临床中使用新分类标准的注意事项[16-18],以下做简要总结。

系统性红斑狼疮新的分类标准的进入标准:在 2019 年 EULAR/ACR 的分类标准中,要求抗核抗体阳性作为进入分类诊断的前提条件,这是因为基于多个队列研究,抗核抗体的敏感性在 96%~99%,说明确实存在抗核抗体阴性的系统性红斑狼疮,但是非常少见。在临床分类诊断中,使用抗核抗体阳性作为入选条件,可以增强分类标准的特异性。当然检验方法也是非常重要的问题,有研究表明,某些Hep-2 细胞或 Hep-2000 细胞底物上,会出现抗核抗体检测的敏感性问题,故需要有经验的技术人员不断优化条件。此外,研究者也考虑到,不是所有的医院在抗核抗体的检测上采用基于 Hep-2 细胞的间接免疫荧光法,故进入标准也提及可以接受其他的检测方法,如固相抗核抗体筛查免疫法等。由于抗核抗体在治疗后可能转阴,故只要病程中出现过抗核抗体阳性即可进入后续分类诊断流程。具体后续分类诊断流程如下。

1. 发热

不明原因的发热是系统性红斑狼疮常见的症状,但是发热是第一次进入分类标准。在临床使用中,主要注意排除感染,特别是病毒感染,明确是系统性红斑狼疮造成的发热才能计分。

2. 皮肤黏膜系统

新的分类标准继承了 SLICC 的分类标准中的"非瘢痕性脱发",但是删除了"鼻部溃疡"这一条,主要是考虑到了特异性的问题。

3. 关节疾病

新的分类标准特别提出,如果患者同时存在抗环瓜氨酸肽抗体阳性,关节症状可以用类风湿关节炎来解释,则不应计分。

4. 神经系统

新的分类标准没有纳入 SLICC 的分类标准中提到的"多发性单神经病变""脊

髓炎"等,主要是因为这些症状的发生率还是非常低。新的分类标准放入了"谵妄"症状,主要是因为过去诊断为精神病的一些症状,按照现在神经精神的观点可能应该归于"谵妄",如意识状态的变化、不能集中注意力;症状的发展时间从数小时不超过2天;症状在一天之内有起伏变化;或急性或亚急性认知功能的变化(记忆缺陷或是定向力下降等)或行为、情绪的变化(如坐卧不宁、睡眠/觉醒周期的颠倒等),有上述这些症状计2分。排除这些情况的精神病症状计3分。癫痫分数最高计5分。

5. 肾病

新的分类标准认为肾脏病理仍然具有非常高的诊断价值,病理诊断的Ⅲ型和Ⅳ型狼疮性肾炎直接可以分类为狼疮;而病理上Ⅴ型狼疮性肾炎计8分,主要是考虑到膜性肾病还可能由其他原因所致,如淋巴瘤可能表现为膜性肾病,同时有抗核抗体阳性,故单纯的膜性肾病还需要其他项目的计分才能分类到系统性红斑狼疮。

6. 血液系统

新的分类标准删除了"库姆斯试验阳性"。此外,说明指出如果患者有原发性抗磷脂综合征,且血小板减少是由于抗磷脂综合征所致,则这个"血小板减少"不应计分。

7. 自身抗体部分

新的分类标准仍然纳入"抗磷脂抗体"计分,除了抗心磷脂抗体要求中高滴度外,抗β2-GPⅠ抗体没有相应的要求。此外,抗磷脂综合征的诊断要求查2次抗磷脂抗体(2次间隔12周),抗磷脂抗体的中高滴度阳性,但在新的系统性红斑狼疮分类标准中,不要求间隔2次的抗磷脂抗体阳性,只要1次阳性即可计分。IgA抗β2-GPⅠ抗体被认为在抗磷脂综合征中意义不大,但在系统性红斑狼疮中相对常见,故也作为计分项目。

8. 低补体血症和其他高度特异性的抗体

新的分类标准也纳入了低补体血症和其他高度特异性的抗体如抗dsDNA-Ab抗体和抗Sm抗体,这两项特异性抗体计分都很高,达到6分。以期通过特异性的抗体帮助系统性红斑狼疮的早期诊断。

在2019年EULAR/ACR的系统性红斑狼疮分类标准颁布之后,在全球范围多个外部队列进行了广泛的验证,包括不同种族、不同性别、儿童和成人狼疮、长期狼疮、早期狼疮等[18],在各种验证中均提示新的诊断标准在敏感性和特异性的综合表现更优秀。在一项全球16个国家21个中心参加的验证研究为例[19],2019年新的分类标准在敏感性方面优于1997年ACR的诊断标准(97% vs. 83%),在特异性方面优于SLICC的分类标准(94% vs. 83%),说明2019年EULAR/ACR的系统性红斑狼疮分类标准是目前比较好的系统性红斑狼疮分类诊断标准。

综上所述,系统性红斑狼疮是一组高度异质性疾病,不易精确和合理诊断。正因为此,1971 年建立的诊断标准系统一直沿用至今。在过去近 50 年中这些分类标准经过历次修订以反映研究者对疾病发病机制和临床特征不断深入的认识,但目前还没有一个能够真正反映疾病本质的诊断标准。对于患者个体,特别是疾病早期阶段,仍然需要采用临床表现和标准化的实验室检查,结合患者的家族史等其他危险因素,才能作出合理的诊断。必要时可以随访一段时间,以最终确立诊断。

　　此外,符合目前分类标准的患者,在临床表现、治疗反应及预后等方面仍然存在极大的差异,这也提示有可能需要对系统性红斑狼疮进行更为精准的亚类分型。将来,随着精准医学概念的不断深入,遗传学、表观遗传学、转录组学、蛋白质组学、细胞组学、代谢组学等技术可能使我们对疾病发生发展的本质有愈加深刻的认识,这将帮助我们对系统性红斑狼疮的不同亚型进行更为精细的区分,并据此开展更具靶向性的治疗,最终为患者带来更好的预后。

··【参考文献】··

[1] HOCHBERG M C. Updating the American College of Rheumatology revised criteria for the classification of systemic lupus erythematosus[J]. Arthritis Rheum,1997,40(9):1725.

[2] PETRI M, ORBAI A M, ALARCÓN G S, et al. Derivation and validation of the Systemic Lupus International Collaborating Clinics classification criteria for systemic lupus erythematosus[J]. Arthritis Rheum, 2012, 64(8):2677-2686.

[3] FRIES J F, SIEGEL R C. Testing the "preliminary criteria for classification of SLE"[J]. Ann Rheum Dis, 1973, 32(2):171-177.

[4] TAN E M, COHEN A S, FRIES J F, et al. The 1982 revised criteria for the classification of systemic lupus erythematosus[J]. Arthritis Rheum, 1982, 25(11):1271-1277.

[5] LEVIN R E, WEINSTEIN A, PETERSON M, et al. A comparison of the sensitivity of the 1971 and 1982 American Rheumatism Association criteria for the classification of systemic lupus erythematosus[J]. Arthritis Rheum, 1984, 27(5):530-538.

[6] GILBOE I M, HUSBY G. Application of the 1982 revised criteria for the classification of systemic lupus erythematosus on a cohort of 346 Norwegian patients with connective tissue disease[J]. Scand J Rheumatol, 1999, 28(2):81-87.

[7] PIETTE J C, WECHSLER B, FRANCIS C, et al. Systemic lupus erythematosus and the antiphospholipid syndrome: reflections about the relevance of ARA criteria[J]. J Rheumatol, 1992, 19(12):1835-1837.

[8] EILERTSEN G Ø, BECKER-MEROK A, NOSSENT J C. The influence of the 1997 updated classification criteria for systemic lupus erythematosus: epidemiology, disease presentation, and patient management[J]. J Rheumatol, 2009, 36(3):552-559.

[9] NO AUTHORS LISTED. The American College of Rheumatology nomenclature and case definitions for neuropsychiatric lupus syndromes[J]. Arthritis Rheum, 1999, 42（4）: 599-608.

[10] AINIALA H, HIETAHARJU A, LOUKKOLA J, et al. Validity of the new American College of Rheumatology criteria for neuropsychiatric lupus syndromes: a population-based evaluation[J]. Arthritis Rheum, 2001, 45(5): 419-423.

[11] GRÖNHAGEN C M, GUNNARSSON I, SVENUNGSSON E, et al. Cutaneous manifestations and serological findings in 260 patients with systemic lupus erythematosus [J]. Lupus, 2010, 19(10): 1187-1194.

[12] SAKETKOO L A, QUINET R. Revisiting Jaccoud arthropathy as an ultrasound diagnosed erosive arthropathy in systemic lupus erythematosus[J]. J Clin Rheumatol, 2007, 13(6): 322-327.

[13] INÊS L, SILVA C, GALINDO M, et al. Classification of systemic lupus erythematosus: systemic lupus international collaborating clinics versus American College of Rheumatology Criteria. A comparative study of 2055 patients from a real-life, international systemic lupus erythematosus cohort[J]. Arthritis Care Res (Hoboken), 2015, 67(8): 1180-1185.

[14] TEDESCHI S K, JOHNSON S R, BOUMPAS D, et al. Developing and refining new candidate criteria for systemic lupus erythematosus classification: An international collaboration[J]. Arthritis Care Res (Hoboken), 2018, 70(4): 571-581.

[15] ARINGER M, COSTENBADER K, DAIKH D, et al. 2019 European League Against Rheumatism/American College of Rheumatology classification criteria for systemic lupus erythematosus[J]. Ann Rheum Dis, 2019, 78: 1151-1159.

[16] MARTIN A, SINDHU R J. Classifying and diagnosing systemic lupus erythematosus in the 21st century[J]. Rheumatology, 2020, 59: v4-v11.

[17] MARTIN A, NICOLAI L, SINDHU R J. New criteria for lupus[J]. Current Rheumatology Reports, 2020, 22: 18.

[18] MARTIN A, SINDHU R J. New lupus criteria: a critical view[J]. Curr Opin Rheumatol, 2021, 33: 205-210.

[19] JOHNSON SR, BRINKS R, COSTENBADER KH, et al. Performance of the 2019 EULAR/ACR classification criteria for systemic lupus erythematosus in early disease, across sexes and ethnicities[J]. Ann Rheum Dis, 2020, 79: 1333-1339.

（扶琼）

第十四章

系统性红斑狼疮活动性和脏器损伤评估的手段

一、系统性红斑狼疮活动度评估

系统性红斑狼疮在诊断和治疗方面对于临床医生而言始终是一个巨大的挑战。它通常累及多系统，且临床表现多样。1996 年，SLICC 提出系统性红斑狼疮患者需进行全面评估的建议，包括疾病活动度、慢性损伤和生活质量。近年来，EULAR 的指南也多次强调需控制疾病活动度，旨在预防慢性损害的发展，同时治疗目标应重点关注系统性症状和组织器官的缓解或实现低疾病活动度。基于以上考虑，对于疾病活动度的客观评估具有相当意义[1-2]。另外，在临床研究及随机对照试验中，疾病活动度评估也是不可或缺的，如新药临床试验等。

1. 系统性红斑狼疮活动度评估手段

对于疾病活动度而言，涉及临床表现及血清学等多方面，需要医生对病史、体格检查和实验室检查进行综合评估。

实验室检查有助于指导疾病活动度的评估和现有或可能出现的器官特异性并发症的诊断，但目前也缺乏特异性的生物标志物。抗 dsDNA 抗体和补体（C3 或 C4）水平早已被确定为疾病活动度的预测因子。约 60% 的患者在整个疾病进程中可检测到抗 dsDNA 抗体，而且它的升高与狼疮性肾炎密切相关。此外，大量研究也表明低补体血症与疾病活动度密不可分。一些新的狼疮疾病活动度标志物也在不断探索中，如 ANuA、维生素 D、抗染色质抗体等[3]。

现有的系统性红斑狼疮活动度评估工具主要可分为两大类。第一类：整体评估体系，包括 SLEDAI、欧洲共识疾病活动度评估（European consensus lupus activity measurement，ECLAM）、系统性红斑狼疮活动性评估（systemic lupus activity measure，SLAM）、狼疮活动性量表（lupus activity index，LAI）；第二类：器官和系统评估体系，包括 BILAG 评分。

《2020 中国系统性红斑狼疮诊疗指南》推荐对于初诊和随访的系统性红斑狼疮患者，建议选择 SLEDAI-2000 作为评价标准，建议优先选择 EULAR 提出的分类标准，即轻度活动为 SLEDAI-2000≤6 分，中度活动为 SLEDAI-2000 7~12 分，重度活动为 SLEDAI-2000≥12 分[4]。最常用于观察性研究和随机对照研究的是 SLEDAI 和 BILAG。临床实践中常采用 SLEDAI、BILAG、ECLAM 和医生整体评估（physician's global assessment，PGA）。

（1）SLEDAI：SLEDAI 于 1996 年首次发布，随后在 2002 年修改为 SLEDAI-2000，对于患者过去 10 天内的疾病活动度进行评估，包含临床参数和实验室参数的评价（表 14-1）[5]。SLEDAI-2000 的主要特征在于体现了持续、活跃的疾病状态。

表 14-1　SLEDAI-2000 评估

评分	临床表现	定义
8	癫痫发作	最近开始发作的，除外代谢、感染、药物所致
8	精神症状	严重紊乱干扰正常活动，除外尿毒症、药物影响
8	器质性脑病	智力的改变伴定向力、记忆力或其他智力功能的损害并出现反复不定的临床症状，至少同时有以下中的两项：感觉紊乱，不连贯的松散语言、失眠或白天瞌睡、精神活动增多或减少，除外代谢、感染、药物所致
8	视觉受损	系统性红斑狼疮视网膜病变，除外高血压、感染、药物所致
8	颅神经异常	累及颅神经的新出现的感觉、运动神经病变
8	狼疮性头痛	严重持续性头痛，麻醉性止痛药无效
8	脑血管意外	新出现的脑血管意外，除外动脉硬化
8	血管炎	溃疡，坏疽，有触痛的手指小结节，甲周碎片状梗塞，出血或经活检、血管造影证实血管炎
4	关节炎	2 个以上关节痛和炎性体征（如压痛、肿胀、渗出）
4	肌炎	近端肌痛或无力伴肌酸激酶（CPK）/醛缩酶升高，或肌电图改变或活检证实
4	管型尿	出现颗粒管型或红细胞管型
4	血尿	>5 个红细胞/HP，除外结石、感染和其他原因
4	24 h 蛋白尿	>0.5 g，新出现或近期增加
4	脓尿	>5 个白细胞/HP，除外感染
2	脱发	异常斑片状或弥散性脱发
2	皮疹	炎症性皮疹
2	黏膜溃疡	口腔或鼻黏膜溃疡
2	胸膜炎	胸膜炎性胸痛伴胸膜摩擦音、渗出或胸膜肥厚
1	发热	>38 ℃，需除外感染因素
1	血小板减少	$<100×10^9$/L，需除外药物因素
1	白细胞减少	$<3×10^9$/L，需除外药物因素

注：将所有项目评分相加即获得最终 SLEDAI-2000 的评分。0 分代表缓解；1～4 分代表疾病轻度活动；5～10 分代表疾病中度活动；>10 分代表疾病重度活动。

SLEDAI-2000 对于疾病活动度程度存在一定限制，它只能在每个系统中评估存在或不存在某些临床情况，而不是对活动程度进行分级。

此外，基于系统性红斑狼疮患者应用雌激素安全性评估的临床试验，研究者还提出了 SELENA-SLEDAI 疾病复发评估体系，加入了心包炎（0/2 分）、低补体（0/2 分）和高抗 dsDNA 抗体（0/2 分）。在 SELENA-SLEDAI 中，根据疾病复发所需的治疗，引入了新发或复发的描述，对 SLEDAI 做出了很好的补充。

（2）BILAG：BILAG 于 1988 年首次报告，最初包含 8 个系统的特征性临床表现评估（全身状况、皮肤黏膜、神经系统、骨骼肌肉、心血管和呼吸系统、血管炎、肾脏、血液系统）（表 14-2）[6]。2004 年 BILAG 工作组增添了在消化道和眼部的临床表现，将血管方面的评估不再单独作为一个整体，而是分散合并进入其他系统，被修订为九大系统（全身状况、皮肤黏膜、神经系统、肌肉骨骼、心肺系统、消化系统、眼、肾脏和血液系统）的评估，称为 BILAG-2004。BILAG-2004 指的是过去 30 天内九大系统的活动情况。每一项都会被记录为无、改善、持衡、恶化或新发。根据疾病活动度记录为从 A 到 E 的分数。A 代表非常活跃的疾病，需要使用免疫抑制药物和/或每天超过 20 mg 的泼尼松剂量（或等效剂量）进行治疗。B 代表中度疾病活动度，需要较低剂量的皮质类固醇、局部类固醇、局部免疫抑制剂、抗疟药或非甾体抗炎药。C 代表疾病轻度稳定。D 代表先前受到影响的系统中不存在疾病活动。E 代表没有当前或以前的疾病活动。为了便于与 SLEDAI 进行比较，数字评分已与 BILAG 指数相关联。其中 A、B、C、D 和 E 的等效数字分数分别为 9、3、1、0 和 0。

表 14-2　BILAG 指数评估

	临床表现	评分
全身状况	发热	0：无；1．改善；2．持衡；3．恶化；4．新发
	体重减轻（无意减重）>5%	0：无；1．改善；2．持衡；3．恶化；4．新发
	淋巴结肿大/脾大	0：无；1．改善；2．持衡；3．恶化；4．新发
	疲劳/不适/倦怠	0：无；1．改善；2．持衡；3．恶化；4．新发
	厌食/恶心/呕吐	0：无；1．改善；2．持衡；3．恶化；4．新发
皮肤黏膜	斑丘疹（重度）、活动性（大疱疹）	0：无；1．改善；2．持衡；3．恶化；4．新发
	斑丘疹（轻度）	0：无；1．改善；2．持衡；3．恶化；4．新发
	活动性盘状病变（全身/泛发）	0：无；1．改善；2．持衡；3．恶化；4．新发
	活动性盘状病变（局部）	0：无；1．改善；2．持衡；3．恶化；4．新发
	脱发（重度，活动性）	0：无；1．改善；2．持衡；3．恶化；4．新发
	脱发（轻度）	0：无；1．改善；2．持衡；3．恶化；4．新发
	脂膜炎（重度）	0：无；1．改善；2．持衡；3．恶化；4．新发
	血管性水肿	0：无；1．改善；2．持衡；3．恶化；4．新发
	广泛性黏膜溃疡	0：无；1．改善；2．持衡；3．恶化；4．新发
	小黏膜溃疡	0：无；1．改善；2．持衡；3．恶化；4．新发
	蝶形红斑	0：无；1．改善；2．持衡；3．恶化；4．新发

	临床表现	评分
	皮下结节	0：无；1．改善；2．持衡；3．恶化；4．新发
	冻疮样皮肤病变	0：无；1．改善；2．持衡；3．恶化；4．新发
	甲周红斑	0：无；1．改善；2．持衡；3．恶化；4．新发
	手指肿胀	是/否
	指(趾)硬皮病	是/否
	钙质沉着	是/否
	毛细血管扩张	是/否
神经系统	进行性意识减退	0：无；1．改善；2．持衡；3．恶化；4．新发
	精神病或意识错乱状态	0：无；1．改善；2．持衡；3．恶化；4．新发
	癫痫发作	0：无；1．改善；2．持衡；3．恶化；4．新发
	中风综合征	0：无；1．改善；2．持衡；3．恶化；4．新发
	无菌性脑膜炎	0：无；1．改善；2．持衡；3．恶化；4．新发
	多发性单神经炎	0：无；1．改善；2．持衡；3．恶化；4．新发
	上行性或横贯性脊髓炎	0：无；1．改善；2．持衡；3．恶化；4．新发
	外周或颅神经病变	0：无；1．改善；2．持衡；3．恶化；4．新发
	盘状水肿/类细胞体	0：无；1．改善；2．持衡；3．恶化；4．新发
	舞蹈征	0：无；1．改善；2．持衡；3．恶化；4．新发
	小脑共济失调	0：无；1．改善；2．持衡；3．恶化；4．新发
	持续性重度头痛	0：无；1．改善；2．持衡；3．恶化；4．新发
	器质性抑郁症	0：无；1．改善；2．持衡；3．恶化；4．新发
	器质性脑综合征(包括假性脑瘤)	0：无；1．改善；2．持衡；3．恶化；4．新发
	发作性偏头痛	0：无；1．改善；2．持衡；3．恶化；4．新发
骨骼肌肉	肌炎	0：无；1．改善；2．持衡；3．恶化；4．新发
	重度多发性关节炎、伴功能丧失	0：无；1．改善；2．持衡；3．恶化；4．新发
	关节炎	0：无；1．改善；2．持衡；3．恶化；4．新发
	肌腱炎	0：无；1．改善；2．持衡；3．恶化；4．新发
	轻度慢性肌炎	0：无；1．改善；2．持衡；3．恶化；4．新发
	关节痛	0：无；1．改善；2．持衡；3．恶化；4．新发
	肌痛	0：无；1．改善；2．持衡；3．恶化；4．新发
	肌腱挛缩、固定性畸形	是/否
	无菌性坏死	是/否
心血管和呼吸系统	胸痛(胸膜、心包)	0：无；1．改善；2．持衡；3．恶化；4．新发
	呼吸困难	0：无；1．改善；2．持衡；3．恶化；4．新发
	心力衰竭	0：无；1．改善；2．持衡；3．恶化；4．新发
	摩擦音	0：无；1．改善；2．持衡；3．恶化；4．新发
	渗出(胸膜、心包)	0：无；1．改善；2．持衡；3．恶化；4．新发

续表

临床表现	评分
轻度或间歇性胸痛	0：无；1：改善；2. 持衡；3. 恶化；4. 新发
进展性胸部 X 线改变（肺）	是/否
进展性胸部 X 线改变（心脏大小）	是/否
ECG 显示心包炎或心肌炎	是/否
心律失常，包括心动过速＞100 次/分，而无发热	是/否
肺功能降低＞20%	是/否
组织细胞学证据显示炎症性肺病	是/否
血管炎 包括溃疡在内的重大皮肤血管炎	0：无；1：改善；2. 持衡；3. 恶化；4. 新发
由血管炎引起的严重腹腔危象	0：无；1：改善；2. 持衡；3. 恶化；4. 新发
血栓栓塞复发（除外脑卒中）	0：无；1：改善；2. 持衡；3. 恶化；4. 新发
雷诺现象	0：无；1：改善；2. 持衡；3. 恶化；4. 新发
网状青斑	0：无；1：改善；2. 持衡；3. 恶化；4. 新发
浅静脉炎	0：无；1：改善；2. 持衡；3. 恶化；4. 新发
轻度皮肤血管炎（甲褶血管炎、手指血管炎、紫癜、荨麻疹）	0：无；1：改善；2. 持衡；3. 恶化；4. 新发
血栓栓塞（脑卒中除外）首次发病	是/否
肾脏 收缩压升高	0：无；1：改善；2. 持衡；3. 恶化；4. 新发
舒张压升高（5 级）	0：无；1：改善；2. 持衡；3. 恶化；4. 新发
急进性高血压	是/否
尿试纸检测	阴性；＋；＋＋；＋＋＋
尿蛋白（a 或 b）	
a. 24 h 尿蛋白	（　　　）g
b. 尿蛋白肌酐比	（　　　）mg/mmol
尿蛋白（a 或 b）	
a. 新纪录的 24 h 尿蛋白＞1 g	是/否
b. 尿蛋白肌酐比＞100 mg/mmol	是/否
肾病综合征	是/否
肌酐（血浆/血清）	（　　　）mg/dL
肌酐清除率/肾小球滤过率	（　　　）mL/min
活动性尿沉渣	是/否
3 个月内组织学证实的活动性肾炎	是/否
血液系统 血红蛋白	（　　　）g/dL
白细胞总数	（　　　）×10^9/L
中性粒细胞	（　　　）×10^9/L
淋巴细胞	（　　　）×10^9/L
血小板	（　　　）×10^9/L

续表

临床表现	评分
活动性溶血的证据	是/否
库姆斯试验阳性	是/否
循环抗凝物存在的证据	是/否

BILAG 分别对各系统器官进行评分,无总体评分;评估的项目众多,是系统性红斑狼疮评估各器官疾病活动性最全面的工具。该指数评估的优势不仅体现于临床工作中,也体现于临床试验中。并且,BILAG 已在儿童狼疮患者和妊娠期狼疮患者中得到验证。但是,因其内容相当复杂,应用烦琐,重复性相对较差。

(3) ECLAM:基于大量患者的临床数据,ECLAM 于 1992 年首次报道。它对于患者过去 30 天内的疾病情况进行评估,包含临床和血清学检查及其不同的相对权重。具体评分细则如下:

1) 一般情况:发热或乏力(0.5 分)。

2) 关节炎(1 分)。

3) 活动的皮肤黏膜表现(0.5 分);持续进展的皮肤黏膜表现(1 分)。

4) 肌炎(2 分)。

5) 心包炎(1 分)。

6) 消化道表现:胃肠道血管炎或无菌性腹膜炎(2 分)。

7) 呼吸道症状:胸膜炎或肺炎或进行性呼吸困难(1 分)。

8) 持续进展的神经系统症状:头痛、癫痫、中风、器质性精神障碍或精神病(2 分)。

9) 肾脏表现:蛋白尿、管型尿、血尿、血清肌酐下降或肌酐清除率下降(0.5 分);持续进展的肾脏损伤(2 分)。

10) 血液系统异常:贫血、白细胞减少($<3\,500\ mm^3$)或血小板减少($<100\,000\ mm^3$)(1 分)。

11) 血沉:$>25mm/h$(1 分)。

12) 低补体血症(1 分);持续进展的低补体血症(1 分)[7]。

ECLAM 不仅可用于临床实践中,还可用于对既往患者病史记录的数据进行疾病活动度的回顾性研究。

(4) PGA:于 20 世纪 70 年代后期兴起,最初用于测量类风湿关节炎患者中疼痛等自我评估,目前已广泛应用于全球健康及整体疾病活动度的评估。PGA 的范围为 0~10 厘米,分数越高代表疾病活动水平越高,低活动水平建议定义为≤2 分。但是,PGA 过于主观,无法作为疾病活动度评价的金标准。

以上为常用的系统性红斑狼疮活动整体评估体系。此外，大量的临床研究也提出了新的综合指数用于评估系统性红斑狼疮患者对于新药的临床反应[8]。系统性红斑狼疮反应指数（SLE responder index，SRI）来源于 BLISS-52 和 BLISS-76 的研究，包含 PGA、SELENA-SLEDAI 和 BILAG 的多维评估。在临床研究中发现通过评估 SRI 显示出贝利尤单抗与安慰剂的显著差异。在 EMBLEM 研究中，研究者建议使用基于 BILAG 综合狼疮评估（BILAG-based composite lupus assessment，BICLA），共涉及包括 SLEDAI-2000、PGA 和 BILAG 的多个项目。系统性红斑狼疮疾病活动度评分（SLE disease activity score，SLE-DAS）则是另一项新兴的系统性红斑狼疮活动评分，具有 17 个加权的临床和实验室参数，包括对关节炎、蛋白尿、血小板减少和白细胞减少的连续监测。眼部表现、心肺受累、胃肠道症状及溶血性贫血这些临床参数在系统性红斑狼疮患者中虽然不常见，但却是重要的临床表现。SLE-DAS 弥补了 SLEDAI 中相应的缺失。通过对于临床队列的随访观察，与 SLEDAI-2000 相比，SLE-DAS 在评估疾病活动性方面具有更高的准确性和敏感性[9]。

　　迄今，尚无衡量系统性红斑狼疮活动度的金标准。在系统性红斑狼疮患者中，所有评估体系的使用均可能受到可行性、简易性和成本效益的影响。例如，BILAG 的使用耗时耗力，而 SLEDAI 无法对于疾病的异质性和严重程度进行个性化评价。故在临床实践中，需由临床医生酌情使用。

　　疾病缓解也始终是系统性红斑狼疮中一个备受争议的概念。系统性红斑狼疮缓解定义（definition of remission in SLE，DORIS）工作组认为，总体临床缓解的定义应是使用复合疾病活动度指标评定为无疾病活动或低疾病活动（SLEDAI 评分为 0，BILAG-2004 评分为 D、E，ECLAM 评分为 0，以及 PGA 评分为 0.5 或更低），同时纳入血清学阴性的依据（如 dsDNA 和补体）[10]。也有学者致力于狼疮低疾病活动状态（lupus low disease activity state，LLDAS）的研究。它通常被定义为 SLEDAI-2000 评分为 4 分或更低，且无主要脏器活动和新发活动的表现，PGA 评分为 1 或者更低，且泼尼松每日剂量为 7.5 mg 或者更少[11]。

　　2. 系统性红斑狼疮活动度评估时间点

　　对于系统性红斑狼疮患者的评估频率，目前尚无确切依据。《2020 中国系统性红斑狼疮诊疗指南》建议，对于处于活动期的患者，至少每 1 个月进行 1 次疾病活动度评估；对于处于稳定期的患者，每 3～6 个月进行 1 次疾病活动度评估。也可选用国家风湿病数据中心网络平台作为疾病管理平台，从而进行系统性红斑狼疮患者的长期随访。根据不同的国际指南推荐，对于处于活动期的患者，至少每 1～3 个月进行 1 次疾病活动度评估，或者在第 1 年内，每 3～4 个月进行 1 次疾病活动度评估；对于处于稳定期或低疾病活动的患者，每 6～12 个月进行 1 次疾病活动度评估。在临床实践中,具体监测频率需根据疾病及治疗策略进行灵活调整,直至病情稳定。

3. 疾病复发的评估

每年平均65%～70%的系统性红斑狼疮患者会出现疾病复发。美国的狼疮工作组曾将系统性红斑狼疮复发定义为一个或多个器官系统中可测得的疾病活动度的增加,包括需要临床重视和立刻治疗的新发或加重的临床症状,以及实验室检查结果。现有的复发评估主要有以下几种:① SLEDAI-2000 评分增加 4 分;② SELENA-SLEDAI flare index(SFI),包括 SELENA-SLEDAI 指数、新发或加重的疾病活动评估、治疗方案的改变和住院情况;③ PGA。严重疾病复发是指存在以下项目中的至少一项:①SELENA-SLEDAI＞12 分;②新发或加重的中枢神经系统累积、血管炎、肾小球肾炎、肌炎、血小板减少(＜60×10^9/L)、溶血性贫血(血红蛋白＜70 g/L 或 2 周内下降超过 30 g/L)、每日所需糖皮质激素剂量加倍至0.5 mg/kg 或需要紧急住院;③任何需要将每日泼尼松或等效药物的剂量增加至0.5 mg/kg 以上,或开始使用环磷酰胺、硫唑嘌呤、吗替麦考酚酯或甲氨蝶呤治疗的临床情况;④因狼疮活动而住院;⑤PGA 评分增加 2.5 分。BILAG-2004 也适用于评价疾病复发,将严重复发定义为一个新发的 A 级评分、中度复发定义为 2 个新发的 B 级评分[8,12]。

二、系统性红斑狼疮脏器损伤评估手段

1. 系统性红斑狼疮器官损伤的主要评估手段

随着研究进展,在过去的几十年中,系统性红斑狼疮患者的预期寿命较前显著提高。越来越多的证据表明器官损伤对患者的死亡率有重要影响,对系统性红斑狼疮患者的社会心理状态及生活质量也有深远的影响。由疾病本身、治疗或合并症产生的器官损伤可能会永久存在。部分研究发现,于系统性红斑狼疮诊断第一年内出现器官损伤的患者 10 年死亡率为 25%;而于系统性红斑狼疮诊断第一年内无器官损伤的患者 10 年死亡率仅为 7.3%。因此,早期发现器官损伤具有重要意义。为了衡量这种器官损伤,ACR 支持的 SLICC 工作组发布了一项评估手段,称为SLICC/ACR 损伤指数(the systemic lupus international collaborating clinics/American college of rheumatology damage index, SDI)[13]。尽管其中一些项目定义模糊,但它是目前仅有的、可靠的、已验证且实操性强的器官损伤全面评估工具,可用于监测活动性系统性红斑狼疮、治疗或相关并发症引起的各种器官的合并症或功能障碍。EULAR 指南建议每年评估一次 SDI。SDI 分数的增加对于治疗和预后均有意义,从侧面反映了疾病的负担。

SDI 包含 12 个系统,最高评分 47,要求只有在确诊系统性红斑狼疮之后出现

的临床表现才可被记录,并且是不可逆的、与急性炎症反应无关的、符合量表本身的定义且排除其他因素所致的并发症。临床表现需持续存在 6 个月以上或新发的病理损伤(如心肌梗死、脑卒中)才可被记录。对于反复出现的事件则需间隔 6 个月以上,计为 2 分。相同损伤不可重复计分(表 14-3)。

表 14-3　SLICC/ACR 损伤指数

	临床表现	评分
眼(任意单眼,根据临床评估)	白内障	1
	视网膜改变或视神经萎缩	1
神经精神	认知障碍(记忆缺陷、计算困难、注意力不集中、言语或书写困难、行为损害)或严重的精神障碍	1
	癫痫(需要 6 个月以上的治疗)	1
	脑血管意外 1 次	1
	脑血管意外 2 次及以上	2
	颅神经或外周神经病变(视神经除外)	1
	横贯性脊髓炎	1
肾脏	估算或测得肾小球滤过率<50%	1
	24 h 蛋白尿≥3.5 g	1
	终末期肾病(肾脏替代治疗或肾移植)	3
肺	肺动脉高压(右心室扩大或第二心音亢进)	1
	肺纤维化(体征和影像学)	1
	缩减肺(影像学)	1
	胸膜纤维化(影像学)	1
	肺动脉栓塞(影像学)或非恶性肿瘤导致的肺段切除	1
心脏	心绞痛或冠状动脉旁路移植术	1
	心肌梗死 1 次	1
	心肌梗死 2 次及以上	2
	心肌病(心室功能障碍)	1
	瓣膜病(舒张期杂音或收缩期杂音>3 级)	1
	心包炎持续 6 个月或心包切开术后	1
外周血管	跛行持续 6 个月	1
	轻微组织缺失(指髓间隙)	1
	1 个部位明显组织缺失	1
	2 个及以上部位明显组织缺失	2
	静脉血栓伴肿胀、溃疡或静脉淤滞	1

	临床表现	评分
消化系统	从十二指肠开始的肠道、脾、肝脏或胆囊的梗阻或切除（1个部位）	1
	从十二指肠开始的肠道、脾、肝脏或胆囊的梗阻或切除（2个及以上部位）	2
	肠系膜供血不足	1
	慢性腹膜炎	1
	上消化道狭窄或上消化道手术史	1
	胰腺炎	1
肌肉骨骼	肌萎缩或无力	1
	致畸性或侵蚀性关节炎（包含退行性变，排除缺血性坏死）	1
	骨质疏松伴骨折或椎骨压缩（排除缺血性坏死）	1
	缺血性坏死1次	1
	缺血性坏死2次及以上	2
	骨髓炎	1
	肌腱断裂	1
皮肤	慢性斑痕性脱发	1
	广泛的黏膜斑痕形成（头皮及牙髓腔除外）	1
	皮肤溃疡>6个月（排除血栓）	1
性腺早衰		1
糖尿病（无论使用何种治疗）		1
恶性肿瘤（发育异常除外）	1个部位	1
	2个及以上部位	2

2. 系统性红斑狼疮器官损伤评估的特殊考量

系统性红斑狼疮患者器官损伤的发生率在世界各国的狼疮队列中各不相同。一项中国南方的队列研究中，最常见的器官损伤是肌肉骨骼系统，其次是神经精神、肾脏和心血管系统。近50年来，神经精神系统的损害一直在增加[14]。目前，有相当的新型工具已被开发用于早期发现系统性红斑狼疮的器官损伤，如生物标志物、成像技术等。

（1）狼疮性肾炎：是系统性红斑狼疮发病率、医疗费用和死亡率增加的主要原因。年轻患者，尤其是男性，以及血清学活动或中重度活动但无肾脏累及的患者容易合并狼疮性肾炎。在组织学方面，广泛的间质纤维化、肾小管萎缩和新月体预示进展为终末期肾病的风险增高。其他危险因素包括男性、高血压、血肌酐升高和未使用的免疫抑制维持治疗等[15]。尽管肾活检是诊断和评估的金标准，但操作风险和患者的痛苦较大，其他的生物标志物用于鉴别肾脏损伤仍是研究的重点[16]。尿液中的血管细胞黏附分子（vascular cell adhesion molecule，VCAM-1）在患有肾炎的系统性红斑狼疮患者中呈现高表达，并且与活动性肾炎和蛋白尿密切相关。CXCL-10 是一种 IFN-γ 介导的内皮细胞和单核细胞分泌的趋化因子，在Ⅳ型狼疮性肾炎中高表达。其他的尿液生物标志物，如 CXCL16 和肿瘤坏死因子样弱凋亡诱导剂（TNF-like weak inducer of apoptosis，TWEAK）在狼疮小鼠和狼疮性肾炎患者中均明显升高。高通量质谱检测通过分析尿蛋白表达可进一步鉴别转铁蛋白、铜蓝蛋白和 α1-酸性糖蛋白。研究发现，在肾炎复发前 3 个月即可检测到这三种蛋白的升高，实现早期预判肾脏损伤。

（2）神经精神狼疮：认知障碍是系统性红斑狼疮中最常见的神经精神损害类型。ACR 曾提出一套用于识别认知功能障碍的神经心理学测试，具有良好的可靠性[17]。此外，功能性 MRI（functional MRI，fMRI）越来越多地被用作该领域的研究工具[18]。其中，血氧依赖成像是研究最多的方法之一。代谢活跃的脑区呈现高氧合血红蛋白水平，在 MRI 扫描的电磁作用下为高亮状态。结合脱氧血红蛋白的 T_2 加权图像，可反映不同脑区的功能。临床研究表明，fMRI 是检测系统性红斑狼疮患者亚临床认知功能障碍的敏感工具，即使患者在神经心理学测试中没有异常，也可以监测到不同脑区的异常信号。

部分研究发现抗 N-甲基-D-天冬氨酸受体（N-methyl-D-aspartate receptor，NMDAR）亚基 NR2a 和 NR2b 的抗体（抗 NR2）在认知功能障碍中存在潜在的致病作用。伴有认知障碍的系统性红斑狼疮患者脑脊液抗 NR2 水平明显高于无神经精神症状者。另一种与认知功能障碍的自身抗体为抗 α-INA 抗体（anti-α-internexin）。质谱和蛋白质组学表明作为一种中间神经丝，丝联蛋白是神经精神狼疮的相关致病抗原。与无脑梗死的系统性红斑狼疮患者相比，有脑梗死的系统性红斑狼疮患者血清和脑脊液中抗 α-INA 抗体水平均明显升高[19-20]。

（3）骨质疏松：目前尚无关于识别和随访系统性红斑狼疮患者骨流失的国际共识，骨密度检测是评估的主要依据。然而即使系统性红斑狼疮患者的骨密度高于测定值，由于其他危险因素，如糖皮质激素的使用等，发生骨折的风险仍然较高。FRAX 工具将骨折危险因素拟合入回归方程，可有效地预测骨折的发生[21-22]。

（4）抗磷脂综合征：多见于青壮年患者，Grika 等利用 SDI 指数评估后发现约 24％的抗磷脂综合征患者在发病后的十年内出现器官损伤[23]。但是当前分析抗磷脂综合征患者器官损伤的研究数量有限，且缺乏专门针对抗磷脂综合征患者的损伤指数。在抗磷脂综合征患者中使用 SDI 评估也存在一定缺陷，如无法记录网状青斑、弥漫性肺出血、永久性下腔静脉滤器的放置等,故只能粗略估计抗磷脂综合征相关的器官损伤。在持续抗心磷脂抗体阳性的系统性红斑狼疮患者中,通过SDI评估器官损伤,可能会高估狼疮相关损伤,而低估抗磷脂综合征的相关损伤[24]。

尽管目前的研究已在系统性红斑狼疮的流行病学和发病机制等方面取得了巨大的成果,但尚缺乏能够准确、敏感和特异评估脏器损伤的标志,尤其是对于早期损伤的鉴别。相关标准需要前瞻性的队列研究来验证应用潜力,才能有望于临床中进行常规使用。

·································【参考文献】·································

[1] DURCAN L, O'DWYER T, PETRI M. Management strategies and future directions for systemic lupus erythematosus in adults[J]. The Lancet, 2019, 393(10188): 2332-2343.

[2] FANOURIAKIS A, KOSTOPOULOU M, ALUNNO A, et al. 2019 update of the EULAR recommendations for the management of systemic lupus erythematosus[J]. Ann Rheum Dis, 2019, 78(6): 736-745.

[3] NUTTALL A, ISENBERG D A. Assessment of disease activity, damage and quality of life in systemic lupus erythematosus: new aspects[J]. Best Pract Res Clin Rheumatol, 2013, 27(3): 309-318.

[4] 曾小峰,陈耀龙. 2020 中国系统性红斑狼疮诊疗指南[J]. 中华内科杂志,2020(3):172-185.

[5] GLADMAN D D, IBAÑEZ D, UROWITZ MBJJOR. Systemic lupus erythematosus disease activity index 2000[J]. Journal of Rheumatology, 2002, 29(2): 288-291.

[6] SYMMONS D P M, COPPOCK J S, BACON P A, et al. Development and assessment of a computerized index of clinical disease activity in systemic lupus erythematosus[J]. Q J Med, 1988, 69(259): 927-937.

[7] MOSCA M, BENCIVELLI W, VITALI C, et al. The validity of the ECLAM index for the retrospective evaluation of disease activity in systemic lupus erythematosus[J]. Lupus, 2000, 9(6): 445-450.

[8] CECCARELLI F, PERRICONE C, MASSARO L, et al. Assessment of disease activity in Systemic Lupus Erythematosus: Lights and shadows[J]. Autoimmunity Reviews, 2015, 14(7): 601-608.

[9] JESUS D, LAROSA M, HENRIQUES C, et al. Systemic Lupus Erythematosus Disease Activity Score (SLE-DAS) enables accurate and user-friendly definitions of clinical remission and categories of disease activity[J]. Ann Rheum Dis, 2021, 80 (12): 1568-1574.

[10] VAN VOLLENHOVEN R, VOSKUYL A, BERTSIAS G, et al. A framework for remission in SLE: consensus findings from a large international task force on definitions of remission in SLE (DORIS)[J]. Annals of the Rheumatic Diseases, 2017, 76(3): 554-561.

[11] NIKIPHOROU E, RADNER H, CHATZIDIONYSIOU K, et al. Patient global assessment in measuring disease activity in rheumatoid arthritis: a review of the literature[J]. Arthritis Res Ther, 2016, 18(1): 251.

[12] ISENBERG, ALLEN, FAREWELL, et al. Extended report: An assessment of disease flare in patients with systemic lupus erythematosus: a comparison of BILAG 2004 and the flare version of SELENA[J]. Ann Rheum Dis, 2011, 70(1): 54-59.

[13] GLADMAN D D, UROWITZ M B, GOLDSMITH C H, et al. The reliability of the Systemic Lupus International Collaborating Clinics/American College of Rheumatology Damage Index in patients with systemic lupus erythematosus[J]. Arthritis Rheum, 1997, 40: 809-813.

[14] MAK A, ISENBERG D A, LAU C S. Global trends, potential mechanisms and early detection of organ damage in SLE[J]. Nat Rev Rheumatol, 2013, 9(5): 301-310.

[15] FANOURIAKIS A, KOSTOPOULOU M, CHEEMA K, et al. 2019 Update of the Joint European League Against Rheumatism and European Renal Association-European Dialysis and Transplant Association (EULAR/ERA-EDTA) recommendations for the management of lupus nephritis[J]. Annals of the Rheumatic Diseases, 2020, 79(6): 713-723.

[16] REYES-THOMAS J, BLANCO I, PUTTERMAN CJCRIA, et al. Urinary biomarkers in lupus nephritis[J]. Clin Rev Allergy Immunol, 2011, 40(3): 138-150.

[17] KOZORA E, ELLISON M C, WEST S. Reliability and validity of the proposed American College of Rheumatology neuropsychological battery for systemic lupus erythematosus[J]. Arthritis & Rheumatism, 2004, 51(5): 810-818.

[18] MAK A, TAO R, FU H Y, et al. A prospective functional mri study for executive function in patients with systemic lupus erythematosus without neuropsychiatric symptoms [J]. Semin Arthritis Rheum, 2012, 41(6): 849-858.

[19] ARINUMA Y, YANAGIDA T, HIROHATA S J A, et al. Association of cerebrospinal fluid anti-NR2 glutamate receptor antibodies with diffuse neuropsychiatric systemic lupus erythematosus[J]. Arthritis Rheum, 2008, 58(4): 1130-1135.

[20] LU X Y, CHEN X X, HUANG L D, et al. Anti-α-internexin autoantibody from neuropsychiatric lupus induce cognitive damage via inhibiting axonal elongation and promote neuron apoptosis[J]. PLOS ONE, 2010, 5(6): e11124.

[21] FRASER L A, LANGSETMO L, BERGER C, et al. Fracture prediction and calibration of a Canadian FRAX® tool: a population-based report from CaMos[J]. Osteoporos Int, 2011, 22: 829-837.

[22] CAULEY J A, WU L, WAMPLER N S, et al. Clinical risk factors for fractures in multi-ethnic women: the Women's Health Initiative[J]. J Bone Miner Res, 2007, 22(11): 1816-1826.

[23] GRIKA E P, ZIAKAS P D, ZINTZARAS E, et al. Morbidity, mortality, and organ damage in patients with antiphospholipid syndrome[J]. J Rheumatol, 2012, 39(3):

516-523.

[24] BARBHAIYA M，ERKAN D. The optimal tool for assessment of organ damage in antiphospholipid syndrome[J]. J Rheumatol，2013，40(1)：89.

（俞叶）

第十五章

系统性红斑狼疮的治疗指南和临床实践

一、一般系统性红斑狼疮的治疗指南

欧洲抗风湿病联盟（European League Against Rheumatism，EULAR）针对狼疮性肾炎和其他系统性红斑狼疮症状的诊断、治疗和监控更新了推荐意见[1]。该意见最终形成的推荐意见见表 15-1，并强调了两条系统性红斑狼疮治疗的主要原则：①系统性红斑狼疮治疗策略应由多学科参与，在医-患充分沟通基础上，综合考虑个体化、医疗负担及社会成本后个体化制定。②危及生命或严重器官受累时，初始予以高强度免疫抑制剂治疗，旨在控制疾病活动度；后续低强度免疫抑制剂治疗，旨在巩固疗效和预防复发。

表 15-1　2019 年 EULAR 对系统性红斑狼疮患者的管理建议

	项目	推荐内容	建议共识度
总体治疗建议			
	用药原则	• 尽可能低糖皮质激素用量，有效维持临床缓解或低疾病活动度，预防器官损害加剧和疾病复发（2b/B）	10.0(0)
	复发治疗	• 根据受累器官严重程度调整原治疗方案（糖皮质激素、免疫抑制剂）中药物至更高剂量，更换或联合新药（2b/C）	9.95(0.22)
治疗药物	羟氯喹	• 除外有羟氯喹禁忌证者（Ⅰb/A），推荐全部系统性红斑狼疮患者予以羟氯喹治疗 5 mg·kg^{-1}·d^{-1}（3b/C）	9.65(1.11)
		• 无视网膜毒性危险因素时，治疗前行眼科检查（视野检查和/或光学相干断层扫描技术），治疗 5 年后，每年进行 1 次眼科检查（2b/B）	9.75(0.70)
	糖皮质激素	• 根据受累器官的类型和严重程度判定糖皮质激素剂量和给药途径（2b/C）	9.95(0.22)
		• 静脉甲泼尼龙（250～1 000 mg/d，连用 1～3 d）冲击治疗，起效快，可明显降低口服激素起始剂量（3b/C）	9.85(0.36)
		• 慢性期维持，糖皮质激素宜减至 7.5 mg/d（泼尼松或等量糖皮质激素）以下，并尽早停用（1b/B）	9.65(0.65)
		• 恰当而及时的免疫抑制剂治疗有助于糖皮质激素减量和停用（2b/B）	9.90(0.30)

续表

项目		推荐内容	建议共识度
治疗药物	免疫抑制剂	• 羟氯喹单用或羟氯喹联合糖皮质激素治疗无效的患者，或糖皮质激素治疗不能减量至可接受剂量时，可联合免疫抑制剂治疗，如甲氨蝶呤(1b/B)、硫唑嘌呤(2b/C)、吗替麦考酚酯(2a/B)，伴有脏器功能受累者，初始治疗宜加用免疫抑制剂	9.85(0.48)
		• 伴有重度脏器功能受累，或危及生命时，或其他免疫抑制剂治疗无效时，可应用环磷酰胺补救治疗(2b/C)	9.90(0.30)
	生物制剂	• 标准治疗方案(羟氯喹＋激素，联合或不联合免疫抑制剂)疗效不佳者(激素无法减量和或频繁复发)，可考虑加用贝利尤单抗(1a/A)	9.20(0.81)
		• 对激素＋羟氯喹＋免疫抑制剂疗效不佳或不耐受/有禁忌证的脏器受累患者，可考虑换用利妥昔单抗治疗(2b/C)	9.85(0.48)

系统性红斑狼疮各个脏器系统的治疗

皮肤		• 皮肤受累：一线治疗用药包括外用制剂(糖皮质激素、钙调磷酸酶抑制剂)(2b/B)、抗疟药(羟氯喹)(1a/A)和/或系统性糖皮质激素(4/C)	10.0(0)
		• 对于疗效不佳或需要大剂量激素治疗者，可加用甲氨蝶呤(3a/B)、维A酸(4/C)、氨苯砜(4/C)或吗替麦考酚酯(4/C)	9.85(0.48)
神经系统		• 确认系统性红斑狼疮相关的神经精神表现：综合神经影像、脑脊液检查、危险因素(狼疮起病相关的临床表现、时间、类型、年龄、非神经系统性狼疮活动度、抗磷脂抗体是否阳性)，排除混杂因素(2b/C)	9.65(0.85)
		• 系统性红斑狼疮相关精神神经疾病治疗：激素/免疫抑制剂治疗炎症相关性临床表现(1b/A)，抗血小板/抗凝治疗抗磷脂抗体相关或动脉粥样硬化相关的血栓性临床表现(2b/C)	9.85(0.48)
血液系统		• 急性狼疮性血小板减少：大剂量激素(包括甲泼尼龙冲击)和/或静脉滴注免疫球蛋白(4/C)	9.95(0.22)
		• 维持治疗时，建议联合低剂量免疫抑制剂，如吗替麦考酚酯(2b/C)、硫唑嘌呤(2b/C)或环孢素(4/C)	9.75(0.62)
		• 难治性患者，建议予利妥昔单抗(3a/C)或环磷酰胺(4/C)治疗	9.65(0.73)
肾脏		• 早期识别肾脏受累及诊断性肾脏穿刺是确保最佳治疗效果的重要前提(2b/B)	9.95(0.22)
		• 初始治疗推荐吗替麦考酚酯(1a/A)或低剂量静脉环磷酰胺(2a/B)(具有最佳的疗效/毒性比)	9.85(0.36)
		• 有肾脏衰竭高危风险的患者(肾小球滤过率降低，病理提示纤维性新月体或纤维蛋白样坏死，或肾小管萎缩/间质纤维化)。建议上述治疗方案，并静脉滴注大剂量环磷酰胺(1b/A)	9.45(0.80)

项目	推荐内容	建议共识度
肾脏	• 维持治疗时,建议吗替麦考酚酯或硫唑嘌呤(1b/A)	9.75(0.62)
	• 治疗后期,肾功能稳定或较前明显改善,但未完全缓解时(免疫抑制剂治疗 1 年以上,24 h 蛋白尿>0.8~1.0 g),再次肾脏穿刺有助于区分慢性和急性肾脏病变(4/C)	9.85(0.48)
	• 严重的肾病综合征(2b/C)或治疗反应不佳患者(4/C),若无未控制的高血压、肾活检高慢性指数或肾小球滤过率下降,推荐吗替麦考酚酯联合低剂量钙调磷酸酶抑制剂治疗	9.50(0.81)
并发症治疗		
抗磷脂抗体综合征	• 诊断系统性红斑狼疮时,应该筛查抗磷脂抗体(1a/A)	10.0(0)
	• 具有高危风险抗磷脂抗体血清表型(持续中/高滴度或多样阳性)的系统性红斑狼疮患者,尤其是合并其他动脉粥样硬化/血栓危险因素的患者,平衡出血风险后,建议予以抗血小板药物一级预防治疗(2a/C)	9.45(0.80)
	• 对血栓、妊娠丢失和其他妊娠并发症的二级预防方案同原发性抗磷脂综合征(1b/B)	10.0(0)
感染	• 系统性红斑狼疮患者须评估感染风险,包括常规风险因素及系统性红斑狼疮相关危险因素,包括高龄/虚弱(—/D)、糖尿病(—/D)、肾脏累及(2b/B)、免疫抑制剂/生物制剂治疗[(1b~2b)/(B~C)]和应用糖皮质激素(1a/A)	9.85(0.65)
	• 推荐疫苗接种等预防并早期识别和治疗感染(败血症)(—/D)	9.90(0.44)
心血管疾病	• 定期评估常规心血管疾病风险[1b/(B~C)]及系统性红斑狼疮相关心血管危险因素,如持续疾病活动(1b/B)、长病程(1b/A)、中/高滴度抗磷脂抗体(1b/A)、肾脏受累(1b/B),尤其是持续蛋白尿和/或肾小球滤过率<60 mL/min,以及长期应用糖皮质激素(1b/B)	9.85(0.65)
	• 基于患者个体化心血管风险,系统性红斑狼疮患者应和正常人群一样,予以预防性治疗,包括低剂量阿司匹林和/或降脂药物(2b/D)	9.85(0.48)

1. 治疗目标

总的治疗目标:改善长期生存率,预防器官损伤,提高健康相关生活质量。

在具体的治疗目标上,系统性红斑狼疮完全缓解(没有临床活动,不使用激素和免疫抑制药物)是理想状态。但由于系统性红斑狼疮治疗的难度和复杂性,EULAR 的意见指出,实现低疾病活动状态(基于抗疟药的 SLEDAI 评分≤3 或 SLEDAI 评分≤4、PGA≤1、泼尼松≤7.5 mg/d 和耐受性良好的免疫抑制药物),对停止损害累积和预防复发具有和完全缓解类似的效果。因此,系统性红斑狼疮的治疗应以缓解为目标,如果不能达到这种状态,则应以所有器官系统的低疾病活动为目标。

预防疾病复发是系统性红斑狼疮治疗的另一个里程碑。尽管复发还缺乏一个普遍公认的定义,但大多数专家都同意,系统性红斑狼疮复发不仅体现为疾病评分改变,而且更会导致治疗调整。复发在疾病过程中很常见,是导致脏器损伤累积的重要因素。系统性红斑狼疮高复发的风险因素包括发病时年龄偏小、未使用抗疟药物、持续的全身疾病活动和血清学活动(抗 dsDNA 抗体、低补体)。定期评估上述复发因素、改善患者依从性、密切监测和优化疾病控制,可以减少疾病复发的风险。

2. 一般治疗

系统性红斑狼疮患者需要避免过多的紫外线照射,使用防紫外线用品,避免过度疲劳。

专科医师应做好患者宣教,辅导患者正确认识疾病,消除恐惧心理,明白规律用药的意义,强调长期随访的必要性。在治疗决策过程中,需要患者积极参与,与医师共同决定。患者应学会自我认识疾病活动的征象,配合治疗、遵从医嘱。

系统性红斑狼疮患者的生活质量较差,疾病活动和器官损伤只是部分原因,其他原因还包括疲劳、肌纤维疼痛综合征、抑郁和认知功能障碍,医生应定期监测这些问题,并进行对症或辅助治疗临床医生除需关注系统性红斑狼疮患者疾病本身及与治疗相关的并发症外,还需重视辅助治疗和一级预防策略(如保护肾和减少心血管疾病的措施等)在系统性红斑狼疮活动中的作用。

3. 药物治疗

(1) 羟氯喹(HCQ):被推荐用于所有系统性红斑狼疮患者。有证据表明羟氯喹对系统性红斑狼疮有多种有益的作用,但治疗依从性差的情况并不少见。药物的血药浓度可用于评估依从性,但目前没有足够的数据推荐对药物浓度进行常规监测。长期羟氯喹治疗引起的视网膜毒性一直是医患共同的担忧,连续使用 20 年后,视网膜异常的发生率超过 10%。视网膜毒性的主要风险因素包括治疗时间(每使用 5 年的 OR 为 4.71)、剂量(每 100 mg 日剂量的 OR 为 3.34)、慢性肾脏疾病(调整 OR 为 8.56)和既往视网膜或黄斑病变。目前的证据表明,羟氯喹每日剂量低于 5 mg/kg 的毒性其实非常低;然而过去各类研究报道系统性红斑狼疮患者从羟氯喹治疗中获益的剂量是每日 6.5 mg/kg,但更低的剂量是否会有类似的临床效果还有待证实。综合考虑,长期缓解期的患者可以降低剂量,尽管还没有研究正式涉及这一策略。对于有皮肤累及和羟氯喹视网膜病变的患者,可以考虑选择奎宁。

(2) 糖皮质激素(GC):可以迅速缓解症状,但考虑到中长期糖皮质激素产生的各种不可逆的器官损害,目标应该是将每日激素剂量减少到不超过 7.5 mg(以泼尼松计),或停用。持续的糖皮质激素剂量超过 7.5 mg/d 时,风险会大大增加。为实现激素的剂量目标,可以考虑两种策略:①起始使用静脉甲泼尼龙(MP)冲击,利用糖皮质激素的快速非基因组效应,实现较低的口服激素起始剂量和更快减量;②早期加用免疫抑制剂,以帮助口服激素减停。大剂量静脉甲泼尼龙(通常 250~1 000 mg/d,连续 3 天)经常用于威胁重要脏器的急性系统性红斑狼疮(如肾脏、神经精神相关的系统性红斑狼疮)。

(3) 免疫抑制剂(IS):随后开始使用免疫抑制剂有助于更快地减少糖皮质激素,并可防止疾病的发作。药物的选择取决于当时的疾病表现、患者年龄和生育能力、安全问题和费用。对于试用糖皮质激素和羟氯喹后症状控制不佳的患者,或者单用羟氯喹不足以控制病情时,应考虑使用甲氨蝶呤(MTX)和硫唑嘌呤(AZA),因为临床上对它们的使用有大量经验,且相对安全。已发表的证据表明,甲氨蝶呤一般比硫唑嘌呤更有效,但硫唑嘌呤能在妊娠期使用。吗替麦考酚酯(MMF)也是一种使用广泛的有效免疫抑制剂,对狼疮性肾炎和非肾炎狼疮均有疗效(除神经精神狼疮)。然而,吗替麦考酚酯的使用也有一些限制,主要是致畸可能(需要在怀孕前至少停 6 周),以及与硫唑嘌呤或甲氨蝶呤相比费用较高。环磷酰胺主要用于累及重要脏器的系统性红斑狼疮(尤其是肾脏、心肺或神经精神疾病相关的系统性红斑狼疮);对于非重要脏器累及的系统性红斑狼疮患者,环磷酰胺仅用于难治病例的补救治疗。由于环磷酰胺的性腺毒性作用,育龄期男女患者均应谨慎使用。绝经前的系统性红斑狼疮患者如需使用环磷酰胺治疗,建议同时使用 GnRH 类似物,有证据表明可改善环磷酰胺导致的卵巢储备消耗。另外,环磷酰胺治疗的其他风险也不容忽视,如恶性肿瘤和感染。

(4) 生物制剂:有证据支持 B 细胞靶向药物对系统性红斑狼疮的有益作用。贝利尤单抗(belimumab)是一种全人源化的抗 Blys 单克隆抗体。目前的临床研究证明,贝利尤单抗可以改善系统性红斑狼疮活动、预防复发,减少激素用量(表 15-2)。

表 15-2 贝利尤单抗治疗的候选患者

- 接受标准治疗仍活动的系统性红斑狼疮(SLEDAI 评分>8);标准治疗包括糖皮质激素+抗疟药±DMARD[a]/免疫抑制剂;对 SLEDAI 评分>10 或血清学指标活动(高滴度抗 dsDNA 抗体或低 C3/C4)的患者疗效更强
- 传统治疗已加量至可最大耐受剂量
- 贝利尤单抗不适用于活动性狼疮性肾炎或神经精神狼疮
- 高疾病复发风险:青年发病(<25 岁),持续性疾病活动;肾、中枢神经系统(central nervous system,CNS)受累或皮肤血管炎病史,器官损害(SDI[b]>0),血清学指标活动,既往系统性红斑狼疮复发,未接受抗疟药治疗
- 糖皮质激素剂量未能减量至 7.5 mg/d(以泼尼松计)
- DMARD/免疫抑制剂不耐受

注:a. DMARD:disease-modifying antirheumatic drug,缓解病情抗风湿病;b. SDI:slicc damage index,器官损伤指数。

利妥昔单抗可靶向 B 细胞表面 CD20 抗原,实现 B 细胞清除。利妥昔单抗是最早用于系统性红斑狼疮的生物制剂之一,在重症患者中有大量补救治疗的报道。但由于随机对照试验(randomized controlled trial,RCT)的未能获得阳性结果,利妥昔单抗目前还是只用于其他免疫抑制剂和贝利尤单抗治疗效果不佳的重症系统性红斑狼疮患者(主要有血液、神经和肾脏累及),或对其他治疗药物存在禁忌的患者。一般来说,在使用利妥昔单抗之前,至少要有一种免疫抑制剂治疗失败;但在严重的自身免疫性血小板减少症和溶血性贫血患者中,利妥昔单抗的优先级会更高一些,因为利妥昔单抗在系统性红斑狼疮或孤立的免疫性血小板减少性紫癜(immune thrombocytopenic purpura,ITP)患者中都会显示出疗效。在狼疮性肾炎患者中,利妥昔单抗通常也是在一线治疗药物(环磷酰胺、吗替麦考酚酯)失败后或在疾病复发时考虑使用。最近,LUNAR 研究的事后分析显示,利妥昔单抗要在狼疮性肾炎患者中获得较好应答,B 细胞完全耗尽是重要的生物标记物。根据疾病严重程度分层,用于治疗系统性红斑狼疮的各种药物见表 15-3。

表 15-3 2019 年 EULAR 推荐的系统性红斑狼疮治疗策略

系统性红斑狼疮治疗策略						辅助项目
轻度活动	一线用药	羟氯喹	激素[a]			·防晒 ·接种疫苗 ·锻炼 ·戒烟 ·监测体重 ·监测血压 ·控制脂肪、葡萄糖摄入 ·抗血小板药 ·抗凝血药(如磷脂抗体阳性)
	难治性	羟氯喹	激素[a]	甲氨蝶呤/硫唑嘌呤		
中度活动	一线用药	羟氯喹	激素[b]	甲氨蝶呤/硫唑嘌呤	钙调磷酸酶抑制剂	吗替麦考酚酯
	难治性	羟氯喹	激素[b]	贝利尤单抗	钙调磷酸酶抑制剂	吗替麦考酚酯
重度活动	一线用药	羟氯喹	激素[b]	吗替麦考酚酯	环磷酰胺	
	难治性	羟氯喹	激素[b]	环磷酰胺	利妥昔单抗	
治疗目标 缓解:SLEDAI=0、羟氯喹、无激素;或低疾病活动度:SLEDAI≤4、羟氯喹、强的松≤ 7.5 mg/d、免疫抑制剂(剂量稳定且耐受良好)						

注:a. 口服或肌内注射;b. 口服或静脉使用。

　　轻度系统性红斑狼疮:皮疹<9%体表面积,血小板计数(50～100)×10^9/L,SLEDAI≤6、BILAG≤1 项 B。

　　中度系统性红斑狼疮:类似类风湿关节炎样关节炎、皮疹 9%～18%体表面积、皮肤血管炎≤18%体表面积、血小板计数(20～50)×10^9/L、浆膜炎、SLEDAI 7-12、BILAG≥2 项 B。

　　重度系统性红斑狼疮:重要器官累及(肾炎、脑炎、脊髓炎、肠系膜血管炎)、血小板计数<20×10^9/L、免疫性血小板减少性紫癜样表现或噬血细胞综合征、SLEDAI>12 或 BILAG≥1 项 A。

二、中重度系统性红斑狼疮治疗

1. 中重度系统性红斑狼疮的范畴

通常情况下,中到重度活动性系统性红斑狼疮需要联合免疫抑制剂的使用。主要适应证见表 15-4。

表 15-4　系统性红斑狼疮免疫抑制治疗的适应证

一般适应证

- 主要器官受累和(或)广泛的非主要器官(皮肤)受累,且其他药物治疗无效
- 糖皮质激素无效或不能减至可长期应用的合适剂量

特定器官、系统累及

- 肾:增殖性和(或)膜性肾炎(肾炎或肾病综合征)
- 血液系统:重度血小板减少(血小板<20 000/mm);血栓性血小板减少性紫癜样综合征;重度溶血性或再生障碍性贫血,或糖皮质激素无效的免疫性中性粒细胞减少
- 肺:狼疮性肺炎和(或)肺泡出血
- 心脏:伴左室功能不全的心肌炎,即将发生压塞的心包炎
- 胃肠道:腹部血管炎
- 神经系统:横贯性脊髓炎、脑炎、视神经炎、糖皮质激素治疗无效的精神病、多发性单神经炎、严重的周围神经病变

2. 狼疮性肾炎治疗

目前狼疮性肾炎治疗的主要框架仍包括:①以充分改善疾病活动性(甚至达到缓解)为目标的初始诱导阶段;②随后的以治疗效果最大化并巩固临床缓解为目标的维持治疗阶段。具体治疗方案的选择主要基于肾脏病理、临床和实验室特征的风险分层(表 15-5)。狼疮性肾炎的推荐治疗见表 15-6。

表 15-5　狼疮性肾炎的严重程度分层

增殖性肾炎

- 轻度:Ⅲ型肾炎无严重组织学特征(新月体形成、纤维素样坏死);低慢性指数(≤3);正常肾功能;非肾病范围蛋白尿
- 中重:以上定义的轻度增殖型狼疮性肾炎初始诱导治疗后部分缓解或无缓解,或延迟缓解(>12 个月);或局灶性增殖性肾炎,有不良组织学特征或反复血肌酐增加≥30%;或无不良组织学特征的Ⅳ型肾炎
- 重度:以上定义的中重度增殖型狼疮性肾炎治疗 6~12 个月后无缓解;或肾功能损坏并且纤维素样坏死或>25%肾小球有新月体形成的增殖性肾炎;或混合的膜性和增殖性肾炎;或有单独高慢性指数的增殖性肾炎(慢性指数>4),或同时有高活动指数(慢性指数>3 且活动性指数>10);或急进性肾小球肾炎(血肌酐 2~3 个月内成倍增加)

膜性肾病

- 轻度:肾功能正常的非肾病范围蛋白尿
- 中度:目前肾功能正常的肾病范围蛋白尿
- 重度:目前肾功能不全的肾病范围蛋白尿(血肌酐增加≥30%)

注:需考虑到糖皮质激素和(或)免疫抑制剂的治疗可改变尿沉渣情况和组织学特征。

表 15-6　狼疮性肾炎的治疗

Ⅰ～Ⅱ型狼疮性肾炎

- 推荐使用肾素-血管紧张素系统(renin-angiotensin system,RAS)阻断剂
- 糖皮质激素(泼尼松 $0.5\sim1$ mg·kg^{-1}·d^{-1},4～6 周后减量):用于蛋白尿>1 g/d,活动性尿沉渣,具有足细胞病的组织学特征,或有肾外疾病活动的病例。静脉注射甲泼尼龙冲击 3 日可加速缓解并允许更少的激素用量(0.5 mg·kg^{-1}·d^{-1})
- 可考虑使用免疫抑制剂(硫唑嘌呤,1～2 mg·kg^{-1}·d^{-1})以减少激素总量

Ⅲ～Ⅳ型狼疮性肾炎(包括合并Ⅴ型狼疮性肾炎)

初始治疗(诱导缓解)
- 静脉注射甲泼尼龙冲击(750～1 000 mg,3 天),后序贯口服泼尼松 0.5 mg·kg^{-1}·d^{-1};若有明显的肾外狼疮活动,需更大的起始剂量
- 免疫抑制剂治疗:①硫唑嘌呤(2 mg·kg^{-1}·d^{-1}),仅用于轻症的系统性红斑狼疮患者;②注射静脉环磷酰胺(0.75～1 g/m^2,每月 1 次,共 6 次),用于中重度活动患者;③吗替麦考酚酯(1.5～2 g/d),用于中重度活动、重度活动的二线用药

巩固治疗(维持治疗)
- 糖皮质激素:逐渐减量至等效于 7.5～15 mg/d 泼尼松的剂量
- 免疫抑制剂:①硫唑嘌呤(1～2 mg·kg^{-1}·d^{-1}),优先用于由静脉注射环磷酰胺诱导缓解或备孕患者;②吗替麦考酚酯(1～2 g/d),优先用于由吗替麦考酚酯诱导缓解的病例或重度狼疮性肾炎;③静脉注射环磷酰(起效后每季度 1 次,共 1 年),用于重度狼疮性肾炎巩固治疗的疗程为 3 年。过早减停或不使用免疫抑制剂治疗可能导致疾病复发风险

Ⅴ型狼疮性肾炎

- 推荐使用肾素-血管紧张素系统阻断剂
- 若蛋白尿>1 g/d(尤其是肾病型蛋白尿)或肾小球滤过率下降,考虑使用免疫抑制治疗

初始治疗(诱导缓解)
- 口服泼尼松(0.5 mg·kg^{-1}·d^{-1}),重度病例可考虑静脉注射甲泼尼龙冲击治疗(750～1 000 mg,3 日)
- 免疫抑制剂治疗:①硫唑嘌呤(2 mg·kg^{-1}·d^{-1}),可用于轻度活动病例;②钙调神经蛋白抑制药(calcineurin inhibitor,CNI)如环磷酰胺或他克莫司,用于轻度或中度活动病例;③吗替麦考酚酯(1.5～2 g/d),用于中重度或重度活动病例;④大剂量静脉注射环磷酰胺(0.75～1 g/m^2,每月 1 次,共 6 个月),用于中重度或重度活动病例

续表

巩固治疗(维持治疗)
- 糖皮质激素:逐渐减量至等效于 7.5～15 mg/d 泼尼松的剂量
- 免疫抑制剂:①硫唑嘌呤($1～2$ mg・kg^{-1}・d^{-1}),优先用于由静脉注射环磷酰胺诱导缓解或有备孕计划的患者;②钙调神经蛋白抑制药(环磷酰胺或他克莫司),用于轻度或中重度病例;需警惕高血压、肾毒性和代谢毒性

难治性狼疮肾炎
- 治疗 6 个月时早期缓解(定义为血肌酐水平正常化伴尿蛋白降低>50%或<1 g/d)是良好长期肾预后的预测因素
- 若最初 3～4 个月治疗后肾功能和蛋白尿水平未改善,或治疗 6～12 个月后未达缓解,应强化治疗方案
- 显微镜下血尿或非肾病蛋白尿可能无法在数月内清除,平均治疗 1.5～2 年后可达到肾脏完全缓解[尿蛋白转阴且肾小球滤过率正常或接近正常($±10\%$)]
- 当治疗未满 2 年时,不需要因肾脏未达到完全缓解而调整免疫抑制治疗,除非出现病情加重(反复血肌酐升高或蛋白尿增多)

(1) 肾病复发的治疗:30%～50% 的中到重度增殖型狼疮性肾炎患者会在达到部分或完全缓解后再次复发[2]。肾病复发表现为活动性尿沉渣和反复血肌酐升高(升高 230%),并导致不良的肾预后,蛋白尿复发,但肾功能无明显改变的患者有更好的预后。缓解时有显著肾功能不全(血肌酐>2 mg/dL)、部分缓解和肾活检结果提示的高度慢性活动性是在肾病复发后进展至终末期肾病(end-stage renal disease,ESRD)的危险因素。轻到中度复发(血肌酐稳定、亚肾病性蛋白尿)的患者可采用糖皮质激素联合硫唑嘌呤或吗替麦考酚酯治疗。钙调磷酸酶抑制剂(单独或联合已有的免疫抑制治疗)也有疗效。对严重肾病复发患者,治疗选择的是重新进行诱导缓解治疗,每个月静脉环磷酰胺和静脉甲泼尼龙冲击,吗替麦考酚酯可作为替代选择。利妥昔单抗也成功应用于肾病复发患者的治疗。

(2) 慢性肾疾病和终末期肾病的治疗:有 10%～20% 的系统性红斑狼疮患者最终会发展成终末期肾病。临床预测指标包括现有的血肌酐异常、初始治疗的延误、未达缓解和收缩期高血压、肾功能快速恶化的患者更可能存在可逆的生理性(脱水、感染、急性肾小管坏死)或病理性(新月体肾小球肾炎)因素。在这些患者透析期间,可继续使用免疫抑制治疗(透析前 8～10 小时给予静脉甲泼尼龙联合静脉环磷酰胺冲击,$0.4～0.5$ g/m^2)。

透析的系统性红斑狼疮患者五年生存率为 80%～90%,与非系统性红斑狼疮的透析患者相当[3]。血液透析可作为肾替代治疗的首选,特别是仍在使用免疫抑制治疗的患者,因为腹透患者的感染并发症(最主要是腹膜炎)发生率增高。不论哪种透析方式,大多数有晚期肾病的患者在狼疮活动方面均有所下降,故可在下列

患者中考虑停用细胞毒治疗：无活动性尿沉渣但血肌酐逐步升高到＞5 mg/dL，肾活检显示只有瘢痕形成或萎缩，或肾体积缩小。必须正确使用糖皮质激素和免疫抑制剂以尽量减少脓毒性并发症的风险。终末期肾病患者心血管疾病的发病率和死亡率也同样升高，应严格控制动脉粥样硬化的风险因素。

（3）肾移植：对于终末期肾病的系统性红斑狼疮患者，肾移植是一个可行的替代选择，移植物和患者生存率与其他患者相当。活体供者较尸体供者肾移植的效果更好。移植前是否需要透析尚有争议。无透析肾移植（pre-emptive transplantation）显示出更好的移植成功率和患者转归，可能是优选；但也有数据表明，至少 3 个月的透析可能使部分患者肾功能有所恢复并维持较长的时间，从而推迟移植时间。

尚无前瞻性研究对比系统性红斑狼疮肾移植后不同免疫抑制疗法。钙调磷酸酶抑制剂在诱导期（移植后 6～12 个月）常规使用以预防移植物急性排斥反应[4]。由于潜在的肾毒性和对代谢的不利影响，该类药物应尽量用最小剂量维持治疗，同时也应优先加用其他免疫抑制剂（吗替麦考酚酯、硫唑嘌呤）。肾移植后的狼疮性肾炎复发罕见（发生率 3％），通常为轻度系膜增生，也并不是肾移植失败的主要原因。狼疮性肾炎复发的风险因素包括黑人、女性、年龄＜33 岁和活体供者移植[4-5]。

抗磷脂综合征与移植后肾血栓和不良移植结局相关，应给予这部分患者抗凝治疗[5]。

3. 神经精神狼疮

神经精神狼疮是临床治疗上的重要挑战，其难点在于：①鉴别神经精神症状是系统性红斑狼疮本身或非系统性红斑狼疮因素引起；②神经精神狼疮的治疗方案缺乏对照临床研究的支持。

治疗神经精神狼疮之前必须注意排除其他非系统性红斑狼疮因素，如感染、低血糖、药物副作用等。由神经系统局部自身免疫反应或系统性红斑狼疮整体引起的神经精神狼疮需要采用免疫抑制治疗。其中典型症状包括急性意识模糊状态、无菌性脑膜炎、脊髓炎、视神经炎、难治症状性癫痫、外周神经病、精神病等[6]。典型的神经精神狼疮免疫治疗方案主要是糖皮质激素单用或联合免疫抑制剂：轻到中度患者可考虑使用硫唑嘌呤，严重者用静脉环磷酰胺。对于环磷酰胺等细胞毒疗法效果不佳的难治性重度神经精神狼疮，利妥昔单抗是有效的治疗药物。但对于系统性红斑狼疮认知障碍通常不需要额外的免疫抑制治疗，主要是因为认知障碍多为良性病程。

抗血小板或抗凝治疗推荐用于抗磷脂抗体相关的疾病，特别是血栓性脑血管疾病[7]。对症治疗也是神经精神狼疮治疗的重要一环，包括抗惊厥、抗精神病、抗抑郁等药物对症治疗。目前尚无改善认知障碍相关药物有证据能让系统性红斑狼疮患者获益。

4. 血液系统疾病

系统性红斑狼疮患者常出现外周血细胞轻度减少。需要行深入的临床和实验室评估以排除药物和其他继发因素。轻度血细胞减少只要定期监测,不需要特别的治疗。

在一些较严重的患者(血小板计数$<50\times10^9/L$ 或活动性出血,中性粒细胞计数$<1\times10^9/L$)中,糖皮质激素是主要治疗药物。硫唑嘌呤、环孢素可于激素减量时加用,减少激素用量。危及生命的难治性血细胞减少可能需要强化免疫抑制剂治疗或生物制剂治疗。系统性红斑狼疮患者血细胞减少相关的研究和治疗进展见表 15-7。

表 15-7 系统性红斑狼疮血液系统表现的治疗

病情评估
• 排除相关药物或其他继发因素 • 药物暴露、感染、地方病流行区旅行史 • 临床检查:感染征象、脾大、淋巴结肿大、皮肤出血性皮疹 • 外周血涂片检查:细胞形态学,排除血液系统恶性肿、骨髓增生异常综合征、微血管病性养血性贫血(microangiopathic hemolytic anemia,MAHA)/血栓性血小板减少性紫癜(thrombotic thrombocytopenic purpura,TTP) • 贫血、溶血相关检查:贫血[铁蛋白、总铁结合力(total iron-binding capacity,TIBC)、叶酸、维生素 B、网织红细胞指数]和溶血[网织红细胞指数、乳酸脱氢酶(lactate dehydrogenase,LDH)、胆红素、库姆斯试验、结合珠蛋白] • 感染相关检查:根据病史和临床检查 • 高度提示需行骨髓检查:年龄>60 岁、血清铁$>90~\mu g/d$、平均红细胞体积(mean corpuscular volume,MCV)$>92fL$、单克隆条带、全血细胞减少、骨髓毒性药物暴露史、中性粒细胞绝对计数(absolute neutrophil count,ANC)$<500/\mu L$(重复检测),提示骨髓异常的外周血涂片结果
免疫抑制治疗
• 轻度血细胞减少只需定期监测,无须特殊治疗 • 下列情况需考虑免疫抑制治疗:自身免疫性溶血性贫血(autoimmune hemolytic anemia,AIHA)伴血红蛋白$<100~g/L$,白细胞减少伴白细胞计数$<2~500~\mu L$ 或中性粒细胞$<1~000/\mu L$,血小板减少伴血小板计数$<(50\sim70)\times10^9/L$ • 一线治疗:激素($1~mg\cdot kg^{-1}\cdot d^{-1}$,以泼尼松计),或静脉环磷酰胺冲击(每 3 天 $500\sim1~000mg$)序贯更低剂量激素 $0.5~mg\cdot kg^{-1}\cdot d^{-1}$;另外,硫唑嘌呤($1\sim2~mg\cdot kg^{-1}\cdot d^{-1}$)或环孢素 A 可减少激素用量(需谨慎监测白细胞计数) • 二线治疗(难治性/复发性疾病):①静脉甲泼尼龙[用于特发性醛固酮增多症(idiopathic hyperplasia of the adrenals,IHA)、血小板减少];②利妥昔单抗(用于自身免疫性溶血性贫血、血小板减少、白细胞减少);③静脉注射免疫球蛋白(intravenous immunoglobulin,IVIg)(用于血小板短期复苏);④环孢素 A(用于中性粒细胞减少、血小板减少) • 三线治疗:达那唑、吗替麦考酚酯、血浆置换(重度自身免疫性溶血性贫血或血栓性血小板减少性紫癜)

额外或支持治疗

- 红细胞输注:血红蛋白<7 g/dL
- 重组红细胞生成素:合并慢性肾脏病 4~6 期,或慢性病贫血
- 广谱抗生素预防或治疗(推荐)
- 重组粒细胞集落刺激因子(G-CSF):仅当中性粒细胞<500/μL 和脓毒血症时使用;使用最低剂量直至中性粒细胞>1 000 μL
- TPO 受体激动剂(罗米司亭、艾曲泊帕):治疗免疫性血小板减少安全、有效;需要重复给药,可用于不支持脾切除和存在脾切除禁忌证的患者
- 脾切除:可选择性用于无其他重要脏器狼疮活动的重度难治性自身免疫性溶血性贫血或血小板减少患者;避免感染并发症;脾切除术后通常需要免疫抑制治疗

5. 合并抗磷脂抗体或抗磷脂综合征

抗磷脂综合征(抗心磷脂抗体,抗 β2-GPⅠ抗体和狼疮抗凝物)在 30%~40% 的系统性红斑狼疮患者中为阳性,并和血栓性事件的风险升高相关。出现血管血栓形成和(或)产科并发症,并且间隔至少 12 周检测抗磷脂抗体均为阳性可诊断为抗磷脂综合征。原发性抗磷脂综合征与 SLE 继发抗磷脂抗体综合征有相同的治疗原则抗凝或抗血小板,目标为国际标准化比值(INR)。

抗磷脂综合征肾病表现为小血管闭塞性肾病,组织学特征表现为血栓性微血管病和慢性血管损伤。伴有高血压、蛋白尿(亚肾病范围)、血尿和肾功能损伤抗磷脂抗体阳性的患者应考虑该疾病。这些患者可能从抗凝或抗血小板治疗中获益,但最终发展成终末期肾炎仍常见。在抗磷脂综合征肾病和炎症性狼疮性肾炎叠加抗磷脂综合征相关肾血管损伤的患者中发现了 mTOR 通路异常激活,靶向 mTOR 通路的药物可能对这些患者有效。

6. 难治性系统性红斑狼疮

静脉环磷酰胺和静脉甲泼尼龙联合长期以来作为大多数危及生命的重度狼疮的治疗首选。吗替麦考酚酯可用于治疗部分难治性系统性红斑狼疮患者,包括亚急性皮肤红斑狼疮(subacute cutaneous lupus erythematosus, SCLE)[8]和环磷酰胺治疗后缓解不理想的狼疮性肾炎患者[9]。钙调神经蛋白抑制剂也显示出对常规免疫抑制治疗无效的狼疮患者的疗效,尤其是狼疮性肾炎患者。钙调神经蛋白抑制剂和环磷酰胺的多靶点联合用药对部分难治性系统性红斑狼疮患者也有获益[10]。对于伴有活动性皮肤黏膜和肌肉骨骼症状的患者,贝利尤单抗是标准治疗无效和(或)激素减量过程中复发时的一种选择。越来越多的证据支持利妥昔单抗(单独或联合静脉环磷酰胺)在难治性系统性红斑狼疮中的疗效[6, 11],特别是在皮肤、血液、中枢神经系统和肾累及的患者中治疗反应更好。对于有中枢神经系统累及、自身免疫性血小板减少或抗磷脂综合征的患者,IVIg 可作为辅助治疗。对于

重度增殖型狼疮性肾炎患者采用血浆置换和静脉环磷酰胺冲击的同步治疗也有成功个案报道。大剂量化疗联合自体造血干细胞移植（hematopoietic stem cell transplantation，HSCT）用于治疗系统性红斑狼疮危重症患者目前尚处于试验阶段。

三、系统性红斑狼疮治疗的新探索

1. 奥滨尤妥珠单抗

奥滨尤妥珠单抗（obinutuzumab）为人源化 CD20 单抗。相较利妥昔单抗，奥滨尤妥珠单抗具有更高效的 B 细胞清除效率。在最近完成的针对增殖型狼疮性肾炎患者、为期 104 周的 Ⅱ 期临床试验中，在吗替麦考酚酯等背景治疗下，奥滨尤妥珠单抗获得了比安慰剂组更高的肾脏缓解率[12]。

2. 依帕珠单抗

依帕珠单抗（epratuzumab）是一个可调节狼疮 B 细胞功能的重组抗 CD-22 单克隆抗体。一个纳入中重度系统性红斑狼疮的 Ⅱ b 期临床试验公布了阳性结果。与安慰剂组相比，接受依帕珠单抗 2 400 mg 累积剂量的患者临床活动度明显改善。两组间严重不良事件和输注反应的发生率相似[13]。

3. 泰它西普

泰它西普（telitacicept，TACI-Ig）是 TACI 胞外结构域和人 IgG1 的重组融合蛋白。TACI 介导 Blys 和 APRIL 的信号，从而影响记忆 B 细胞、浆细胞和免疫球蛋白的产生。在一项纳入中重度活动系统性红斑狼疮患者的 Ⅱ b 期临床试验中，泰它西普治疗 160 mg 和 240 mg 剂量组可有效改善患者在 48 周时 SRI-4 应答，其中 240 mg 高剂量组的应答率可达 79%，目前已被我国国家药品监督管理组（National Medical Products Administration，NMPA）有条件地批准上市[14]。

4. Blisibimod

Blisibimod 能选择性地抑制可溶性和膜结合性 BAF。在抗核抗体或抗dsDNA 抗体阳性的活动性系统性红斑狼疮患者中，与安慰剂相对，每周注射 Blisibimod 200 mg 可减少疾病复发、糖皮质激素用量，降低蛋白尿水平及改善血清学指标。除部分患者出现注射部位反应外，药物总体耐受性良好。尚需进一步研究确认 Blisibimod 治疗系统性红斑狼疮的有效性和安全性[15]。

5. 阿巴西普

阿巴西普（abatacept，CTLA4-Ig）能拮抗 CD-28 介导的 T 细胞激活，已被批准用于治疗类风湿关节炎和幼年特发性关节炎。曾有两个 RCT 评估阿巴西普联合吗替麦考酚酯或低剂量静脉环磷酰胺对增殖型狼疮性肾炎的疗效，可惜这两个试验的结果均为阴性。不过由于原临床研究中设置的肾脏缓解标准较为严格，经过事后分析发现,如果更改肾病缓解标准,阿巴西普的疗效优于安慰剂,故阿巴西普对狼疮性肾炎的疗效还需要进一步的临床试验来明确[16]。

6. 干扰素抑制剂

Ⅰ型干扰素(IFN-α)可打破免疫耐受,从而参与系统性红斑狼疮的病理机制。以 IFN-α 为靶点的西法木单抗(Sifalimumab)(抗 IFN-α 单克隆抗体)和 Anifrolumab(抗 IFN-α 受体亚单位 1 单克隆抗体)在两个Ⅰb期临床试验中取得了令人鼓舞的结果。其中,Anifrolumab 在Ⅲ期临床试验中,与安慰剂相比,可以在用药 52 周时显著改善系统性红斑狼疮患者的总体活动情况[17]。而在针对活动性狼疮性肾炎的Ⅱ期临床试验中,在糖皮质激素和吗替麦考酚酯的背景治疗下,与安慰剂相比,Anifrolumab 在 52 周狼疮性肾炎缓解率上明显无统计学意义[18]。

7. 抗 IL-6 受体治疗

托珠单抗是一个抗 IL-6 受体 α 链的人源化单克隆抗体。在一项 16 例中度活动的系统性红斑狼疮患者的概念验证研究中,托珠单抗可使疾病活动度降低、急性相反应物和抗 dsDNA 抗体水平的降低。在一个概念验证试验中,安慰剂对照的临床试验未能证实 sirukumab(抗 IL-6 单克隆抗体)联合免疫抑制剂治疗活动性增殖型狼疮性肾炎的疗效[19]。相反,与安慰剂相比,在活动性系统性红斑狼疮患者中应用 PF-04236921(一种全人源化抗 IL-6 单克隆抗体),可增加 SRI 响应率,同时降低严重复发的风险[20]。

8. 其他治疗

剪接体肽 P140(lupuzor)是另一种耐受原,在系统性红斑狼疮Ⅱb期临床试验中显示出疗效[21]。该试验比较了 lupuzor 和安慰剂联合标准治疗对 SLEDAI 评分≥6 分患者的疗效,在 24 周时,lupuzor 组 SRI 响应率较安慰剂组显著提高(53% vs. 36%),主要体现在关节炎、皮疹、脱发、黏膜溃疡症状和血清学指标的改善。

蛋白降解剂研发近年来进展迅速,为原先难以成药的蛋白提供的新的成药手段。作为蛋白降解剂的一种,分子胶 iberdomide 可以降解 B 细胞活化等自身免疫过程中重要的转录因子 Ikaros 和 Aiolos。在最近完成的Ⅱ期临床试验中,与安慰剂相比,多个剂量组的 iberdomide 能显著提高患者的治疗反应率[22]。

综上所述,过去 10 年,在确定风险因素和表型、阐明发病机制、优化治疗方面取得了重要进展。对经 Toll 样受体促进 1 型干扰素表达的辅助因子的了解,提供除 T、B 细胞外新的治疗靶点。对决定疾病易感性的基因和环境因素的研究,可最终引向对个体的风险识别,并阐明启动自身免疫的主要事件。相对于单基因疾病,狼疮个体化药物的发展还有待于对易感性取得更彻底的理解。目前正进行中的下一代全基因组测序,将会更全面地描述在接下来数年里提供基因序列变异和临床类型之间关系。

同时,新的治疗药物被用于疾病治疗,并且新治疗策略的目标是强化治疗以快速诱导缓解,预防复发并减少副作用。最终达成的共识是,选择最适合患者的诱导缓解和维持治疗方案更为重要。自从首个生物制剂被批准使用以来,系统性红斑狼疮终于对特异性治疗显示出缓解迹象,其异质性和复杂性的秘密正在被解开。最重要的是,比起以前,人们更清楚地意识到,最佳的长期转归结局不仅需要治疗疾病复发,也需要治疗其并发症。为此,系统性红斑狼疮的治疗需要多学科的方法和精湛的内科技能来完善。

【参考文献】

[1] FANOURIAKIS A, KOSTOPOULOU M, ALUNNO A, et al. 2019 update of the EULAR recommendations for the management of systemic lupus erythematosus[J]. Ann Rheum Dis, 2019, 78(6): 736-745.

[2] ILLEI G G, TAKADA K, PARKIN D, et al. Renal flares are common in patients with severe proliferative lupus nephritis treated with pulse immunosuppressive therapy: long-term followup of a cohort of 145 patients participating in randomized controlled studies[J]. Arthritis Rheum, 2002, 46(4): 995-1002.

[3] GLADMAN D D, UROWITZ M B, RAHMAN P, et al. Accrual of organ damage over time in patients with systemic lupus erythematosus[J]. J Rheumatol, 2003, 30(9): 1955-1959.

[4] CHELAMCHARLA M, JAVAID B, BAIRD B C, et al. The outcome of renal transplantation among systemic lupus erythematosus patients[J]. Nephrol Dial Transplant, 2007, 22(12): 3623-3630.

[5] CONTRERAS G, MATTIAZZI A, GUERRA G, et al. Recurrence of lupus nephritis after kidney transplantation[J]. J Am Soc Nephrol, 2010, 21(7): 1200-1207.

[6] BARILE-FABRIS L, ARIZA-ANDRACA R, OLGUÍN-ORTEGA L, et al. Controlled clinical trial of Ⅳ cyclophosphamide versus Ⅳ methylprednisolone in severe neurological manifestations in systemic lupus erythematosus[J]. Ann Rheum Dis, 2005, 64(4): 620-625.

[7] RUIZ-IRASTORZA G, CUADRADO M J, RUIZ-ARRUZA I, et al. Evidence-based recommendations for the prevention and long-term management of thrombosis in antiphospholipid antibody-positive patients: report of a task force at the 13th International Congress on antiphospholipid antibodies[J]. Lupus, 2011, 20(2): 206-218.

[8] KREUTER A, TOMI N S, WEINER S M, et al. Mycophenolate sodium for subacute cutaneous lupus erythematosus resistant to standard therapy[J]. Br J Dermatol, 2007, 156(6): 1321-1327.

[9] OGAWA H, KAMEDA H, AMANO K, et al. Efficacy and safety of cyclosporine A in

patients with refractory systemic lupus erythematosus in a daily clinical practice[J]. Lupus, 2010, 19(2): 162-169.

[10] ANDERS H J, SAXENA R, ZHAO M H, et al. Lupus nephritis[J]. Nat Rev Dis Primers, 2020, 6(1): 7.

[11] PASOTO S G, RIBEIRO A C, BONFA E. Update on infections and vaccinations in systemic lupus erythematosus and Sjögren's syndrome[J]. Curr Opin Rheumatol, 2014, 26(5): 528-537.

[12] FURIE R A, AROCA G, CASCINO M D, et al. B-cell depletion with obinutuzumab for the treatment of proliferative lupus nephritis: a randomised, double-blind, placebo-controlled trial[J]. Ann Rheum Dis, 2022, 81(1): 100-107.

[13] GEH D, GORDON C. Epratuzumab for the treatment of systemic lupus erythematosus [J]. Expert Rev Clin Immunol, 2018, 14(4): 245-258.

[14] DHILLON S. Telitacicept: first approval[J]. Drugs, 2021, 81(14): 1671-1675.

[15] MERRILL J T, SHANAHAN W R, SCHEINBERG M, et al. Phase Ⅲ trial results with blisibimod, a selective inhibitor of B-cell activating factor, in subjects with systemic lupus erythematosus (SLE): results from a randomised, double-blind, placebo-controlled trial [J]. Ann Rheum Dis, 2018, 77(6): 883-889.

[16] PIMENTEL-QUIROZ V R, UGARTE-GIL M F, ALARCÓN G S. Abatacept for the treatment of systemic lupus erythematosus[J]. Expert Opin Investig Drugs, 2016, 25(4): 493-499.

[17] MORAND E F, FURIE R, TANAKA Y, et al. Trial of anifrolumab in active systemic lupus erythematosus[J]. N Engl J Med, 2020, 382(3): 211-221.

[18] JAYNE D, ROVIN B, MYSLER E F, et al. Phase Ⅱ randomised trial of type Ⅰ interferon inhibitor anifrolumab in patients with active lupus nephritis[J]. Ann Rheum Dis, 2022, 81(4): 496-506.

[19] ROVIN B H, VAN VOLLENHOVEN R F, ARANOW C, et al. A multicenter, randomized, double-blind, placebo-controlled study to evaluate the efficacy and safety of treatment with sirukumab (cnto 136) in patients with active lupus nephritis[J]. Arthritis Rheumatol, 2016, 68(9): 2174-2183.

[20] WALLACE D J, STRAND V, MERRILL J T, et al. Efficacy and safety of an interleukin 6 monoclonal antibody for the treatment of systemic lupus erythematosus: a phase Ⅱ dose-ranging randomised controlled trial[J]. Ann Rheum Dis, 2017, 76(3): 534-542.

[21] SCHALL N, PAGE N, MACRI C, et al. Peptide-based approaches to treat lupus and other autoimmune diseases[J]. J Autoimmun, 2012, 39(3): 143-153.

[22] MERRILL J T, WERTH V P, FURIE R, et al. Phase 2 trial of iberdomide in systemic lupus erythematosus[J]. N Engl J Med, 2022, 386(11): 1034-1045.

（严青然）

第十六章

系统性红斑狼疮与妊娠

系统性红斑狼疮是一种自身免疫介导的多系统受累的弥漫性结缔组织病,好发于育龄期女性[1]。无论男女,系统性红斑狼疮患者的生育力大致正常[2]。但对于女性系统性红斑狼疮患者,妊娠与疾病之间相互影响,一方面妊娠可能使系统性红斑狼疮患者病情活动复发,严重时危及孕妇生命;另一方面系统性红斑狼疮可能导致妊娠不良事件或并发症发生率增加,如妊娠丢失、早产、先兆子痫/子痫、胎儿宫内发育迟缓,影响胎儿结局等[3]。整体来说,系统性红斑狼疮患者的妊娠属于高危妊娠,推荐以风湿科为主导,产科、儿科等多学科协作进行围孕期管理和监测,这对于系统性红斑狼疮患者安全、成功的妊娠,减少妊娠并发症,非常重要。

一、系统性红斑狼疮的妊娠不良事件

1. 系统性红斑狼疮发生妊娠不良事件的机制

系统性红斑狼疮患者体内存在大量自身抗体,内皮细胞损伤及与自身抗体相互作用形成血栓,进一步激活炎症反应,是导致不良妊娠的主要机制。系统性红斑狼疮患者流产、死胎、死产、早产、低体重儿、胎儿生长受限,以及子痫前期/子痫等妊娠不良事件的发生率明显高于正常人群,系统性红斑狼疮孕妇和胎儿,以及新生儿发生严重并发症的风险也显著高于正常人群。既往有流产或死产病史者、受孕时伴有活动性肾炎、高血压和抗磷脂抗体阳性者的不良妊娠结局风险性将明显增加。美国每年有 4 500 次系统性红斑狼疮妊娠,其中约 1/3 剖宫产、1/3 早产、子痫发生率 20% 以上、宫内生长受限约 30%。截至 2018 年,我国国家风湿病数中心(Chinese Rheumatism Data Center,CRDC)数据显示系统性红斑狼疮不良妊娠发生率约为 14.6%。妊娠并发症的发生率随狼疮病情活动度增加而升高。

2. 系统性红斑狼疮常见妊娠不良事件

系统性红斑狼疮常见的妊娠不良事件即包含胎儿不良事件如妊娠丢失、早产、胎儿生长受限、小于胎龄儿等,也包含母体不良事件如妊娠期高血压、子痫及先兆子痫、妊娠期糖尿病、产后出血、病情复发等。著名的 PROMISSE 研究展示了385 例系统性红斑狼疮患者的不良妊娠结局,总妊娠不良结局的发生率为 19%,胎儿死亡、新生儿死亡、早产、小于胎龄儿的发生率分别为 4%、1%、9% 和 10%[4]。

严重的病情活动发生率在孕中期和孕晚期分别为 2.5%、3.0%。其中基线期的狼疮抗凝物、使用降压药、高 PGA 评分和血小板减少时发生不良妊娠结局的风险因素,母体病情复发、高疾病活动度、孕期 C3 水平上升幅度低也是不良妊娠结局的风险预测因素;对于基线期不伴有这些风险因素的狼疮患者,不良妊娠事件的发生率为 7.8%,相对是安全的。葡萄牙一项关于系统性红斑狼疮患者 215 次妊娠结局的研究显示流产率为 15.3%,早产率为 15.4%,先兆子痫和胎儿生长受限发生率分别为 13.1%、14.0%;新生儿狼疮发生率为 7.1%,胎儿先天性心脏传导阻滞 2 例;16.3% 的患者妊娠期出现系统性红斑狼疮病情活动[5]。其中受孕时病情缓解的狼疮患者,相对于正常人群,妊娠不良结局的发生率仍然显著较高(36.8% vs. 20.3%,$P<0.01$)[6]。以下介绍系统性红斑狼疮常见的几个妊娠不良事件。

(1)妊娠丢失:系统性红斑狼疮患者的早期妊娠丢失率较高,为正常人的 2~3 倍。近年来系统性红斑狼疮妇女的流产率已从早期的 43% 大幅度下降[7],但仍显著高于正产人群。妊娠丢失率不同的研究结果不尽相同,2006 年一项针对 166 例系统性红斑狼疮女性妊娠的研究发现胎儿丢失率为 16%[8],2020 年一项回顾性队列研究发现胎儿丢失率为 43.8%[9],2015 年一项针对 202 例系统性红斑狼疮女性妊娠的研究发现,妊娠丢失率为 11%。大部分的妊娠丢失(55%)发生在妊娠早期,40% 发生在妊娠中期,5% 发生在妊娠晚期[10]。该研究还发现,妊娠早期狼疮抗凝物阳性是妊娠丢失的最强预测因子,而先前的阳性结果与早期妊娠丢失的风险增加不相关。此外,疾病活动度高、抗磷脂抗体阳性、活动性肾炎、孕早期低补体的妊娠女性系统性红斑狼疮患者妊娠丢失率更高。2011 年一项对 267 例系统性红斑狼疮妊娠队列的研究也显示具有高临床疾病活动性和血清学标志物的女性妊娠丢失风险最高[11]。另一项研究表明孕早期 3 个月出现蛋白尿、血小板计数减少、高血压为妊娠失败的危险因素。并且系统性红斑狼疮活动出现越早,发生妊娠失败越多。

(2)早产:是指妊娠不足 37 周的分娩,早产可带来严重的新生儿并发症。系统性红斑狼疮女性妊娠早产率可达 42.9%[12]。挪威一项研究显示,与对照组相比,系统性红斑狼疮女性发生早产的风险显著增加,首胎的校正 OR(aOR)为 4.04,以后的生产的 aOR 为 4.33[13]。2017 年一项荟萃分析发现,与对照组相比,系统性红斑狼疮患者早产的总相对风险为 2.98(95% CI 2.32~3.83)[14]。2020 年我国台湾地区的一项针对 2 059 例系统性红斑狼疮合并妊娠的研究发现,与对照组相比,系统性红斑狼疮早产风险显著增加,aOR 为 3.00。研究表明,狼疮性肾炎(OR 5.734,95% CI 1.568~21.010,$P=0.008$)和孕前低补体血症(OR 4.498,95% CI 1.296~15.616,$P=0.018$)是狼疮患者早产的风险因素[15]。孕期皮质醇和前列腺素的产生增加、炎症和皮质类固醇的使用也可能与系统性红斑狼疮早产有关[16]。

（3）胎儿生长受限：胎儿生长受限（fetal growth restriction，FGR），又称宫内生长受限（intrauterine growth restriction，IUGR），是指胎儿大小异常，在宫内未达到其遗传的生长潜能。该类胎儿体重低于同孕龄平均体重的两个标准差，或低于同龄正常体重的第 10 百分位数。胎儿生长受限是围生儿死亡的第二大原因。系统性红斑狼疮女性发生胎儿生长受限的风险显著增加（aOR 2.24）[16]。免疫反应、补体活动导致的系统性红斑狼疮胎盘功能不全可能是引起的胎儿生长受限的最主要原因。

（4）妊娠期高血压/先兆子痫：先兆子痫以血压升高和蛋白尿为特征，此外还可表现为妊娠期高血压或 HELLP 综合征，导致早产和出生低体重儿等妊娠并发症。系统性红斑狼疮女性孕期先兆子痫的发病率为 $12\% \sim 26\%$[17-18]，为正常妊娠人群的 3 倍[19]。子宫胎盘缺血和血管生成因子失衡可能参与了子痫前期的发生。狼疮性肾炎患者与非狼疮性肾炎患者相比，先兆子痫的发生率明显升高（25.7% vs. 2.9%，$P = 0.001$）[20]。

（5）新生儿狼疮/心脏传导阻滞：新生儿红斑狼疮（neonatal lupus erythematosus，NLE）是指抗 SSA/Ro 抗体和（或）抗 SSB/La 抗体阳性母亲分娩的新生儿，出现皮疹、肝功能损伤、血液系统、心脏传导系统异常等表现的临床综合征。母体的抗 SSA/Ro 抗体和抗 SSB/La 抗体可通过胎盘进入胎儿体内引起新生儿狼疮。抗 SSA/Ro 抗体和抗 SSB/La 抗体最严重的影响是结合胎儿心肌细胞上的 L 型钙通道受体，诱发心肌细胞凋亡，导致新生儿先天性心脏传导阻滞（congenital heart block，CHB）。这是一种少见但非常严重、基本上不可逆的并发症。抗 SSA/Ro 抗体、抗 SSB/La 抗体阳性的母亲，胎儿先天性心脏传导阻滞的发生率为 2%，妊娠或分娩过先天性心脏传导阻滞胎儿的母亲再次妊娠，胎儿先天性心脏传导阻滞再发概率显著升高 10 倍以上，为 $12\% \sim 25\%$。先天性心脏传导阻滞主要发生在 $18 \sim 24$ 孕周之间，胎儿心脏传导阻滞可导致胎儿和新生儿死亡，死亡率为 $20\% \sim 30\%$，70% 的胎儿出生后需要植入心脏起搏器[21-23]。

抗 SSA 抗体、抗 SSB 抗体参与了胎儿先天性心脏传导阻滞的发生，遗传背景、胎盘功能、TNF-α 启动子的氨基酸序列、转化生长因子 β 的等位基因、HLA 基因位点、MHC I 类分子、母亲年龄、甲状腺功能、妊娠季节等多因素也参与其发生。但抗体阳性的系统性红斑狼疮女性中，具体哪些孕妇会发生胎儿先天性心脏传导阻滞、哪些孕妇不会发生胎儿先天性心脏传导阻滞目前尚未明确。

（6）妊娠期疾病活动：$24\% \sim 34\%$ 的患者妊娠期出现了疾病复发，通常为轻中度活动；$15\% \sim 30\%$ 的患者会出现严重病情活动[24]。常见的系统性红斑狼疮活动类型包括皮肤受累、血液系统改变、肾脏受累、关节炎或关节痛。疾病活动可发生在妊娠的任何阶段，葡萄牙一项狼疮患者病例对照研究显示，13.7% 的病例妊娠期出现病情活动,17.9%的患者产褥期出现病情活动[6]。孕期病情活动者,59%发生在孕 24～36 周,41%发生在孕 36 周后。

二、系统性红斑狼疮患者妊娠时机的选择

系统性红斑狼疮患者和正常人一样,会面临生育和避孕的问题,还有一些不孕的系统性红斑狼疮患者会遇到辅助生殖方面的问题。妊娠生育曾经被列为系统性红斑狼疮的禁忌证,而今大多数系统性红斑狼疮患者在疾病控制后,可以安全地妊娠生育。系统性红斑狼疮的妊娠属于高危妊娠,它既是一个生理过程,也是一个病理过程,妊娠可能导致半数系统性红斑狼疮患者病情活动复发,系统性红斑狼疮疾病本身可能也会造成众多妊娠不良事件。另外,系统性红斑狼疮治疗中常使用糖皮质激素及各种免疫抑制剂,一些免疫抑制剂可能对胚胎造成毒性,孕前需要调整为妊娠安全药物。因此,育龄期妇女在初次或早期就诊时应该讨论避孕和妊娠计划,严格把握适应证和禁忌证,计划妊娠、选择合适的妊娠时机对于提高我国系统性红斑狼疮患者的妊娠成功率和母婴存活率尤为重要。

1. 系统性红斑狼疮患者的妊娠时机

整体来说,妊娠通常不会影响长期稳定的系统性红斑狼疮患者的疾病进展。研究显示孕前 6 个月的疾病活动度可以预测妊娠结局和疾病复发风险,孕前病情处于不活动或者低活动度,孕期系统性红斑狼疮病情活动风险较低,仅为 10%;而孕前病情严重活动者孕期病情活动风险显著升高,为 60%[25]。活动性狼疮性肾炎、初产妇、停用抗疟药物是怀孕期间疾病复发的危险因素。另外,选择合适的妊娠时机,能够减少妊娠不良事件风险。一项中国人群回顾性分析显示,非计划性妊娠、低补体、大量尿蛋白会增加系统性红斑狼疮患者妊娠丢失风险[26]。选择合适的妊娠时机能够最大限度地避免妊娠期疾病活动风险,保障妊娠安全。

系统性红斑狼疮患者必须同时满足下述条件才可以考虑妊娠[27]:①病情不活动且保持稳定至少 6 个月;②糖皮质激素的使用剂量为泼尼松 15 mg/d(或相当剂量)以下;③24 h 尿蛋白排泄定量为 0.5 g 以下;④无重要脏器损害;⑤停用妊娠禁忌的免疫抑制剂,如环磷酰胺、甲氨蝶呤、雷公藤、吗替麦考酚酯、来氟米特等。

2. 系统性红斑狼疮患者的妊娠禁忌

以下情况属于妊娠禁忌证[28]:①严重的肺动脉高压(估测肺动脉收缩压>50 mmHg,或出现肺动脉高压的临床症状);②重度限制性肺部病变[用力肺活量(forced vital capacity, FVC)<2.8 mg/L];③心功能衰竭;④慢性肾功能衰竭[血肌酐>2.8 mg/L];⑤既往有严重的子痫前期或即使经过阿司匹林和肝素治疗仍不能控制的 HELLP 综合征;⑥过去 6 个月内出现脑卒中;⑦过去 6 个月内有严重的狼疮病情活动。

3. 系统性红斑狼疮患者的孕前药物选择

系统性红斑狼疮患者治疗中常使用糖皮质激素及各种免疫抑制剂，一些免疫抑制剂可能对胚胎造成毒性，孕前需要及时调整为妊娠安全药物，糖皮质激素也应减量至最低剂量维持，尽量减少对胚胎的影响（表 16-1）。妊娠期可以安全使用的免疫抑制剂包括小剂量不含氟的糖皮质激素、羟氯喹、柳氮磺吡啶、硫唑嘌呤、他克莫司、环孢素等[29-30]。妊娠期应避免使用的药物包括甲氨蝶呤、来氟米特、吗替麦考酚酯、沙利度胺、雷公藤等，孕前服用这类影响妊娠安全性药物的患者，备孕前建议至风湿科评估病情，按计划停用这类药物及调整为孕期安全的药物。由于羟氯喹能够减少妊娠期病情复发和不良事件，建议孕前即开始口服羟氯喹，并维持整个孕期。

表 16-1　系统性红斑狼疮患者计划妊娠药物推荐

分类		药物	孕前计划停用时间
男性	强烈推荐维持	硫唑嘌呤	—
		秋水仙碱	—
		羟氯喹	—
		TNF 抑制剂	—
	条件性推荐维持	环孢素	—
		来氟米特	—
		甲氨蝶呤	—
		吗替麦考酚酯	—
		利妥昔单抗	—
		柳氮磺吡啶	—
		他克莫司	—
	强烈反对使用	环磷酰胺	至少停用 12 周
	条件性反对使用	沙利度胺	至少停用 4 周
	证据不足	阿巴西普	—
		巴瑞替尼	—
		贝利尤单抗	—
		托珠单抗	—
		托法替布	—
女性	强烈推荐维持	羟氯喹	—
		柳氮磺吡啶	—
		硫唑嘌呤	—
		赛妥珠单抗	—

续表

分类	药物	孕前计划停用时间
条件性推荐维持	不含氟糖皮质激素	—
	（减至＜20 mg/d）	—
	他克莫司	—
	环孢素	—
强烈反对	甲氨蝶呤	至少停用 3 月
	来氟米特	停用 2 年或血药浓度＜0.02 mg/L
	吗替麦考酚酯	至少停用 6 周
	沙利度胺	至少停用 4～12 周
	环磷酰胺	至少停用 12 周
	雷公藤	至少停用 24 周

4. 系统性红斑狼疮患者的避孕措施

系统性红斑狼疮患者的妊娠必须是有计划的,所有处于生育年龄的系统性红斑狼疮女性都应采取严格的避孕措施。系统性红斑狼疮患者可以采取的避孕措施包括宫内节育器（intrauterine devices，IUD）、工具避孕、口服避孕药物等[29]。系统性红斑狼疮患者可根据抗磷脂抗体检测结果和病情活动度选择合适的避孕措施（图 16-1）。IUD 是大部分患者的首选避孕方式,包括使用免疫抑制剂的人群也可使用。口服避孕药对于大多数病情稳定、抗磷脂抗体阴性、无肾病综合征、没有血

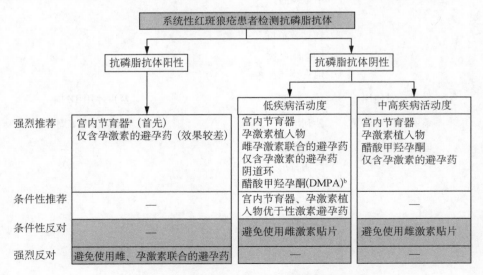

图 16-1　系统性红斑狼疮患者避孕措施选择流程

a. 使用免疫抑制剂人群也可使用。使用吗替麦考酚酯类药物人群需使用宫内节育器或结合其他两种避孕方式。b. 有骨质疏松风险的患者应避免使用醋酸甲羟孕酮。

栓病史的患者通常是安全的,推荐使用以含孕激素为主的口服避孕药;系统评价认为大多数避孕方法的益处要超过潜在的风险,尚无证据表明口服避孕药会增加无严重疾病活动患者的复发风险增加。所有系统性红斑狼疮患者都可以采用工具避孕,但通常单独的工具避孕达不到严格避孕的效果,应配合其他避孕措施共同使用。由于含雌激素的避孕措施可增加抗磷脂抗体阳性患者的血栓风险,故抗磷脂抗体阳性的女性应选择宫内节育器或仅含孕激素的避孕药,避免使用含雌激素的避孕方法。当患者存在重度血小板减少、动脉粥样硬化、高血压和静脉血栓等并发症时,应个体化选择避孕方法。

三、系统性红斑狼疮患者不良妊娠的监测和处理

系统性红斑狼疮患者的妊娠属于高危妊娠,妊娠过程与疾病之间相互影响,造成母婴不良结局和妊娠不良事件,妊娠期管理具有挑战性[28]。让系统性红斑狼疮患者安全、成功的妊娠,风湿科、妇产科和儿科积极的多学科管理,对系统性红斑狼疮患者进行孕前期、孕期、产褥期生育指导和严密监测,对于防止不良妊娠事件发生,及时发现妊娠并发症及时治疗非常重要。系统性红斑狼疮患者围产期管理的最终目标是最大程度地提高妊娠成功率,尽可能减少妊娠并发症,提高母婴存活率。

1. 系统性红斑狼疮患者妊娠期间的随诊内容和频率

(1) 妊娠期风湿科随诊

1) 随诊内容:一旦确定妊娠,系统性红斑狼疮患者需立即至风湿免疫专科进行随诊。妊娠期间每次随诊的内容包括详细的病史与体格检查,同时还应进行全面的实验室检查,包括血常规、尿常规、24 h 尿蛋白排泄定量、肝功能、肾功能、生化检查、电解质水平检测、血糖、血尿酸水平、血清补体、免疫球蛋白定量、抗核抗体、抗 dsDNA 抗体水平进行监测,对疾病的整体情况或有无复发进行评估;对合并抗磷脂综合征的患者,应定期监测抗心磷脂抗体、狼疮抗凝物、抗 β2-GP I 抗体水平[31]。

2) 随诊频率:在确定妊娠后,应根据患者的具体情况考虑整个妊娠过程中的随诊频率。推荐在妊娠 28 周前每 4 周 1 次,自第 28 周始每 2 周随诊 1 次。对于临床表现或血清学性检查提示有病情复发可能时,应缩短随访间隔。

3) 胎儿先天性心脏传导阻滞的监测:对血清抗 SSA 或抗 SSB 抗体阳性,或前次胎儿发生心脏异常的患者,建议在妊娠 16～24 周间,每 2 周行 1 次胎儿心脏超声检查,监测胎儿心脏结构及传导情况;若无异常,建议在 24 周后每 3～4 周进行 1 次胎儿心脏超声检查。如果发现胎儿出现心脏异常或传导功能异常,建议每 1～2 周进行 1 次胎儿心脏超声检查,直至胎儿出生。胎儿出生后应复查新生儿心脏彩超明确心脏情况。

（2）妊娠期产科随诊

1）随诊内容：产科随访内容包括常规产科检查、血压监测、胎心监测，在妊娠16周后应每月进行1次胎儿B超检查，以监测胎儿的生长情况及是否有畸形。如果出现胎儿发育迟缓或子痫前期表现，则应该缩短随诊间隔；在妊娠28周后，应每2周进行1次脐带动脉超声多普勒血流成像检查，监测胎儿血供情况；自28周始，原则上应每2周进行胎儿监测。如有异常可每周进行脐带动脉超声多普勒血流成像检查和胎儿监测。

2）随诊频率：明确妊娠后，需要进行胎儿B超检查，明确胎儿的确切胎龄。然后根据患者的具体情况考虑整个妊娠期间的随诊频率。推荐妊娠28周前每4周随诊1次，自第28周始每2周随诊1次。但由于患者在孕28周后病情变化较快，故随诊间隔应由产科医师根据具体情况确定。

2. 系统性红斑狼疮患者的分娩时机和方式

对于在整个妊娠过程中病情稳定的患者，可以采取自然分娩的方式来结束妊娠，但对于妊娠期间病情不稳定或出现产科并发症的患者，可以采取剖宫产。出现以下情况时，应尽早终止妊娠：①妊娠前3个月即出现明显的系统性红斑狼疮病情活动；②孕妇系统性红斑狼疮病情严重，危及母体安全时，无论孕期大小都应尽早终止妊娠；③孕期检测发现胎盘功能低下，危及胎儿健康，经产科与风湿科治疗后无好转者；④出现以下并发症时：重度妊娠高血压、精神和（或）神经异常、脑血管意外、弥漫性肺部疾病伴呼吸衰竭、重度肺动脉高压、24 h尿蛋白排泄定量在3 g以上；⑤对于病情平稳的患者，如果胎龄已满38周，胎儿已发育成熟时，建议终止妊娠。

系统性红斑狼疮患者终止妊娠时糖皮质激素的使用：对于病情稳定的、每日口服糖皮质激素剂量相当于泼尼松5 mg/d者进行人工流产、正常分娩或剖宫产手术时均不需要额外增加激素的剂量。但对于每日口服激素剂量在泼尼松5 mg/d（或相当剂量）以上者，均应该在围手术期适当增加糖皮质激素剂量，进行剖宫产手术的患者，在原糖皮质激素剂量的基础上，于手术当中静脉输注甲泼尼龙10～15 mg，次日或第3日恢复至术前用量即可。

3. 系统性红斑狼疮患者的哺乳

由于母乳中含有大量对胎儿有益的物质，而且母乳喂养有利于儿童的心理与生理健康发育和产妇的恢复，故推荐系统性红斑狼疮患者进行母乳喂养。口服小剂量泼尼松或甲泼尼龙、羟氯喹、非甾体抗炎药、阿司匹林、华法林，以及使用肝素治疗的系统性红斑狼疮患者可以正常哺乳[29]。使用环磷酰胺、吗替麦考酚酯、甲氨蝶呤、来氟米特、硫唑嘌呤、环孢素A、他克莫司的系统性红斑狼疮患者不宜哺乳。对于服用泼尼松剂量≥20 mg/d或相当剂量者，应放弃服药后4 h内的乳汁，在服药4 h后再进行哺乳[32]。哺乳期胎儿通过母体乳汁摄入的羟氯喹剂量仅为每天 0.1～0.2 mg/kg,相当于母体的 0.29％,极其微量、一般认为没有毒性,哺乳期应继续使用羟氯喹[33]。

4. 系统性红斑狼疮患者妊娠期间病情复发的处理

系统性红斑狼疮患者妊娠后,需要产科和风湿科医生双方共同随访诊治。近 50％的患者在妊娠期间会出现病情活动或复发,出现病情活动时,根据病情活动程度评估是否继续妊娠和调整治疗方案。病情中重度活动,如果发生在妊娠前 3 个月建议终止妊娠。所有出现病情活动的患者,妊娠前未使用羟氯喹者,应加用羟氯喹,推荐计量为 200 mg,每日 2 次。还可以根据病情需要增加不含氟糖皮质激素剂量,病情轻度活动者,泼尼松加量至 20 mg/d,逐渐减量至 15 mg/d 以下维持;病情中重度活动者可使用大剂量泼尼松或甲泼尼龙冲击治疗,使用大剂量糖皮质激素的时间应尽量短,以控制病情为宜,并尽快将泼尼松的剂量减至 15 mg/d 以下。如果病情需要加用免疫抑制剂,尤其是肾脏病变严重时,可使用硫唑嘌呤、环孢素、他克莫司、丙种免疫球蛋白等;在多药治疗无效、狼疮活动严重的患者,可于妊娠中、晚期使用环磷酰胺(500～1 000 mg/m²,每月 1 次静脉滴注),并考虑终止妊娠。泼尼松经过胎盘时可被灭活,但地塞米松和倍他米松可以通过胎盘屏障,影响胎儿,故常规不宜选用;治疗胎儿房室传导阻滞和妊娠后期促胎肺成熟时可选用地塞米松。妊娠早期应用环磷酰胺、甲氨蝶呤等免疫抑制剂,可影响胎儿生长发育导致畸胎,应禁用。

5. 系统性红斑狼疮合并抗磷脂综合征患者妊娠期治疗

抗磷脂抗体与不良妊娠转归关系密切,故应该根据患者的既往妊娠情况来进行治疗。对于抗磷脂抗体持续中、高滴度阳性,没有血栓与不良妊娠史的患者,应在妊娠前即口服小剂量阿司匹林,推荐剂量为 75 mg/d,一直服用至妊娠结束后 6～8 周;对于既往有血栓史的患者,妊娠前应服用华法林,调整剂量至 INR2～3。一旦确认妊娠时,即停止使用华法林,改为治疗剂量的普通肝素或低分子肝素注射治疗;对于有 1 次或以上死胎、2 次以上妊娠前 12 周内出现胎儿丢失、1 次或以上因胎盘功能异常造成早产但没有血栓史的患者,可考虑使用低剂量阿司匹林和低分子肝素联合使用改善妊娠结局,在妊娠前即应服用小剂量阿司匹林(75 mg/d),在明确妊娠后开始注射预防剂量的普通肝素或低分子肝素,直至分娩后 6 周[34-35]。一项前瞻性对照试验中显示两者联合可以增加活产率,但也有研究显示阿司匹林组和阿司匹林、肝素联合使用组胎儿死亡率没有差异。

6. 系统性红斑狼疮患者妊娠期间的药物使用

妊娠期可以安全使用的免疫抑制剂,包括小剂量不含氟的糖皮质激素、羟氯喹、柳氮磺吡啶、硫唑嘌呤、他克莫司、环孢素等。环磷酰胺在妊娠早期使用有致畸性和致流产性,只有对妊娠中、晚期病情严重,而其他免疫抑制剂无法控制的风湿免疫病患者,为挽救其生命时才考虑使用,但临床医师仍需谨慎使用环磷酰胺,同时考虑终止妊娠。妊娠期应避免使用的药物包括甲氨蝶呤、来氟米特、吗替麦考酚酯、沙利度胺、雷公藤等[29]。适当的糖皮质激素和免疫抑制剂的使用能够减少疾病复发和减少妊娠并发症。含氟糖皮质激素可治疗新生儿狼疮和促胎肺部成熟；羟氯喹可减少抗磷脂抗体阳性患者的血栓风险，降低抗 SSA 或抗 SSB 阳性母亲所孕胎儿心脏传导阻滞的发生率。

此外，非甾体抗炎药（nonsteroidal anti-inflammatory drug，NSAID）在妊娠中期使用是安全的，但建议妊娠早期和后期使用。降压药物 β 受体阻滞剂（如阿替洛尔、美托洛尔、普萘洛尔、拉贝洛尔）、中枢性 α 受体激动剂（可乐定）、扩血管药物（如硝苯地平、氨氯地平、肼屈嗪），以及利尿药物（如呋塞米）孕期允许使用。血管紧张素转换酶抑制剂或血管紧张素转化酶受体抑制剂禁用于妊娠患者。

7. 新生儿狼疮心脏传导阻滞的治疗

胎儿心脏传导阻滞按严重程度可分为Ⅰ度、Ⅱ度和Ⅲ度，孕期监测如果发现胎儿出现心脏Ⅰ、Ⅱ度房室传导阻滞，可使用地塞米松或倍他米松治疗；建议地塞米松剂量为 4 mg/d，移植使用至终止妊娠，并建议在 37 周终止妊娠。对于发现由心肌病变的胎儿，可试用丙种免疫球蛋白静脉注射 1 g/d。对于Ⅲ度房室传导阻滞即完全性心脏传导阻滞，孕期上述治疗几乎均不可逆转，胎儿出生后需要植入心脏起搏[22]。因此，孕期监测发现早期的房室传导阻滞十分重要。羟氯喹可减少抗 SSA 抗体和/或抗 SSB 抗体阳性母亲所生胎儿发生心脏传导阻滞的发生率，故建议这些患者使用羟氯喹，剂量为 200 mg，每日 2 次；而使用丙种免疫球蛋白是否能带来获益尚无明确证据。

对于出生后的新生儿红斑狼疮患者出现心脏传导阻滞，Ⅲ度心脏传导阻滞患儿尤其出生时心率<55 次/分者，需要植入永久性心脏起搏器。出生后出现的Ⅰ度和Ⅱ度房室传导阻滞有发展为Ⅲ度的风险；对于胎儿期已经发现的Ⅱ度房室传导阻滞，即便经过治疗已经逆转，仍有进展到Ⅲ度传导阻滞的危险，故出生后仍需密切监测。对于胎儿期间没有发生先天性心脏传导阻滞的抗 SSA 抗体和/或抗 SSB 抗体阳性系统性红斑狼疮患者所生的新生儿，不需要进行心脏方面的特殊监测。

新生儿红斑狼疮患儿皮疹和血液系统受累，在出生半年后常可自行恢复正常，一般不需要治疗。严重的血液系统、肝脏等受累患儿，应至儿科专科评估，必要时可使用糖皮质激素、丙种免疫球蛋白和免疫抑制剂治疗。

8. 系统性红斑狼疮患者围产期的管理要点

系统性红斑狼疮患者围产期的主要管理要点：①系统性红斑狼疮患者的妊娠属于高危妊娠，应提高患者家属的重视程度及意识。②没有生育要求或不符合妊娠条件的患者，应严格避孕。③有生育要求的系统性红斑狼疮患者，孕前全面评估，严格把握妊娠适应证，计划妊娠。④一旦确认妊娠，应由风湿科和产科医师共同随诊,密切监测母体病情变化和胎儿生长发育情况。⑤出现病情活动时,调整治疗方案和评估是否能够继续妊娠。治疗药物应选用能控制病情的最低剂量为宜,在维持母体病情稳定的基础上尽量减少对胎儿的影响。⑥终止妊娠的方式和时机由风湿科和产科医师共同协商决定。⑦严密监测新生儿狼疮高危患者,发现早期病变,及时治疗。⑧抗磷脂抗体阳性患者,分层治疗,降低胎儿丢失率。⑨新生儿狼疮患者,密切监测病情变化。

　　系统性红斑狼疮患者围产期管理需要由风湿科为主导,产科、儿科等组成的多学科团队协作,同时应与患者及家属共同制定最佳诊疗方案。孕前、孕期、产后各有侧重点(表 16-2),个体化应对,以改善妊娠结局,保障母婴安全。

表 16-2　系统性红斑狼疮患者妊娠监测与处理

分期	系统性红斑狼疮患者妊娠监测与处理
孕前	计划妊娠 确保狼疮处于非活动状态≥6 个月,无妊娠禁忌 提高患者及家属意识
孕期	妊娠期间允许使用的药物:糖皮质激素、羟氯喹、硫唑嘌呤、环孢素、他克莫司等 关注抗磷脂抗体和其他可能与妊娠事件相关的抗体指标(抗 SSA/Ro 抗体、抗 SSB/La 抗体) 监测疾病活动度(血肌酐、白蛋白、抗 dsDNA 抗体、C3 和 C4、血压、蛋白尿) 监测妊娠不良事件,及时治疗 警惕先天性心脏传导阻滞的风险,尤其抗 SSA 抗体和抗 SSB 抗体阳性或先前发生过先天性心脏传导阻滞的患者,孕 16 周起严密监测,必要时启动地塞米松治疗 合并抗磷脂综合征的患者,肝素、阿司匹林单独或联合应用降低妊娠失败和血栓形成的风险
产后	评估疾病活动度,调整治疗

【参考文献】

[1] REES F, DOHERTY M, GRAINGE M J, et al. The worldwide incidence and prevalence of systemic lupus erythematosus: a systematic review of epidemiological studies[J]. Rheumatology (Oxford), 2017, 56(11): 1945-1961.

[2] EKBLOM-KULLBERG S, KAUTIAINEN H, ALHA P, et al. Reproductive health in women with systemic lupus erythematosus compared to population controls[J]. Scand J Rheumatol, 2009, 38(5): 375-380.

[3] CLOWSE M E. Lupus activity in pregnancy[J]. Rheum Dis Clin North Am, 2007, 33(2): 237-252.

［4］BUYON J P, KIM M Y, GUERRA M M, et al. Predictors of pregnancy outcomes in patients with lupus: a cohort study[J]. Ann Intern Med, 2015, 163(3): 153-163.

［5］BRAGA A, BARROS T, FARIA R, et al. Systemic lupus erythematosus and pregnancy: A retrospective single-center study of 215 pregnancies from portugal[J]. Lupus, 2021, 30(13): 2165-2175.

［6］BRAGA A, BARROS T, FARIA R, et al. Systemic lupus erythematosus and pregnancy: a portuguese case-control study[J]. Clin Rev Allergy Immunol, 2022, 62(2): 324-332.

［7］CLARK C A, SPITZER K A, LASKIN C A. Decrease in pregnancy loss rates in patients with systemic lupus erythematosus over a 40-year period[J]. J Rheumatol, 2005, 32(9): 1709-1712.

［8］CLOWSE M E, MAGDER L, WITTER F, et al. Hydroxychloroquine in lupus pregnancy [J]. Arthritis Rheum, 2006, 54(11): 3640-3647.

［9］ZAMANI B, SHAYESTEHPOUR M, ESFAHANIAN F, et al. The study of factors associated with pregnancy outcomes in patients with systemic lupus erythematosus[J]. BMC Res Notes, 2020, 13(1): 185.

［10］MANKEE A, PETRI M, MAGDER L S. Lupus anticoagulant, disease activity and low complement in the first trimester are predictive of pregnancy loss[J]. Lupus Sci Med, 2015, 2(1): e000095.

［11］CLOWSE M E, MAGDER L S, PETRI M. The clinical utility of measuring complement and anti-dsDNA antibodies during pregnancy in patients with systemic lupus erythematosus [J]. J Rheumatol, 2011, 38(6): 1012-1016.

［12］KALOK A, ABDUL CADER R, INDIRAYANI I, et al. Pregnancy outcomes in systemic lupus erythematosus (SLE) women[J]. Horm Mol Biol Clin Investig, 2019,doi: 10.1515/hmbci-2019-0007.

［13］WALLENIUS M, SALVESEN K A, DALTVEIT A K, et al. Systemic lupus erythematosus and outcomes in first and subsequent births based on data from a national birth registry[J]. Arthritis Care Res (Hoboken), 2014, 66(11): 1718-1724.

［14］WEI S, LAI K, YANG Z, et al. Systemic lupus erythematosus and risk of preterm birth: a systematic review and meta-analysis of observational studies[J]. Lupus, 2017, 26(6): 563-571.

［15］HIRAMATSU Y, ISODA K, KOTANI T, et al. Pre-pregnancy serum complement C3 level is a predictor of preterm birth for pregnancies with systemic lupus erythematosus [J]. Arthritis Res Ther, 2021, 23(1): 140.

［16］CHEN Y J, CHANG J C, LAI E L, et al. Maternal and perinatal outcomes of pregnancies in systemic lupus erythematosus: A nationwide population-based study[J]. Semin Arthritis Rheum, 2020, 50(3): 451-457.

［17］BORELLA E, LOJACONO A, GATTO M, et al. Predictors of maternal and fetal complications in SLE patients：a prospective study[J]. Immunol Res，2014，60(2-3)：170-176.

[18] ARKEMA E V, PALMSTEN K, SJOWALL C，et al. What to expect when expecting with systemic lupus erythematosus（SLE）：A population-based study of maternal and fetal outcomes in SLE and pre-SLE[J]. Arthritis Care Res（Hoboken），2016，68(7)：988-994.

[19] CLOWSE M E, JAMISON M, MYERS E，et al. A national study of the complications of lupus in pregnancy[J]. Am J Obstet Gynecol，2008，199(2)：127. e121-e126.

[20] BREMME K, HONKANEN S, GUNNARSSON I，et al. The presence of lupus nephritis additionally increases the risk of preeclampsia among pregnant women with systemic lupus erythematosus[J]. Lupus，2021，30(7)：1031-1038.

[21] LIAO H, TANG C, QIAO L，et al. Prenatal management strategy for immune-associated congenital heart block in fetuses[J]. Front Cardiovasc Med，2021，8：644122.

[22] PRUETZ J D, MILLER J C, LOEB G E，et al. Prenatal diagnosis and management of congenital complete heart block[J]. Birth Defects Res，2019，111(8)：380-388.

[23] VANONI F, LAVA S A G, FOSSALI E F，et al. Neonatal systemic lupus erythematosus syndrome：a comprehensive review［J］. Clin Rev Allergy Immunol，2017，53（3）：469-476.

[24] SMYTH A, OLIVEIRA G H, LAHR B D，et al. A systematic review and meta-analysis of pregnancy outcomes in patients with systemic lupus erythematosus and lupus nephritis［J］. Clin J Am Soc Nephrol，2010，5(11)：2060-2068.

[25] WEBSTER S N E. Creasy & Resnik's maternal-fetal medicine：principles and practice[J]. 6th edition. The Obstetrician & Gynaecologist，2009，11(4)：294.

[26] WU J, ZHANG W H, MA J，et al. Prediction of fetal loss in Chinese pregnant patients with systemic lupus erythematosus：a retrospective cohort study[J]. BMJ Open，2019，9(2)：e023849.

[27] 中国系统性红斑狼疮研究协作组专家组，国家风湿病数据中心.中国系统性红斑狼疮患者围产期管理建议[J].中华医学杂志,2015,95(14):1056-1060.

[28] NAHAL S K, SELMI C, GERSHWIN M E. Safety issues and recommendations for successful pregnancy outcome in systemic lupus erythematosus[J]. J Autoimmun，2018，93：16-23.

[29] SAMMARITANO L R, BERMAS B L, CHAKRAVARTY E E，et al. 2020 American college of rheumatology guideline for the management of reproductive health in rheumatic and musculoskeletal diseases[J]. Arthritis Rheumatol，2020，72(4)：529-556.

[30] GOTESTAM SKORPEN C, HOELTZENBEIN M, TINCANI A，et al. The EULAR points to consider for use of antirheumatic drugs before pregnancy, and during pregnancy and lactation[J]. Ann Rheum Dis，2016，75(5)：795-810.

[31] 复发性流产合并风湿免疫病免疫抑制剂应用中国专家共识编写组.复发性流产合并风湿免

疫病免疫抑制剂应用中国专家共识[J]. 中华生殖与避孕杂志,2020,40(7):527-534.

[32] LEVY R A, DE JESUS G R, DE JESUS N R, et al. Critical review of the current recommendations for the treatment of systemic inflammatory rheumatic diseases during pregnancy and lactation[J]. Autoimmun Rev, 2016, 15(10): 955-963.

[33] PENG W, LIU R, ZHANG L, et al. Breast milk concentration of hydroxychloroquine in Chinese lactating women with connective tissue diseases[J]. Eur J Clin Pharmacol, 2019, 75(11): 1547-1553.

[34] ANDREOLI L, BERTSIAS G K, AGMON-LEVIN N, et al. EULAR recommendations for women's health and the management of family planning, assisted reproduction, pregnancy and menopause in patients with systemic lupus erythematosus and/or antiphospholipid syndrome[J]. Ann Rheum Dis, 2017, 76(3): 476-485.

[35] DE CAROLIS S, MORESI S, RIZZO F, et al. Autoimmunity in obstetrics and autoimmune diseases in pregnancy[J]. Best Pract Res Clin Obstet Gynaecol, 2019, 60: 66-76.

（杨邵英）

第十七章

系统性红斑狼疮合并感染的
危险因素、早期识别与治疗

　　系统性红斑狼疮患者通常都需要使用糖皮质激素和免疫抑制剂进行治疗以达到控制疾病活动的目的。尽管激素和免疫抑制剂可改善患者的预后和生活质量，但不可避免的是这些药物同样也会增加患者发生感染的机会。而感染是狼疮患者死亡率增加的主要原因之一。

　　细菌感染最常见，其次是病毒感染和真菌感染。在欧洲狼疮队列中，36％的患者在随访期间出现感染，近30％的死因与随访前五年内发生感染有关[1]。在霍普金斯狼疮队列和伦敦大学学院（University College London，UCL）队列中，感染也是狼疮患者住院的主要原因之一[2-3]。与普通人群或健康对照组相比，系统性红斑狼疮患者感染事件的相对风险增加了2～6倍。在过去30年中，尽管狼疮的治疗有了很大改观，但感染所致的住院率及死亡风险并没有发生实质性变化。

一、系统性红斑狼疮患者合并感染的危险因素

1. 狼疮本身会增加感染的风险

　　来自加拿大不列颠哥伦比亚的研究数据，纳入5 169名新发系统性红斑狼疮患者，与25 845名非系统性红斑狼疮患者进行配对，分别产生955例和1 986例首次严重感染。与普通人群相比，新发系统性红斑狼疮患者首次严重感染风险增加1.8倍，严重感染总数增加2.1倍，感染相关死亡率增加1.6倍[4]。狼疮本身会导致患者免疫功能受损。研究显示，趋化作用、膜识别及微生物黏附、吞噬作用、氧化代谢、多形核细胞产生IL-8等功能在狼疮患者中都存在缺陷，这就导致急性炎症反应受损，从而使机体易受感染。狼疮患者的血液系统损害中经常会出现淋巴细胞减少和中性粒细胞减少[5]，系统性红斑狼疮患者的T细胞数量减少，抗病毒抗原、类毒素和异体抗原的T辅助细胞活性受损，特别是在疾病发作期间和长期使用糖皮质激素的患者尤为突出[6]。狼疮患者的单核巨噬细胞系统通常出现功能失调，这与吞噬能力下降、抗Fcγ受体（FcgR）自身抗体的存在和TNF-α的产生受损有关[7]。

　　补体功能受损在狼疮中也很常见。已有报道，系统性红斑狼疮中非遗传性补

体(C4 是最常见的缺陷因子)水平下降和细胞补体受体异常。在红细胞和多形核细胞中观察到 1 型补体受体(CR1)数量减少,而在 B 细胞中 CR1 和 CR2 数量减少[8]。研究表明,系统性红斑狼疮疾病活动指数(SLEDAI)评分与 B 细胞上 CR2 的表达呈负相关,证明疾病活动会加剧补体功能障碍[8]。此外,系统性红斑狼疮患者可能有遗传性补体缺陷,这类患者对肺炎链球菌、脑膜炎球菌和淋病奈瑟球菌等引起的感染易感性增加。虽然狼疮患者大多存在高丙种球蛋白血症,这通常与疾病活动有关,但实际上一些患者可能存在低丙种球蛋白血症(IgG 或 IgA 缺乏),这也会增加感染风险。

2. 狼疮患者感染发生、发展的临床因素

(1)狼疮感染的临床和血清学危险因素:疾病活动是狼疮患者发生感染的独立危险因素。一项对多伦多狼疮队列住院系统性红斑狼疮患者的回顾性研究发现,感染与入院时的疾病活动度显著相关[9]。住院时的 SLEDAI>8 分是预测感染最敏感和最特异的指标[9]。在霍普金斯狼疮队列中进行的一项为期一年的前瞻性研究中,仅对导致住院的感染进行了分析,也发现疾病活动性是一个感染的预测因子[2]。Zonana-Nacach 等在 200 例系统性红斑狼疮门诊患者的前瞻性队列研究中分析了轻、中度感染的危险因素,在单变量分析中,他们发现 SLEDAI 评分、肾脏活动、激素剂量、静脉注射环磷酰胺与感染有显著相关性。然而,在多变量分析中,只有 SLEDAI>4 分仍然是一个独立的危险因素[10]。Bosch 等对 110 例系统性红斑狼疮门诊患者进行了为期三年的前瞻性随访研究,发现肾炎、系统性红斑狼疮活动、抗 DNA 抗体水平增高和白细胞减少与感染风险增加有关[11]。另一项韩国的病例对照研究发现,系统性红斑狼疮诊断时 SLEDAI>12 分、低 C3 水平和抗 DNA 抗体阳性是感染的独立预测因子。

(2)免疫抑制剂在感染中的作用:糖皮质激素和免疫抑制剂的使用被认为是感染的潜在危险因素。环磷酰胺是一种被广泛用于治疗重症狼疮的烷基化免疫抑制剂。对 100 例接受了环磷酰胺治疗的狼疮患者进行回顾性研究发现,45 例患者发生感染,其中 26 例为细菌性感染。发生感染的患者常见器官受累,其中大多数患者依次接受静脉注射和口服环磷酰胺治疗。环磷酰胺平均累积剂量为 9.3 g,与未感染的患者相比,感染者白细胞计数更低(<3 000/mm^3),并且接受更大剂量的激素治疗[12]。相比之下,St. Thomas' 医院的研究队列显示,低剂量环磷酰胺冲击方案(每 2 周 500 mg)显著降低了感染等不良反应,同时不影响疗效[13]。欧洲狼疮性肾炎试验(Euro-Lupus Nephritis Trial,ELNT)也指出使用低剂量环磷酰胺可降低感染风险,在这项随机临床试验中,46 名患者被分配到高剂量环磷酰胺组(前 6 个月每月冲击一次,之后每半年冲击一次;平均累积剂量为 8.5±1.9 g),另外 44 名患者被分配到低剂量环磷酰胺组(每 2 周固定 500 mg;累积剂量 3 g)。高剂

量组有 10 名患者出现严重感染(定义为需要住院接受抗感染治疗),而低剂量组只有 5 名。值得注意的是,两组在治疗的前 6 个月内严重感染的累积概率相似(HR 0.50,95%CI 0.17~1.47,$P=0.2$),高剂量组在这段时间后出现感染上升趋势[14]。

糖皮质激素也与感染有关。从药理学的角度来看,激素增加了对感染的易感性。激素发挥抗炎和免疫抑制作用有多种机制,首先激素会干扰血液中白细胞、成纤维细胞和内皮细胞的功能;其次激素还能减少循环中单核细胞和巨噬细胞的数量[15]。此外,T 细胞介导的免疫功能在激素治疗的第 21 天左右开始受到长期抑制,增加了机会性感染的风险[16]。这种效应随着剂量的增加和治疗时间的延长而增强,目前尚不清楚激素是否存在安全阈值。多伦多狼疮队列进行的一项巢式病例对照研究也表明,糖皮质激素有可能增加系统性红斑狼疮患者感染的易感性,在多变量分析中,激素的使用与感染密切相关(OR 3.0,95%CI 1.15~9.31)[17]。此外,据报道,每日强的松平均剂量超过 10 mg 会增加 10 倍的感染风险,每日强的松剂量超过 20 mg 服用超过 30 天也是一个重要的感染危险因素[11]。

在克鲁斯狼疮队列中进行了一项前瞻性病例对照研究来探讨严重感染的危险因素,严重感染定义为播散性感染、影响深部器官、需要住院治疗或导致死亡。该研究纳入了 83 例严重感染的系统性红斑狼疮患者及 166 例系统性红斑狼疮对照。单变量分析发现,肺部受累、肾脏受累、白细胞减少、存在抗磷脂抗体,以及在研究前 3 个月内使用强的松治疗与严重感染相关。严重感染系统性红斑狼疮患者的强的松中位剂量是每日 7.5 mg,无感染的系统性红斑狼疮患者强的松中位剂量是每日 2.5 mg。强的松每日每增加 1 mg,发生严重感染的概率增加 12%。相反,其他免疫抑制剂(硫唑嘌呤、甲氨蝶呤、环磷酰胺、吗替麦考酚酯或环孢素)与严重感染无相关性[18]。关于甲强龙冲击治疗,Badsha 等对 55 名接受低剂量甲强龙(3 天用量<1 500 mg)或大剂量甲强龙冲击治疗(每日 1 g,3 天)的系统性红斑狼疮患者进行了回顾性评估,在控制疾病活动上两组有效性相当,但低剂量组感染风险显著降低(7% vs. 20%,$P<0.05$)[19]。

在狼疮性肾炎的维持治疗研究中,比较了吗替麦考酚酯和硫唑嘌呤对感染的影响。所有患者在低剂量方案(ELNT 方案)中接受固定剂量的激素(起始剂量 0.5 mg·kg^{-1}·d^{-1})加环磷酰胺,然后随机分配到硫唑嘌呤组(52 名患者)或吗替麦考酚酯组(54 名患者)。平均随访 48 个月后,吗替麦考酚酯组的感染人数稍高,但未达到统计学意义[20]。Aspreva 狼疮管理研究(Aspreva Lupus management study,ALMS)也对这两种药物进行了比较。对环磷酰胺或吗替麦考酚酯诱导期有反应的患者随机接受硫唑嘌呤(111 例)或吗替麦考酚酯(116 例)作为维持治疗。在 36 个月的随访中,无论是轻症感染还是严重感染,都是最常见的不良反应,但与之前的研究一样,两种治疗方法之间的差异并不显著[21]。两种治疗中发生严重感染的比例分别为吗替麦考酚酯组 115 例患者中有 11 例（9.6%），硫唑嘌呤组 111 例患者中有 13 例（11.7%）[21]。另外，也有些研究表明，吗替麦考酚酯对某些病原体感染具有保护作用。特别是在移植患者中，已观察到吗替麦考酚酯对肺孢子菌肺炎、柯萨奇病毒感染可能具有保护作用。但在狼疮患者中是否也有这种作用尚未得到证实。在中国台湾地区进行的一项队列研究发现，与非系统性红斑狼疮患者组相比，系统性红斑狼疮患者组中硫唑嘌呤、环磷酰胺和甲氨蝶呤的使用显著增加带状疱疹感染的风险[22]。

利妥昔单抗是一种在重症、难治、复发性狼疮患者中使用的抗 CD20 单克隆抗体。西班牙 BIOGEAS 研究小组曾报告了使用生物制剂治疗的狼疮患者严重感染的发生率和危险因素。在 344 例患者中，41% 为狼疮患者（其中 80% 的患者使用利妥昔单抗）的严重感染发生率为 62.7 次/1 000 人年。其中，使用利妥昔单抗治疗的狼疮患者严重感染发生率为 112.5 次/1 000 人年。最常见的严重感染是肺炎和败血症，最常见的病原菌是肺炎链球菌，其次是大肠埃希菌和金黄色葡萄球菌。感染往往发生在用药的前 6 个月（63%）或一年后（24%）。值得注意的是，严重感染的风险与接受利妥昔单抗疗程的数量有关，接受 3 个或多个疗程的患者风险高于接受 1~2 个疗程的患者[23]。此外，德国自身免疫性疾病注册中心（German registry for auto immune disease，GRAID）370 名接受利妥昔单抗治疗的患者（其中 23% 为系统性红斑狼疮患者），在治疗期间严重感染的总发生率为 5.3/100 人年。机会性感染很少，主要发生在系统性红斑狼疮患者。与西班牙 BIOGEAS 的数据一致，在前 6 个月内感染发生率更高[24]。

贝利尤单抗是一种针对可溶性 BAF 的单克隆抗体，BAF 是 B 细胞功能和存活的共同刺激因子。它被批准用于常规治疗基础上仍具有高度疾病活动的活动性、自身抗体阳性的系统性红斑狼疮患者。它的两个主要的多中心临床试验分别为 BLISS 52 和 BLISS 76，评估了标准治疗中添加贝利尤单抗对系统性红斑狼疮患者的疗效和安全性。在推荐剂量为 10 mg/kg 时，BLISS 52 中贝利尤单抗组的严重感染率与安慰剂组相似（分别为 4% 和 6%）。在 BLISS 76 研究中，接受安慰剂组的所有感染率为 69.1%，而接受贝利尤单抗（10 mg/kg）治疗组的所有感染率为 74%[25-26]。

二、系统性红斑狼疮合并感染的早期识别与治疗

狼疮患者的发热常在疾病活动和感染之间引发困扰，需要仔细地进行鉴别诊断。另外，疾病活动和感染可能同时发生，故有必要了解是否有现症感染，以及何时开始经验性抗生素治疗，并决定是否改变免疫抑制治疗。与狼疮活动相关的发热更常见于浆膜炎、肾损害、血细胞减少、淋巴结病或血栓形成。由于狼疮患者本

身炎症反应受损,发生感染时症状和体征可能并不典型,尤其是接受细胞毒药物治疗的患者。

　　Zhai 等利用多项血液指标建立了 PLS-DA/OPLS-DA 模型。PLS-DA 和 OPLS-DA 模型均能清晰地识别系统性红斑狼疮中的细菌感染。细菌感染患者的白细胞、中性粒细胞、血沉、C 反应蛋白、降钙素原(PCT)、IL-6、IL-10、IFN-γ、TNF-α 水平显著升高,而 Tr 细胞水平明显减少。基于上述 10 个指标各自 ROC 曲线的临界值,建立多变量分析,以筛选出独立预测因子并计算其权重,从而构建了一个具有较强诊断能力的 Bioscore 系统(AUC 0.842,95% CI 0.794～0.891),见表 17-1。Bioscore 系统可有效区分系统性红斑狼疮患者的细菌感染和狼疮活动,分值越高,系统性红斑狼疮患者细菌感染的可能性越大[27]。

表 17-1　用于构建 Bioscore 系统的指标及权重

参数		分值	计数(%)
WBC	高	1	69(27.82%)
	低	0	179(72.18%)
NEUT	高	2	37(14.92%)
	低	0	211(85.08%)
CRP	高	1	92(37.10%)
	低	0	156(62.90%)
PCT	高	2	91(36.69%)
	低	0	157(63.31%)
IL-6	高	2	72(29.03%)
	低	0	176(70.97%)
IFN-γ	高	2	147(59.27%)
	低	0	101(40.73%)

　　注:WBC,白细胞;NEUT,中性粒细胞;CRP,C 反应蛋白;PCT,降钙素原;IL-6,白介素-6;IFN-γ,γ 干扰素。

　　西班牙的研究团队利用西班牙风湿病学会狼疮登记中心的 209 例系统性红斑狼疮患者的数据研究开发了一种计算方法,即系统性红斑狼疮严重感染评分(SLESIS)(表 17-2),用于预测狼疮患者的严重感染风险,并在英国的 699 例系统性红斑狼疮患者队列中进行了验证。该算法由 7 个变量组成,这些变量都可以从常规临床诊疗信息中获得[28]。这可能是临床实践中预测感染风险的有用的工具。

表 17-2　纳入 SLESIS 评分的变量

变量	β系数	严重感染 HR	95%CI
诊断年龄(>46 岁)	0.116 3	1.12	1.07~1.18
拉丁美洲种族	0.427	2.40	2.29~2.5
目前激素剂量≥10 mg/d	0.287 8	1.33	1.15~1.55
性别(男性)	0.369 2	1.49	1.22~1.81
既往因系统性红斑狼疮住院	1.004 9	2.73	2.22~3.35
Katz 指数[29]	0.062	1.06	1.03~1.10
每次既往严重感染	0.873 9	2.40	2.29~2.50

注:HR 来自对 3 658 名西班牙患者的回顾性分析,见参考文献[30]。

　　尽管目前有以上一些关于系统性红斑狼疮患者感染的预测模型出现,但这些模型存在异质性,可能有一定程度方法学上的偏倚。总体来说,虽然系统性红斑狼疮患者感染的高风险和严重程度已被普遍认知,但还没有公认的感染预测模型能实际应用到临床诊疗中。

　　亚太风湿病协会联盟(Asia Pacific League of Associations for Rheumatology, APLAR)最近发布了针对亚太地区专家、家庭医生、专科护士和其他医疗专业人员的关于系统性红斑狼疮管理的共识建议,其中对于系统性红斑狼疮感染性并发症的预防和治疗也做了具体推荐(表 17-3)。

表 17-3　APLAR 关于系统性红斑狼疮感染性并发症预防的建议

推荐	推荐强度	证据质量	一致性(%)
• 在免疫抑制治疗之前,建议对活动性乙型和丙型肝炎感染(HBsAg、抗 HCV)进行筛查和治疗。对于接受 B 细胞清除治疗或强化免疫抑制治疗的患者,应考虑进行隐匿性乙型肝炎筛查(抗 HBc IgG、HBV-DNA)和预防性治疗	A	C	88
• 免疫抑制治疗前应排除活动性结核病。不推荐定期筛查和治疗潜伏性结核病	A	C	81
• 高危患者可考虑在免疫抑制期间预防肺孢子菌肺炎	B	C	88
• 在包括新型冠状病毒感染在内的病毒流行期间,建议遵守国家指南规定的预防和控制措施(如社交距离、个人卫生、防护口罩)。除非在活动性感染中,在与传染病专家讨论后作出个体化决定,否则不应停止使用免疫抑制药物	A	D	100

续表

推荐	推荐强度	证据质量	一致性(%)
• 建议在疾病静止期接种季节性流感、肺炎球菌、人乳头状瘤病毒和带状疱疹疫苗,并尽量减少免疫抑制剂	B	B	88

1. 乙型肝炎病毒感染

亚洲国家的乙型肝炎病毒(HBV)感染率高于其他国家地区。据报道,日本、以色列、中国(不含香港、澳门、台湾地区)系统性红斑狼疮患者中慢性 HBV 携带者(HBsAg 阳性)的患病率分别为 0.8%、0.9%、2.3%~3.1%。HBV 携带状态在中国系统性红斑狼疮患者中明显低于匹配的人群对照组,尤其是在 15~49 岁的年龄段[31]。这一现象的原因仍不清楚,可能是慢性乙型肝炎病毒感染诱导的免疫耐受状态对自身免疫具有保护作用。乙型肝炎病毒感染的系统性红斑狼疮患者疾病活动度较轻、蛋白尿水平和抗 dsDNA 滴度更低,体外实验中也发现乙型肝炎病毒感染抑制 IFN-α 的产生。

据报道,亚洲国家的系统性红斑狼疮患者既往乙型肝炎病毒感染(HBsAg 阴性,但抗 HBc IgG 阳性)的患病率为 16.5%~25.8%。通过免疫抑制治疗,无症状乙型肝炎病毒携带者的肝炎再激活率为 39.5%。泼尼松每日剂量≥5 mg 被确定为乙型肝炎病毒再激活的危险因素,而预防性抗病毒治疗具有保护作用[32]。抗乙型肝炎病毒治疗耐受性良好。因此,APLAR 建议系统性红斑狼疮患者在免疫抑制治疗前常规筛查 HBsAg,乙型肝炎病毒携带者应给予预防性抗病毒治疗。

尽管既往乙型肝炎感染者的再激活风险低于 HBsAg 阳性携带者,但当患者接受利妥昔单抗等 B 细胞清除疗法时,再激活风险仍然很高[32]。与其他生物 DMARD 相比,利妥昔单抗对慢性乙型肝炎携带者中乙型肝炎再激活的风险最高(OR 16.5)[33]。虽然目前尚无系统性红斑狼疮患者的类似数据,但在 B 细胞清除疗法的背景下,既往感染的患者乙型肝炎再激活的风险预计会增加。根据国际相关指南[34-36],在接受 B 细胞清除疗法或强化免疫抑制治疗的系统性红斑狼疮患者中,建议对既往乙型肝炎病毒感染(HBsAg 阴性/抗 HBc IgG 阳性/HBV-DNA 阳性)进行筛查和预防性治疗。

2. 丙型肝炎病毒感染

据报道,狼疮患者丙型肝炎病毒(HCV)感染率为 1.1%~16.5%,明显高于普通人群[37-38]。38.5%的中国系统性红斑狼疮患者在 8.4 年内发生丙型肝炎再激活,并且与免疫抑制无关[38]。由于丙型肝炎病毒感染的危险因素可能在采集病史时不易获得,建议在开始免疫抑制治疗前进行常规抗丙型肝炎病毒感染抗体筛查,对于活动性丙型肝炎病毒感染的患者,可以考虑联合应用免疫抑制剂和抗病毒治疗。在抗病毒治疗的时机、选择及监测方面,建议与肝病专家协商探讨。

3. 结核病

亚洲国家的系统性红斑狼疮患者结核病的发病率为 10.0%~11.4%[39-40],发病率高于西方国家(187/10 万患者年)[41]。系统性红斑狼疮患者结核感染的风险高于普通人群。系统性红斑狼疮患者结核感染的危险因素包括高疾病活动度(SLEDAI>12)、肾脏受累、激素累积剂量高、淋巴细胞减少、病程长、既往有结核病史[39-40]。发热、咳嗽、盗汗、厌食等也是狼疮患者结核病的常见症状,系统性红斑狼疮患者发生肺外结核的比例为 30.5%~67.0%,可累及关节、骨骼、脑膜、淋巴结、腹膜、胸膜、肠、肝、皮肤和泌尿生殖器官,并可能引起播散[39-40]。某些结核感染症状可能与系统性红斑狼疮活动相似,如持续发热、体重减轻、心包积液、胸腔积液、血细胞减少、血尿和肺部浸润病灶。因此,在区分系统性红斑狼疮活动和结核感染方面,除了传统的检查手段,还可采取一些新型的检查方法,如 QuantiFERON-TB-Gold,这是一种更准确地检测潜伏性结核感染的方法,也可以借助痰液或肺泡灌洗液二代测序技术。

鉴于亚洲国家的结核病的发病率较高,且系统性红斑狼疮患者发生结核感染的风险增加,在系统性红斑狼疮患者进行免疫抑制治疗之前,应排除活动性结核病。然而,使用异烟肼进行预防是有争议的,即使对来自流行地区的患者也是如此,因为在狼疮患者中异烟肼预防结核的有效性并未得到证实,而异烟肼具有潜在的肝毒性,尤其是与其他有潜在肝毒性的药物如硫唑嘌呤、甲氨蝶呤联合使用时。APLAR 系统性红斑狼疮管理共识不建议常规筛查和治疗潜伏性结核,因为缺乏证据证明系统性红斑狼疮患者使用异烟肼预防的风险-收益比。值得注意的是,大多数结核病例是潜伏感染的再激活,故无法通过疫苗接种预防。卡介苗(Bacille Calmette-Guérin,BCG)在预防成人结核病方面未被证明是有效的,可能还会产生副作用,故应避免在免疫抑制患者中接种。一旦确诊结核感染,应与结核病科或感染科医生共同商议决定治疗策略。

4. 肺孢子菌肺炎

耶氏肺孢子虫是一种条件性致病真菌,通常导致肺孢子菌肺炎(Pneumvcystis pseumonia,PCP)并伴有快速进行性呼吸衰竭。肺孢子菌肺炎在免疫缺陷患者中的发病率和死亡率显著增高,如器官移植受者和血液系统恶性肿瘤患者。肺孢子菌肺炎的患病率很难统计,并非所有患者都能获得阳性的病原学培养结果,可能需要通过聚合酶链反应(polymerase chain reaction,PCR)对感染进行分子诊断。因此,肺孢子菌肺炎的患病率可能被低估,因为 PCR 并不是所有医院均会常规开展。据报道,发达国家的肺孢子菌肺炎发病率存在种族差异,这表明肺孢子菌肺炎具有遗传易感性。

狼疮患者中肺孢子菌肺炎的发病率或死亡率的相关研究较少。Godeau 等收集了美国 10 个医疗中心 10 年的数据,并报告系统性红斑狼疮患者的肺孢子菌肺炎发病率与韦氏肉芽肿病(Wegener's granulomatosis)相比相对较低(0.08% vs. 1.2%)[42]。最近我国台湾地区的一项研究数据,纳入了 1997～2012 年的健康保险研究数据库中的 24 367 名系统性红斑狼疮患者,并将肺孢子菌肺炎发病率与 243 670 名年龄和性别匹配的非系统性红斑狼疮对照组进行了比较。系统性红斑狼疮患者肺孢子菌肺炎风险明显高于对照组,IR 为 2.63/10 000 人年,IR 为 27.65(95%CI 17.2～45.3,$P < 0.001$)。男性、终末期肾病、近期使用吗替麦考酚酯、激素冲击疗法、泼尼松龙或同等药物平均口服剂量>7.5 mg/d 与系统性红斑狼疮患者的肺孢子菌肺炎感染相关,而羟氯喹的使用降低了肺孢子菌肺炎感染风险。另外,在多变量 Cox 风险模型中,环磷酰胺与肺孢子菌肺炎感染无关[43]。

磺胺甲噁唑-甲氧苄啶(SMZ-TMP)仍然是预防和治疗肺孢子菌肺炎的首选一线药物。有研究强调,在亚洲人群中,SMZ-TMP 严重副作用的发生率更高[44]。替代药物的疗效尚不确定,但通常与 SMZ-TMP 联合使用,这些药物包括吸入或静脉注射喷他脒、阿托伐醌、氨苯砜或卡泊芬净。

日本学者报道了 54 例系统性红斑狼疮患者使用预防剂量复方新诺明,有三分之一的患者发生不良事件,其中 2 名患者发生严重不良事件导致停药,认为日本的系统性红斑狼疮患者缺乏 NAT2×4 单倍型与复方新诺明不良事件相关。Suyama 等研究了一种在系统性红斑狼疮患者中逐渐增加剂量的 SMZ-TMP 给药方案,发现这种方法可以降低药物不良反应的发生率和严重程度,而高滴度的抗 SSA/Ro 抗体与 SMZ-TMP 的不良反应有关[45]。Kitazawa 等比较了口服 SMZ-TMP 与吸入喷他脒或口服阿托伐醌预防结缔组织疾病(包括系统性红斑狼疮)患者的肺孢子菌肺炎。SMZ-TMP、喷他脒和阿托伐醌在 1 年后继续治疗的比率分别为 55.3%、68.6%和 100%。接受预防性治疗的患者均未出现肺孢子菌肺炎。43%的结缔组织病(connective tissue disease,CTD)患者不得不停止使用 SMZ-TMP 预防肺孢子菌肺炎,作为 SMZ-TMP 的替代药物,喷他脒和阿托伐醌的耐受性相对良好[46]。

卡泊芬净是一种新的抗真菌药物,称为棘白菌素,以合成(1,3)-β-D-葡聚糖合酶为目标,对肺孢子菌肺炎有效。Wang 等报道了在 9 例伴有肺孢子菌肺炎感染的系统性红斑狼疮患者中联合使用卡泊芬净和 SMZ-TMP,所有患者均痊愈,无死亡或严重副作用[47]。

使用 SMZ-TMP 预防肺孢子菌肺炎是有效的,但需警惕不良反应,如过敏、皮疹,包括史-约综合征(Stevens-Johnson syndrome)或中毒性表皮坏死松解症,加重或诱发系统性红斑狼疮活动、胃肠道症状、肾小管酸中毒等。低剂量的 SMZ-TMP

是否同样有效且不良反应更少,值得进一步研究。APLAR 建议在有较高机会性感染风险的系统性红斑狼疮患者中采用预防肺孢子菌肺炎的治疗。

5. 新型冠状病毒感染

在新型冠状病毒流行期间,亚洲的研究表明,只有 0.1%~0.2% 的系统性红斑狼疮患者确诊了新型冠状病毒感染。近期的一项荟萃分析,共有 24 篇文章和 48 名患者纳入。诊断为新型冠状病毒感染的中位年龄为 41 岁,确诊新型冠状病毒感染之前系统性红斑狼疮病程的中位数为 9 年。其中 22 例(45.83%)患者为重度及危重的新型冠状病毒感染。这两组之间未发现基线用药有显著差异。狼疮性肾炎患者更容易发展为重度及危重症($P = 0.036$)[48]。大多数患有严重新型冠状病毒感染的系统性红斑狼疮患者在感染期间仍使用羟氯喹治疗,但正式研究表明羟氯喹无助于预防或改善严重新型冠状病毒感染。总的来说,系统性红斑狼疮患者似乎并不更加容易感染新型冠状病毒,羟氯喹并不影响新型冠状病毒的易感性和严重程度。根据来自欧洲的数据,系统性红斑狼疮中重症新型冠状病毒感染的危险因素包括肥胖和肾功能不全[49]。

目前尚无关于系统性红斑狼疮患者治疗新型冠状病毒感染疗效的数据。APLAR 建议患者在新型冠状病毒流行期间,根据国家相关指南,遵守预防和控制措施(如社交距离、个人卫生、防护面罩)。除严重的新型冠状病毒感染者外,不建议患者停用免疫抑制剂,需要个体化决定。

系统性红斑狼疮感染的发生频率及临床相关性使得有必要采取一些有效措施来预防感染。疫苗接种是最重要的手段之一。尽管在狼疮患者接种疫苗的有效性和安全性方面存在争议,但已有相应推荐并达成共识[50],且 EULAR 于 2019 年更新了关于自身免疫性疾病患者疫苗接种的建议[51]。在系统性红斑狼疮病程中,应尽早评估疫苗接种情况,应记录乙型流感嗜血杆菌、甲型肝炎、乙型肝炎、人乳头瘤病毒(human papilloma virus, HPV)、流行性感冒、脑膜炎球菌、风疹、肺炎链球菌和破伤风的疫苗接种史。所有推荐的疫苗在引发系统性红斑狼疮复发方面总体是安全的,虽然有轻微减弱的免疫反应,但也被认为是有效的。

对于计划使用利妥昔单抗治疗的患者,应在给药前检测免疫球蛋白水平和淋巴细胞亚群状态。如果检测到低于基线水平,应评估使用的必要性及利益风险比,特别是高危患者,如老年患者及同时接受激素治疗的患者。

除疫苗接种外,狼疮治疗应尽可能减少激素用量,包括每日剂量和疗程,避免长期使用剂量>5 mg/d。甲泼尼龙冲击治疗,尤其是低剂量方案,有助于控制重度狼疮活动,但并不会显著增加感染风险。同样,环磷酰胺以每 2 周 500 mg 的固定剂量使用时,在感染风险方面更安全。吗替麦考酚酯和硫唑嘌呤可能与带状疱疹再激活相关,也应在控制狼疮活动的基础上尽可能使用最低有效剂量。在狼疮患者中除非有反指征,否则均应使用羟氯喹治疗,羟氯喹同时也有预防感染的作用。首先,抗疟药具有潜在的抗菌作用;其次,羟氯喹是长期控制狼疮活动的关键,也有助于减少强的松和其他免疫抑制剂的用量;最后,当狼疮活动与感染共存时,或当狼疮活动与感染之间存在诊断方面疑虑时,丙种球蛋白是安全且有效的选择。

【参考文献】

［1］ CERVERA R, KHAMASHTA M A, FONT J, et al. Morbidity and mortality in systemic lupus erythematosus during a 10-year period: a comparison of early and late manifestations in a cohort of 1,000 patients[J]. Medicine (Baltimore), 2003, 82(5): 299-308.

［2］ PETRI M, GENOVESE M. Incidence of and risk factors for hospitalizations in systemic lupus erythematosus: a prospective study of the Hopkins Lupus Cohort[J]. J Rheumatol, 1992, 19(10): 1559-1565.

［3］ GOLDBLATT F, CHAMBERS S, RAHMAN A, et al. Serious infections in British patients with systemic lupus erythematosus: hospitalisations and mortality[J]. Lupus, 2009, 18(8): 682-689.

［4］ ZHAO K, XIE H, LI L, et al. Increased risk of severe infections and mortality in patients with newly diagnosed systemic lupus erythematosus: A population-based study [J]. Rheumatology (Oxford), 2021, 60(11): 5300-5309.

［5］ GARCIA TELLO A, VILLEGAS MARTINEZ A, GONZALEZ FERNANDEZ A F. Hematological abnormalities in patients with systemic lupus erythematosus[J]. An Med Interna, 2002, 19(10): 539-543.

［6］ BERMAS B L, PETRI M, GOLDMAN D, et al. T helper cell dysfunction in systemic lupus erythematosus (SLE): relation to disease activity[J]. J Clin Immunol, 1994, 14(3): 169-177.

［7］ ALARCON G S. Infections in systemic connective tissue diseases: systemic lupus erythematosus, scleroderma, and polymyositis/dermatomyositis[J]. Infect Dis Clin North Am, 2006, 20(4): 849-875.

［8］ MARQUART H V, SVENDSEN A, RASMUSSEN J M, et al. Complement receptor expression and activation of the complement cascade on B lymphocytes from patients with systemic lupus erythematosus (SLE)[J]. Clin Exp Immunol, 1995, 101(1): 60-65.

［9］ DUFFY K N, DUFFY C M, GLADMAN D D. Infection and disease activity in systemic lupus erythematosus: a review of hospitalized patients[J]. J Rheumatol, 1991, 18(8): 1180-1184.

［10］ ZONANA-NACACH A, CAMARGO-CORONEL A, YANEZ P, et al. Infections in outpatients with systemic lupus erythematosus: a prospective study[J]. Lupus, 2001, 10(7): 505-510.

[11] BOSCH X, GUILABERT A, PALLARES L, et al. Infections in systemic lupus erythematosus: a prospective and controlled study of 110 patients[J]. Lupus, 2006, 15 (9): 584-589.

[12] PRYOR B D, BOLOGNA S G, KAHL L E. Risk factors for serious infection during treatment with cyclophosphamide and high-dose corticosteroids for systemic lupus erythematosus[J]. Arthritis Rheum, 1996, 39(9): 1475-1482.

[13] HAGA H J, D'CRUZ D, ASHERSON R, et al. Short term effects of intravenous pulses of cyclophosphamide in the treatment of connective tissue disease crisis[J]. Ann Rheum Dis, 1992, 51(7): 885-888.

[14] HOUSSIAU F A, VASCONCELOS C, D'CRUZ D, et al. Immunosuppressive therapy in lupus nephritis: the Euro-Lupus Nephritis Trial, a randomized trial of low-dose versus high-dose intravenous cyclophosphamide[J]. Arthritis Rheum, 2002, 46(8): 2121-2131.

[15] RUIZ-IRASTORZA G, DANZA A, KHAMASHTA M. Glucocorticoid use and abuse in SLE[J]. Rheumatology (Oxford), 2012, 51(7): 1145-1153.

[16] CUTOLO M, SERIOLO B, PIZZORNI C, et al. Use of glucocorticoids and risk of infections[J]. Autoimmun Rev, 2008, 8(2): 153-155.

[17] GLADMAN D D, HUSSAIN F, IBANEZ D, et al. The nature and outcome of infection in systemic lupus erythematosus[J]. Lupus, 2002, 11(4): 234-239.

[18] RUIZ-IRASTORZA G, OLIVARES N, RUIZ-ARRUZA I, et al. Predictors of major infections in systemic lupus erythematosus[J]. Arthritis Res Ther, 2009, 11(4): R109.

[19] BADSHA H, KONG K O, LIAN T Y, et al. Low-dose pulse methylprednisolone for systemic lupus erythematosus flares is efficacious and has a decreased risk of infectious complications[J]. Lupus, 2002, 11(8): 508-513.

[20] HOUSSIAU F A, D'CRUZ D, SANGLE S, et al. Azathioprine versus mycophenolate mofetil for long-term immunosuppression in lupus nephritis: results from the MAINTAIN Nephritis Trial[J]. Ann Rheum Dis, 2010, 69(12): 2083-2089.

[21] DOOLEY M A, JAYNE D, GINZLER E M, et al. Mycophenolate versus azathioprine as maintenance therapy for lupus nephritis[J]. N Engl J Med, 2011, 365(20): 1886-1895.

[22] CHEN H H, CHEN Y M, CHEN T J, et al. Risk of herpes zoster in patients with systemic lupus erythematosus: a three-year follow-up study using a nationwide population-based cohort[J]. Clinics (Sao Paulo), 2011, 66(7): 1177-1182.

[23] DIAZ-LAGARES C, PEREZ-ALVAREZ R, GARCIA-HERNANDEZ F J, et al. Rates of, and risk factors for, severe infections in patients with systemic autoimmune diseases receiving biological agents off-label[J]. Arthritis Res Ther, 2011, 13(4): R112.

[24] TONY H P, BURMESTER G, SCHULZE-KOOPS H, et al. Safety and clinical outcomes of rituximab therapy in patients with different autoimmune diseases: experience from a national registry (GRAID)[J]. Arthritis Res Ther, 2011, 13(3): R75.

[25] NAVARRA S V，GUZMAN R M，GALLACHER A E，et al. Efficacy and safety of belimumab in patients with active systemic lupus erythematosus：a randomised，placebo-controlled，phase 3 trial[J]. Lancet，2011，377(9767)：721-731.

[26] FURIE R，PETRI M，ZAMANI O，et al. A phase Ⅲ，randomized，placebo-controlled study of belimumab，a monoclonal antibody that inhibits B lymphocyte stimulator，in patients with systemic lupus erythematosus[J]. Arthritis Rheum，2011，63(12)：3918-3930.

[27] ZHAI X，FENG M，GUO H，et al. Development of prediction models for new integrated models and a bioscore system to identify bacterial infections in systemic lupus erythematosus[J]. Front Cell Infect Microbiol，2021，11(620372).

[28] TEJERA SEGURA B，RUA-FIGUEROA I，PEGO-REIGOSA J M，et al. Can we validate a clinical score to predict the risk of severe infection in patients with systemic lupus erythematosus? A longitudinal retrospective study in a British Cohort[J]. BMJ Open，2019，9(6)：e028697.

[29] KATZ J D，SENECAL J L，RIVEST C，et al. A simple severity of disease index for systemic lupus erythematosus[J]. Lupus，1993，2(2)：119-123.

[30] RUA-FIGUEROA I，LOPEZ-LONGO J，GALINDO-IZQUIERDO M，et al. Incidence，associated factors and clinical impact of severe infections in a large，multicentric cohort of patients with systemic lupus erythematosus[J]. Semin Arthritis Rheum，2017，47(1)：38-45.

[31] CHEN X，HONG L，ZHANG W，et al. Hepatitis B virus infection rate and distribution in Chinese systemic lupus erythematosus patients[J]. Med Sci Monit，2015，21：1955-1959.

[32] LIN W T，CHEN Y M，CHEN D Y，et al. Increased risk of hepatitis B virus reactivation in systemic lupus erythematosus patients receiving immunosuppressants：a retrospective cohort study[J]. Lupus，2018，27(1)：66-75.

[33] CHEN M H，CHEN M H，LIU C Y，et al. Hepatitis B virus reactivation in rheumatoid arthritis patients undergoing biologics treatment[J]. J Infect Dis，2017，215(4)：566-573.

[34] REDDY K R，BEAVERS K L，HAMMOND S P，et al. American gastroenterological association institute guideline on the prevention and treatment of hepatitis B virus reactivation during immunosuppressive drug therapy[J]. Gastroenterology，2015，148(1)：215-219，quiz e16-7.

[35] EUROPEAN ASSOCIATION FOR THE STUDY OF THE LIVER. ELECTRONIC ADDRESS E E E，EUROPEAN ASSOCIATION FOR THE STUDY OF THE L. EASL 2017 clinical practice guidelines on the management of hepatitis B virus infection[J]. J Hepatol，2017，67(2)：370-398.

[36] SARIN S K，KUMAR M，LAU G K，et al. Asian-pacific clinical practice guidelines on the management of hepatitis B：a 2015 update[J]. Hepatol Int，2016，10(1)：1-98.

[37] MAHROUM N, HEJLY A, TIOSANO S, et al. Chronic hepatitis C viral infection among SLE patients: the significance of coexistence[J]. Immunol Res, 2017, 65(2): 477-481.

[38] CHEN M H, CHEN M H, TSAI C Y, et al. Incidence and antiviral response of hepatitis C virus reactivation in lupus patients undergoing immunosuppressive therapy[J]. Lupus, 2015, 24(10): 1029-1036.

[39] AHMMED M F, ISLAM M N, FERDOUS S, et al. Tuberculosis in Systemic Lupus Erythematosus Patients[J]. Mymensingh Med J, 2019, 28(4): 797-807.

[40] TAM L S, LI E K, WONG S M, et al. Risk factors and clinical features for tuberculosis among patients with systemic lupus erythematosus in Hong Kong[J]. Scand J Rheumatol, 2002, 31(5): 296-300.

[41] ERDOZAIN J G, RUIZ-IRASTORZA G, EGURBIDE M V, et al. High risk of tuberculosis in systemic lupus erythematosus? [J]. Lupus, 2006, 15(4): 232-235.

[42] GODEAU B, COUTANT-PERRONNE V, LE THI HUONG D, et al. Pneumocystis carinii pneumonia in the course of connective tissue disease: report of 34 cases[J]. J Rheumatol, 1994, 21(2): 246-251.

[43] WANG W H, LAI C C, HUANG Y F, et al. Pneumocystis jirovecii pneumonia in systemic lupus erythematosus: a nationwide cohort study in Taiwan[J]. Arthritis Care Res (Hoboken), 2022, 74(9): 1444-1450.

[44] KOKUBU H, KATO T, NISHIKAWA J, et al. Adverse effects of trimethoprim-sulfamethoxazole for the prophylaxis of pneumocystis pneumonia in dermatology[J]. J Dermatol, 2021, 48(4): 542-546.

[45] SUYAMA Y, OKADA M, ROKUTANDA R, et al. Safety and efficacy of upfront graded administration of trimethoprim-sulfamethoxazole in systemic lupus erythematosus: A retrospective cohort study[J]. Mod Rheumatol, 2016, 26(4): 557-561.

[46] KITAZAWA T, SEO K, YOSHINO Y, et al. Efficacies of atovaquone, pentamidine, and trimethoprim/sulfamethoxazole for the prevention of Pneumocystis jirovecii pneumonia in patients with connective tissue diseases[J]. J Infect Chemother, 2019, 25(5): 351-354.

[47] WANG Z G, LIU X M, WANG Q, et al. A retrospective study of patients with systemic lupus erythematosus combined with Pneumocystis jiroveci pneumonia treated with caspofungin and trimethoprim/sulfamethoxazole[J]. Medicine (Baltimore), 2019, 98(23): e15997.

[48] SAKTHISWARY R, CHUAH H Y, CHIANG K S, et al. COVID-19 in systemic lupus erythematosus: A pooled analysis and systematic review of case reports and series[J]. Lupus, 2021, 30(12): 1946-1954.

[49] MATHIAN A, MAHEVAS M, ROHMER J, et al. Clinical course of coronavirus disease 2019 (COVID-19) in a series of 17 patients with systemic lupus erythematosus under long-term treatment with hydroxychloroquine[J]. Ann Rheum Dis, 2020, 79(6): 837-839.

［50］VAN ASSEN S，AGMON-LEVIN N，ELKAYAM O，et al. EULAR recommendations for vaccination in adult patients with autoimmune inflammatory rheumatic diseases［J］. Ann Rheum Dis，2011，70(3)：414-422.

［51］FURER V，RONDAAN C，HEIJSTEK M W，et al. 2019 update of EULAR recommendations for vaccination in adult patients with autoimmune inflammatory rheumatic diseases［J］. Ann Rheum Dis，2020，79(1)：39-52.

（张春燕）

第十八章

系统性红斑狼疮患者的康复

系统性红斑狼疮是一种病因未明的自身免疫病。经过近几十年的研究，已经从过去认为系统性红斑狼疮是一种难治的致死性疾病到目前认为本病是一种可治性的慢性炎症性自身免疫性疾病，现在系统性红斑狼疮患者 10 年的生存率达 90％以上。系统性红斑狼疮是一种慢性炎症性疾病，疾病甚至会伴随患者终身，在目前规范的临床治疗下，康复治疗是综合治疗不可分割的重要组成部分[1]。

康复是指采用各种措施，消除或减轻康复对象（病、伤、残者等）身心及社会功能障碍，使其功能达到或保持在最佳水平，增强其生活自理能力，重返社会，提高其生存质量。尽管疾病的变化无法消除，但经过综合治疗，包括康复治疗，仍可以使个体达到最佳的生存状态。康复所采用的各种措施包括医学、工程、教育、社会、职业等一切手段，它对维持和改善患者的各项功能，包括单项、个体和社会三个层面的功能状态方面有着举足轻重的作用，在专业康复医务人员的指导下进行，可以更好地帮助患者改善功能，提高生活质量。

康复治疗一般在疾病早期即可介入，与一般临床治疗不同的是康复治疗时更注重患者的功能，强调患者地主动投入和配合，这样才能使康复治疗取得更好的效果。另外，治疗的强度不能求多求快，在保证安全的前提下，治疗强度逐渐加强，由于康复治疗是关注患者各种功能的治疗，往往由各种专业的康复人员，包括物理治疗师、作业治疗师、心理治疗师、康复工程师等分别进行，患者和医护人员之间要及时沟通，结合患者自身的教育背景、兴趣等方面来个性化地设计功能的康复治疗方案，以确保达到最佳的效果。

一、康复评定

康复评定贯穿于康复治疗的整个过程，康复评定是对患者功能状态进行评定，涉及单项的、个体的、社会的功能。在进行康复治疗之前、治疗当中及治疗结束，都要进行康复的功能评定，康复初期评定的目的主要是确定患者障碍的问题、程度、一般身心情况、患者的康复意愿和配合能力、给予合适的康复治疗方案；中期评定的目的主要是确定前期康复治疗的有效性及分析原因、调整康复治疗方案;末期康复评定的目的是评估患者功能康复的最大可能,康复费用的合理性及社会效益等[2]。

(一)身体结构与身体功能

1. 系统性红斑狼疮疾病活动程度评分

具体见相关章的内容。

2. 身体结构

(1)皮肤和黏膜表现:可表现脱发、手足掌面和甲周红斑、结节性红斑、脂膜炎、网状青斑,有些可出现雷诺现象。部分患者可出现反复的口腔溃疡。

(2)关节和肌肉损害:可表现为多关节疼痛、肿胀,骨质疏松也较常见,有些患者可有肌痛和肌无力。

(3)血液系统损害:伴有贫血患者面色指甲苍白,皮肤可出现紫斑、淋巴结肿大和脾肿大等。

(4)肾脏损害:肾脏穿刺可见特征性的病理改变见相关章的内容。

(5)肺和胸膜损害:可出现胸腔积液、肺间质性病变、肺动脉高压,少数患者可有弥漫性出血等。

(6)心脏表现:常出现心包炎,表现为心包积液,而心肌炎、心瓣膜病变、心律失常较少,可见患者动脉粥样硬化。如存在抗磷脂综合征易导致血栓形成。

(7)消化道表现:严重的系统性红斑狼疮患者可有肠系膜血管炎,患者可见肝损害,可有肝酶增高,少数系统性红斑狼疮患者可并发急性胰腺炎、腹膜炎、腹水。

(8)神经系统损害:可累及中枢和周围神经系统改变。

(9)其他损害:可有眼部受累包括出血、视盘水肿、视网膜渗出等。

3. 身体功能

(1)口腔黏膜溃疡:可导致患者进食困难,皮肤上的皮疹和脱发可使患者的自我认可度降低,从而产生心理问题。

(2)关节和肌肉损害:可导致关节肿痛,疾病或药物的不良作用,造成肌肉力量的减弱,影响正常的关节功能,甚至发生关节畸形。如伴有股骨头坏死、骨质疏松和肌痛,同样会影响患者正常的行走、站立、抓握、书写功能。

由于疾病可能会造成关节结构改变,疼痛引起的痉挛制动等都可以影响正常的关节活动范围,可以分别评定主动和被动的关节活动范围来衡量对其影响,最常用的测量方式是通用量角器检查法。

肌力的下降也多见于系统性红斑狼疮患者,评估方法有徒手肌力测试、等长肌力测试、等张肌力测试、等速肌力测试等,最常用的是徒手肌力测试(表18-1)。测试时需要注意一般先测试健侧对应的肌肉力量,以便与患侧对比;注意检测时动作的准确性,并注意适当的体位,避免代偿动作;肌力存在个体差异;注意阻力的施加方向与肌肉或肌群的牵拉方向相反等。

表 18-1　徒手肌力测试肌力分级标准

级别	名称	标准	相当于正常肌力的百分比(%)
0	零(zero,O)	无可测知的肌肉收缩	1
1	微缩(trace,T)	有微弱肌肉收缩,但没有关节活动	10
2	差(poor,P)	在去重力条件下,能完成关节全范围活动	25
3	尚可(fair,F)	能抗重力完成关节全范围活动,但不能抗阻力	50
4	良好(good,G)	能抗重力及轻度阻力,完成关节全范围活动	75
5	正常(normal,N)	能抗重力及最大阻力,完成关节全范围活动	100

　　注:为了能更加细致地评价肌力,对表中 2、3、4、5 级进一步划分,如测得的肌力比相应级别肌力稍强时右上角加"+",稍差时右上角加"-",以补充分级的不足。

　　(3)步行功能:是通过双脚的交互动作移动机体的人类特征性活动,正常步行并不需要思考,然而步行控制十分复杂,包括中枢命令、身体平衡、协调控制,涉及下肢各关节和肌肉的协同运动,也与上肢和躯干的姿态有关,任何一个环节出现问题都会影响正常的步行功能,出现异常的步态。

　　(4)肾脏功能损害:可出现肾脏损害,表现为蛋白尿、血尿,严重的可出现肾衰竭。

　　(5)心肺功能损害和运动耐力:患者可以出现心肺功能的下降,肺功能检查显示肺部弥漫功能下降和限制性通气障碍,心功能检查显示心脏活动能力降低。运动耐力是指机体持续活动的能力,取决于心肺功能和运动骨骼肌的代谢能力。长期制动或运动缺乏会导致骨骼肌代谢能力降低,同时也可导致心肺功能减退,影响运动能力。因此,不仅仅心血管和呼吸系统疾病患者的运动能力会减退,任何疾病都可以导致机体运动减少最终都可表现在心肺功能和运动耐力衰退。评估可通过测试气体代谢、代谢当量和运动应激试验。

　　(6)消化道功能损害:消化系统累及则可出现恶心、呕吐、上腹痛、吞咽困难、腹泻或便秘、间歇性下腹部疼痛等,少数系统性红斑狼疮患者可并发急性胰腺炎、腹膜炎、腹水。

　　(7)神经系统损害:可出现中枢和周围神经系统功能异常、运动感觉障碍(各种浅感觉、深感觉和复合感觉功能)、认知障碍、情绪失调、精神障碍、自主神经系统功能紊乱等。

　　(8)心理和认知功能评定:系统性红斑狼疮患者如存在一定的心理问题,可以用相关的心理量表来评定,心理功能评定包括情绪测试、智力测试、人格测试和残疾的心理反应特征,情绪测试通过汉密尔顿焦虑和抑郁量表来了解患者对疾病的想法、感受及行为等问题。认知功能评定包括认知功能障碍筛查、全面认知评定、记忆测试、注意功能评定和知觉障碍评定等[3]。

（9）其他损害:如平衡功能可能由于疾病受到影响,眼部由于血管病变视力受到损害。

（二）活动能力

由于系统性红斑狼疮可累及各个脏器,患者的自我活动能力包括穿衣、进食、步行、做家务劳动、处理个人卫生各个方面均可有所下降。

日常生活活动能力反映了人们在家庭或医疗机构和社区活动中的最基本的能力,故在康复医学中日常生活活动能力是最基本和最重要的内容,最大限度的自理构成了康复工作一个重要的领域,要改善康复对象的自理能力,首先就必须进行日常生活活动能力的评定。

日常生活活动是指人们为了维持生存及适应生存环境而每天必须反复进行的、最基本的、最具有共性的活动。日常生活活动包括运动、自理、交流及家务等,通过评定来了解患者能否独立及独立程度,判定预后,制订和修订治疗计划,评定治疗效果,对安排返家和重新就业也十分重要。评定日常生活活动能力的量表有Barthel 指数表、PULSES 评定等,最常用的评估表是 Barthel 指数表(表 18-2)和改良的 Barthel 指数表(表 18-3)。

表 18-2　Barthel 指数记分表

ADL 项目	自理	稍依赖	较大依赖	完全依赖
进食	10	5	0	0
洗澡	5	0	0	0
饰(洗脸、梳头、刷牙、刮脸等)	5	0	0	0
穿衣(包括系鞋带)	10	5	0	0
控制大便	10	5	0	0
控制小便	10	5	0	0
用厕所	10	5	0	0
床椅转移	15	10	5	0
平地走 45 m	15	10	5	0
上下楼梯	10	5	0	0

表 18-3　改良 Barthel 指数项目和评分

ADL 项目	自理	最小依赖(需监视或提醒)	中等依赖	较大依赖	完全依赖
进食	10	8	5	2	0
洗澡	5	4	3	1	0
饰(洗脸、梳头、刷牙、刮脸等)	5	4	3	1	0
穿衣(包括系鞋带)	10	8	5	2	0
控制大便	10	8	5	2	0
控制小便	10	8	5	2	0
用厕所	10	8	5	2	0
床椅转移	15	12	8	3	0
平地走 45 m	15	12	8	3	0
上下楼梯	10	8	5	2	0

表 18-2、表 18-3 的评分结果分析:0~20 分完全依赖,21~60 分为严重依赖,61~90 分中度依赖,91~99 分轻度依赖,100 分自理。评分<40 分回归家庭的可能性较小,移动和自我照顾都需要较大依赖;评分为 60 分是从依赖到辅助独立的关键分;评分在 60~80 分独立居住,需要社区服务辅助;评分>85 分回归社区生活可能性较大。

(三) 参与

生存质量是指个体生存的水平和生存状况体验,这种生存和体验反映了病伤残患者在不同的伤残情况下,维持自身身体、精神及社会活动处于一种是否良好状态的能力和素质。患者对于他们的目标、期望、标准,以及生存状况体验,是一个主观的评价指标,即使是相同的功能状态,由于每个人的文化和价值体系等不同,所以在家庭生活自理、与人交往、心理、社会活动的参与度等各个方面会有不同的主观体验。

根据世界卫生组织的标准生存质量的评定包括六方面:身体机能、心理状况、独立能力、社会关系、生活环境、宗教信仰和精神寄托。常用的表有世界卫生组织生存质量评定量表、健康状况调查问卷 SF-36、斯坦福健康评估问卷(health assessment questionnaire,HAQ)、疾病影响程度量表等[4]。

二、康复治疗

康复治疗往往以团队的方式进行工作,涵盖物理治疗(包括物理因子治疗、运动疗法等)、作业疗法、言语治疗、康复心理和康复器具(也称支具和矫形架等)等。

贯彻早期介入,综合实施;循序渐进,主动参与的原则[5]。

(一)休息

对只有少数关节肿胀明显的患者要适当局部休息;必要的话,可以借助支具来辅助,对严重的多关节炎或累及重要脏器且病情处于活动期的患者来说建议全身休息。系统性红斑狼疮患者可以有许多功能问题:疲劳、睡眠问题、情绪低落、关节疼痛、运动能力下降,适当的休息能保持体能、减轻疲劳。而且对于累及关节的患者来说,休息可以使疼痛和炎症减轻,有助于防止关节活动障碍。

(二)体位治疗

对于骨缺血性坏死的关节痛最好的办法是减少负重或不负重,如常见的股骨头坏死的患者尽量避免负重行走,如要行走的话,可以考虑借助拐杖或步行器辅助,同时给予局部的补钙和活血治疗,对早期的股骨头坏死起到逆转作用,并控制进一步的恶化。如果保守治疗不行,有条件的患者可以考虑关节置换来进行治疗。狼疮性肾炎的患者,如果蛋白尿造成的低蛋白血症引起明显的水肿,除了积极的临床药物治疗外,平时可将肢体抬高以减轻水肿。对长期卧床或依赖轮椅的患者需要定时翻身、变换体位,避免压疮的产生。当肺部分泌物多,难以排出时,可以根据患者的一般状况,进行体位引流。

(三)健康教育

患者要避免着凉、保暖、戒烟、防止损伤、避免过度疲劳和紧张,保持良好的心态是最基本措施,增加医患沟通,让患者增强依从性,更好地配合治疗。

1. 正确认识疾病,强调长期,定期随访的必要性

系统性红斑狼疮是慢性的炎症性疾病,开展对患者的教育活动,让患者能够了解疾病的特点和治疗规范的重要性,避免轻率地中止治疗而导致疾病加重和复发,造成不可挽回的结果。

2. 饮食

饮食应包括碳水化合物、蛋白质、脂肪等在内的均衡饮食。蛋白尿患者的食物中可补充蛋白质,但要注意适量,以免加重肾脏负担。一般以优质蛋白(如牛奶、鸡蛋、瘦肉等)为主。糖皮质激素能分解蛋白质,并引起高脂血症、糖尿病和骨质疏松[5],此时应注意纠正蛋白质的负氮平衡,避免高脂、高糖饮食,并适当补充维生素及钙剂。有报道说菌菇类食物有可能对系统性红斑狼疮有影响,可避免食用。

3. 婚育

妊娠分娩可能诱发或加重系统性红斑狼疮,故病情未得到有效控制的育龄期女性应注意避免,如有条件怀孕的患者,怀孕前也要在医生的指导下进行调整和选择合理药物,避免使用对胎儿有影响的药物。

4. 其他

维持良好的生活、工作方式,避免过度劳累,保证正常的睡眠。系统性红斑狼疮伴有雷诺现象时注意保暖,应避免接触过多的紫外线,出行可考虑用遮阳帽或伞来进行防护。对于合并有硬皮病的患者可能涉及吞咽困难时应避免选择坚硬食物,必要的话可用水辅助。对于合并有大便不畅的患者可以在增加多纤维食物的同时,配合做肠道护理。

(四) 运动疗法

运动治疗以功能训练为主要手段,以手法和器具(器械)为载体,着眼于躯体功能的恢复、改善或重建。系统性红斑狼疮会累及多个脏器,包括肌肉骨骼系统、心血管系统等,可以影响关节活动和肌肉的肌力、耐力,并且其有氧能力明显降低[6-7],对轻症患者可早期介入,对病情严重的患者,在病情得到控制缓解后应根据每个患者自身的运动习惯和能力、疾病所累及的部位、疾病活动程度等为患者制定个性化的运动处方,可以通过适量的有氧训练使患者的运动能力有所提高。另外,运动训练除了对患者的运动能力有所提高,对改善患者的心理和生活质量也有帮助。同时要注意劳逸结合,避免运动过度。所有的运动训练方式、运动量、运动频率都建议在专业人员的监督或建议下进行,更好地帮助患者改善功能,避免运动方式错误或训练量过度,造成继发性损害。

1. 关节活动度的训练

关节活动度的训练对有关节活动障碍,如果延误治疗或治疗不当,会导致关节功能障碍,严重影响患者的生活质量,故应早期进行关注和治疗。对由于姿势不良等造成肌腱挛缩的患者,关节活动功能障碍时,建议用牵伸训练。

对目前关节活动范围是正常的,但有可能因缺乏运动造成关节功能障碍的患者,为达到维持关节活动范围的目的,做维持关节活动度练习:让患者每天做关节全范围活动至少1~2回,每回3次。注意其动作要轻柔,切不可动作粗暴,甚至引起剧痛。

对已经发生关节功能障碍的肢体关节,采用增加关节活动度的练习:操练时,尽可能达到现有的最大的关节活动度,并在达到时再稍用力,力求稍微超过,并在此基础上稍稍维持一段时间,再还原。操练时动作节奏不要太快,重复次数要多,每天锻炼3~4回,这样训练关节活动范围可逐步恢复正常或达到最大程度的改善。

关节活动度训练可采用方法有主动运动、主动助力运动、被动运动、关节功能牵引法、连续被动运动(continuous passive motion, CPM)等。训练时要注意适当选用具体方法和体位,动作平缓避免粗暴,关节活动度练习宜反复多次地进行或持续较长时间等。

2. 肌肉力量的训练

肌肉力量包括肌力和耐力。肌力是肌肉收缩时所能使出的最大力量,它可通过高负荷的训练,但重复次数较少或持续时间较短;耐力则是指有关肌肉持续进行某项特定任务(作业)的能力,它可通过较低负荷的训练,但重复次数较多或持续时间较长。

肌力训练根据肌肉的收缩方式可以分为等长运动(不产生关节活动的运动,肌张力增加)和等张运动(产生关节活动,肌张力保持不变);根据是否施加阻力可分为抗阻运动(等张性抗阻力运动、等长性抗阻力运动和等速性抗阻力运动)和非抗阻运动(主动运动、主动助力运动)。

对于周围神经损伤或肌肉等疾病造成的肌力下降可以根据 Lovett 肌力分级法先进行肌力的测定,然后根据所测的肌力情况介入适合的运动训练来提高肌力。如果肌力是 0 级时,训练的目的是强化患者对运动的感觉,可进行电刺激和被动运动。被动运动时,外力可以由治疗师或机械提供。如果肌力为 1~2 级时,训练在患者自发肌肉收缩基础上,同时由治疗师辅助或借助器具,可使用肌肉电刺激疗法、进行肌电反馈训练、助力运动练习、免负荷主动运动等。如果肌力为 3~4 级时,可由患者自己进行主动运动,过渡到抗阻运动来增加力量,其方法很多有渐进性抗阻练习、等长练习、短暂最大收缩练习、等速练习方式等[8-9]。

力量性运动对改善骨质疏松的病情也有帮助,如下肢负重练习、跳绳等,如果再配合有氧运动和肌腱牵张效果会更好,可以选择散步、快走、登山,当然也可以选择中国传统的运动方式,如太极拳、五禽戏等。在进行肌力练习的患者要注意,应在专业人员的指导下,正确理解运动方式和过程,避免不良反应;掌握运动量与训练节奏,避免求多、求快心理;注意无痛锻炼,运动中发生疼痛应尽量避免;注意心血管反应,特别是刚刚开始训练的患者。对有胸膜炎、间质性肺炎等患者,影响到肺功能可进行呼吸训练,如腹式呼吸,可以改善呼吸功能,增大肺活量;对于呼吸道分泌物多的患者,可以在呼吸训练的基础上配合体位引流,更好地帮助患者把分泌物排出体外[10]。练习的体位应使患者处于舒适、放松的体位,对体弱或病后初愈者可取仰卧位或其他卧位进行练习。呼吸训练的呼吸方式可分为静态的呼吸运动和配合有躯体动作的呼吸运动。

练习的常用方法:腹式呼吸练习法、局部呼吸练习法、延长吸气或呼气、对抗阻力呼吸法。腹式呼吸训练对于膈肌强化很有帮助,可由治疗师指导患者随呼吸使膈肌起伏,也可给予引导和辅助。

3. 平衡练习

当疾病累及神经系统、运动系统或前庭器官病变引起的平衡功能障碍的患者可以进行平衡练习[11]。平衡和姿势是相互关联的,能否保持平衡与许多因素有关,如感觉、外感受器、本体感受器和特殊感觉器官(如眼及前庭)、运动系统和固有姿势反射等,进行平衡练习的患者除要有意识地、随意地控制平衡外,还应进行下意识的平衡训练。平衡练习可分静态平衡练习和动态平衡练习。

平衡练习的基本原则和方法:逐步缩小人体支持面和提高身体重心(如先坐位、后立位),保持稳定的情况下逐步增加头、颈和躯干活动,从睁眼练习到闭眼练习,从静态平衡练习到动态平衡练习,要有意识地从各方向推动患者以扰乱平衡来激发姿势反射,由易到难的训练,提高患者恢复平衡的能力。

(五)物理因子治疗

用各种物理因子(包括各种频率的电流、超声波、红外线、蜡疗等)来缓解和改善系统性红斑狼疮患者的某些症状。

1. 温热疗法和冷冻疗法

对于供血障碍引起的皮肤溃疡可以用温热疗法(红外线、蜡疗等)来改善血液循环进行治疗;对于有明显炎性渗出病变的关节可酌情进行冷冻疗法,减少局部渗出和肿胀;对于雷诺病引起的皮肤溃疡可以用温热疗法来促进。注意炎症急性期不宜采用温热疗法。另外,采用热疗或冷疗时要注意患者局部的温度感觉,如有感觉障碍的患者需慎用,特别是深部透热疗法。

2. 生物反馈治疗和电疗

生物反馈治疗有助于控制血管痉挛,调节血管的舒缩功能。电疗是应用各种频率的电流用来治疗疾病的方法,低频电不但可以止痛,还可以引起肌肉收缩,对运动不能或长期卧床不起的患者有帮助。另外,低频电中的经皮电刺激有明显地降低疼痛的作用,可以用来治疗关节炎引起的关节疼痛。高频电有深部的透热作用,以改善血液循环和缓解痉挛引起的疼痛等,但局部有金属内固定的患者不能应用。压疮患者如果疮面渗液较多,感染严重时,利用低剂量的、无热量的超短波通过消炎止痛作用进行治疗。

3. 水疗

水疗有温度作用、机械作用和化学作用,如温泉浴是患者比较喜好的一种休闲疗养方式,对患者也有一定的作用,除了治疗时放松愉悦之外,不同的温度、静力压、浮力,温泉中所含的物质、药物和微量元素等对肌肉、关节、神经、呼吸道等都可以有良好的作用。

4. 光疗

系统性红斑狼疮患者应避免紫外线的照射,压疮的肉芽生长期可用红光或红外线直接照射治疗,照射范围尽可能大些,对系统性红斑狼疮血管炎皮肤破溃愈合不良有一定的疗效,因为红外线有改善血液循环、增强组织营养、促进炎症消退和吸收水肿的作用,对于久病卧床造成的压疮有明显的改善作用。

5. 其他

例如,超声波治疗和磁疗对系统性红斑狼疮有一定的效果。

(六) 作业疗法

疾病会造成患者暂时或永久性地从事正常的日常生活,以及职业劳动功能障碍,而作业疗法就是为了复原患者功能,是通过有目的、有选择性地从日常生活活动、职业劳动、认知活动中选择一些作业,对患者进行训练,以进一步改善功能和缓解症状的一种治疗方法。作业疗法的目的在于加强手的灵活性、眼手的协调性、对动作的控制能力和工作耐力,重获新的生活和劳动能力的过程,使患者更好地重归家庭、重返社会。

作业疗法的方法很多,按作业内容来分包括日常生活活动、木工作业、黏土作业、编织作业、就业前的训练、园艺、娱乐训练、感知功能的训练、认知功能的训练、指导康复器具的使用等作业活动。

1. 功能性作业治疗

功能性作业治疗是康复训练的一个重要的环节,其内容还可以分为基本的日常生活活动(如进食、穿衣、移动、个人清洁卫生、如厕和洗澡)和工具性生活(如小区生活技能、家务劳动等)两类。特别对是有生活自理困难的人来说,日常生活能力的训练可以提高患者的生活质量,有必要的话可借助辅助用具来进行治疗[12]。

2. 职业作业治疗

职业作业治疗包括职业前评定、职业前训练和职业训练三个部分。

3. 娱乐活动

娱乐活动包括娱乐及游戏活动评定和治疗。

4. 环境干预

环境影响人的活动和行为,同时人的行为也改变着环境,通过关注环境可以达到意想不到的效果。例如,需要长期坐轮椅的患者,对其居住环境的地面要求不能太滑,可以安装扶手和保护装置,必要的话加宽门的宽度,以便患者轮椅的自由进出。另外,可以帮助坐轮椅的患者熟悉小区和公共场所帮助残疾人的各种设施,以便患者能够更好地融入社会。

5. 辅助技术

某些功能障碍的患者可考虑辅助器具的配置和训练,对急性关节疼痛的患者可指导其保持适当的姿势体位,必要的话可以借助支具保持良好姿势体位,减轻疼痛,有助于减轻炎症和预防继发的关节畸形。

对股骨头坏死伴有明显关节痛的患者,可指导其调整日常活动方式、选择和指导使用助行器具来减少负重,有助于症状的控制和缓解。对一般情况较差或有肺动脉高压的患者,可以教患者利用能量保存技术来减少能量的消耗和介入独立性的支持性技术。

(七)康复工程

康复工程是工程学原理和方法在康复治疗中的临床应用,是为补偿、矫正或增强残疾人已经丧失的、畸形和功能减退的器官和组织,最大限度地恢复代偿功能,尽可能地使患者独立生活的现代工程技术。现代工程技术主要包括技术性辅助装置和自助器具。

有一些专门的器具或器械来加强其减弱的或代偿其已丧失的各种日常生活活动能力,即称为自助器具。自助器具包括假肢、矫形器、轮椅、助行器、自助器设计、装配和应用,以及环境的设计。例如,肿胀疼痛明显需要局部休息的关节可以使用休息位的支具来完成,自助器具分为进食类、梳洗类、穿着类、沐浴类、阅读类、书写类、打字类、通信类、厨房类等。另外,助行器品种繁多,如杖(手杖、前臂杖、腋杖和平台杖等)和步行器(助行架、截瘫行走器等),主要针对步态不稳、下肢一侧不能很好支撑或步态不平衡的患者使用。

(八)心理社会治疗

由于疾病、药物和社会观念等原因,会导致系统性红斑狼疮患者产生心理和社会问题,有相当一部分患者会有抑郁症状,表现情绪低落、失眠、疲劳、自我形象认同的降低,对疾病的性质和转归也缺乏正确的认识。另外,还可能因工作、资金、妊娠及参与社会或娱乐活动受限等问题而加重。

康复心理治疗常用的方法有支持性的心理治疗、行为疗法、认知疗法、社会技能训练和生物反馈疗法等。通过合适的心理疏导和治疗,系统性红斑狼疮患者会纠正对疾病的错误认识,从而能积极地配合临床和康复治疗,在功能得到改善后也会对心理产生一个良性的刺激。另外,系统性红斑狼疮病友会和疾病的宣传册也可能是一种值得提倡的途径,可增加医师和患者之间的沟通,从而提高疗效。

(九)传统治疗

中医药、针灸、推拿作为我国传统的医学宝库对系统性红斑狼疮的康复也有着不可或缺的作用(参考相关章的内容)。

································ 【参考文献】 ································

[1] 黄定九,陈顺乐,张庆怡,等. 内科理论与实践[M]. 上海:上海科学技术出版社,2009.

[2] 郭铁成,黄晓琳,尤春景. 临床康复指南[M]. 2版. 北京:科学出版社,2013.

[3] 燕铁斌. 内脏康复学[M]. 北京:人民卫生出版社,2012.

[4] 黄晓琳,燕铁斌. 康复医学[M]. 6版. 北京:人民卫生出版社,2019.

[5] BULTINK I E, LEMS W F, KOSTENSE PJ, et al. Prevalence of and risk factors for low bone mineral density and vertebral fractures in patients with system lupus erythematosus

[J]. Arthriis Rheum，2005，52(7)：2044-2050.

[6] WALLACE D J，HAHN B H. Dubois' lupus erythematosus[M]. 7th ed. Baltimore：Willialms & Wilkins，2007.

[7] KELLEY W N. Textbook of reumatology[M]. 6th ed. Philadelphia：W. B. Saunders，2001：1085-1145.

[8] MARTINEZ J，CHAN L. Effects of aerobic exercise training on fatigability in women with systemic lupus erythematosus[J]. Medicine & Science in Sports & Exercise，2021，53(8)：438.

[9] LOPES S P，DIONELLO C F. Effects of 12‐week whole-body vibration exercise on fatigue，functional ability and quality of life in women with systemic lupus erythematosus：A randomized controlled trial[J]. Journal of Bodywork and Movement Therapies，2021，27：191-199.

[10] AVAUX M，HOELLINGER P. Effects of two different exercise programs on chronic fatigue in lupus patients[J]. Acta Clinica Belgica，2016，71(6)：403-406.

[11] LEE I-H，RYU Y U. Physical therapy combined with corticosteroid intervention for systemic lupus erythematosus with central nervous system involvement：a case report[J]. Journal of Physical Therapy Science，2014，26(11)：1839-1841.

[12] MAK A. Physical exercise and systemic lupus erythematosus[J]. Rheumatology，2020，59(5)：921-922.

（陆敏华）

第十九章

系统性红斑狼疮和疫苗接种

感染是系统性红斑狼疮患者一生无法逾越的话题。在系统性红斑狼疮患者生存的"双峰"模式中,感染是影响患者短期生存的主要因素。2021年,一项纳入11个队列的荟萃分析显示,系统性红斑狼疮患者严重感染、肺炎、结核病和带状疱疹的发病率显著高于一般人群。美国的一项研究显示,在174 105例系统性红斑狼疮住院患者中,感染致死亡的患者比例为38%,超过了因为疾病活动而死亡的人数[1];而狼疮性肾炎的临床研究发现,亚裔患者严重感染的发病率和死亡率均高于其他族裔。感染伴随着系统性红斑狼疮患者的全生命周期,极大影响了疾病进程和患者预后[2]。

一、系统性红斑狼疮患者推荐接种的疫苗

疫苗接种是系统性红斑狼疮患者感染防治中重要的一环。疫苗种类包括减毒活疫苗,灭活疫苗,重组蛋白、亚单位或结合疫苗,mRNA疫苗,类毒素疫苗等。

非感染性疫苗如灭活疫苗、重组蛋白疫苗等可以刺激机体产生记忆性的Th细胞和B细胞;减毒活疫苗则可以被抗原呈递细胞识别,同时诱发Tc细胞的产生,但减毒活疫苗存在突变和造成感染的风险;腺病毒载体疫苗和mRNA疫苗可以诱导体液免疫和细胞免疫[3]。针对不同病原体的疫苗所产生的保护性免疫的持续时间和强度各有不同,这也是疫苗接种剂次差异的免疫学基础,增加疫苗接种剂次可以有效地促进保护性免疫的产生。

基于现有的临床证据,国内外的共识均推荐系统性红斑狼疮患者在疾病稳定期接种疫苗,鼓励接种新冠病毒疫苗、流感疫苗、肺炎球菌多糖疫苗(pneumococcal polysaccharide vaccine,PPV)、甲型肝炎和乙型肝炎疫苗、人乳头瘤病毒疫苗、高风险的患者接种带状疱疹疫苗、有破伤风和狂犬病毒感染风险的患者接种破伤风类毒素疫苗和狂犬病毒疫苗。疫苗类型以灭活疫苗和重组蛋白疫苗为主,免疫抑制的患者避免接种减毒活疫苗[4]。

二、系统性红斑狼疮患者接种疫苗的安全性和有效性

人类免疫应答受到遗传和环境的共同影响。在幼儿期以后,环境因素的重要

性便愈发凸显出来。由于系统性红斑狼疮患者免疫状态的不同,个体对疫苗接种的应答存在明显差异[5]。有效的疫苗应答取决于疫苗接种后记忆性 T 细胞和 B 细胞的产生。机体的免疫状态、疫苗的种类、佐剂类型等都与疫苗接种效应相关。佐剂是疫苗制备过程中的重要成分,用以增强免疫反应的程度、广度和持久性。佐剂的免疫学机制包括延长免疫原生物利用度,刺激趋化因子和炎症因子分泌,活化淋巴细胞,增强生发中心和抗体反应等[6]。

作为免疫应答的重要两环,机体针对"异己"的免疫防御和针对"自己"的免疫稳定有时会发生冲突,即活跃的抗感染免疫可能诱发自身免疫病的活动。因此,系统性红斑狼疮患者接种任何疫苗均有可能出现疫苗应答不足、接种不良反应,以及基础疾病活动的风险。尽管 2017 年的一项荟萃分析显示疫苗接种和系统性红斑狼疮活动关联的可能性[7],但总体来说,系统性红斑狼疮患者接种疫苗的安全性较好。

呼吸道感染是系统性红斑狼疮患者最常见的感染。既往研究显示,无佐剂流感疫苗对系统性红斑狼疮患者来说,是安全且有免疫原性的。疫苗接种显著降低了呼吸道感染和自身免疫性疾病恶化的风险[8]。PPV23 在成人系统性红斑狼疮中具有良好的耐受性,但免疫原性不足。依次接种 13 价肺炎球菌结合疫苗(Pneumococcal Conjugate Vaccine,PCV)和 PPV23 疫苗是安全的,但并不优于单独接种 PPV23 疫苗[9-10]。贝利尤单抗对系统性红斑狼疮患者的疫苗应答反应无明显影响[11]。

荟萃分析显示,女性系统性红斑狼疮患者宫颈人乳头瘤病毒感染的风险是健康对照者的 2.87 倍,具有多个性伴侣、进行免疫抑制治疗与患者宫颈人乳头瘤病毒感染率无关[12]。此外,病毒肽和与系统性红斑狼疮相关的人类蛋白质之间存在巨大的分子同源性;人乳头瘤病毒可能通过分子模拟和免疫交叉反应机制诱发系统性红斑狼疮的活动[13]。因此,人乳头瘤病毒疫苗接种对于预防患者宫颈癌发生和系统性红斑狼疮复发均具有重要意义。病例对照研究发现,4 价人乳头瘤病毒疫苗在病情稳定的系统性红斑狼疮患者中具有良好的耐受性和有效性,且不会引起系统性红斑狼疮活动或者复发,在接种 5 年后,患者仍可保留良好的免疫原性[14-15]。在 9～20 岁的系统性红斑狼疮患者中,接受 3 剂次免疫的患者人乳头瘤病毒 16 型和人乳头瘤病毒 18 型的血清学转换率更高[16]。

系统性红斑狼疮患者是带状疱疹再激活的高危人群。一项随机对照研究发现,带状疱疹减毒活疫苗在病情稳定的系统性红斑狼疮患者中(年龄 45.6±14.1 岁、女性 93%),具有较好的安全性和免疫原性[17]。目前国内上市的重组带状疱疹疫苗尚无系统性红斑狼疮患者的研究报道。

自从 2020 年新型冠状病毒感染在全球大流行以来,新冠病毒疫苗成为当前疫苗接种的热点话题。对于各种新冠病毒疫苗诱发自身免疫反应的担忧也持续存在。2021年对于mRNA疫苗和腺病毒载体疫苗同源或者异源强化接种的研究，观察至强化接种后4个月，少数患者抗核抗体滴度一过性轻度增高，没有新发抗磷脂抗体形成，仅在少数接种前预存抗体的个体中检测到抗磷脂抗体的滴度变化，故认为强化接种没有增加系统性红斑狼疮相关自身抗体产生的风险[18]。

法国的一项研究探索了系统性红斑狼疮患者接种mRNA疫苗BNT162b2的有效性和安全性。结果发现疾病活动对新型冠状病毒mRNA疫苗效力并无影响，接种也没有增加疾病活动的风险[19]。在纽约狼疮队列的90名系统性红斑狼疮患者中，对BNT162b2 mRNA-1273和腺病毒载体疫苗Ad26.COV2.S的研究显示，30%的患者接种后抗体应答弱于对照组。糖皮质激素使用、联合应用免疫抑制剂与较低的疫苗应答相关，接种前后患者的SLEDAI类似。有11.4%的患者接种疫苗后出现疾病复发，其中1.3%的患者属于严重复发[20]。由于接种人群基数较大，文献中也不乏接种后出现系统性红斑狼疮或者系统性红斑狼疮样综合征的报道[21-26]。综合现有证据，认为系统性红斑狼疮患者接种新冠病毒疫苗可能出现部分复发，但严重复发罕见，故系统性红斑狼疮人群接种新冠病毒疫苗的安全性良好[18, 20, 27-29]。

系统性红斑狼疮患者是一个高度异质性的人群，研究表明浆母细胞是系统性红斑狼疮患者疾病活动重要的分子标记[30]。此外，流行性感冒、黄热病等疫苗接种或者感染亦可导致外周血浆母细胞的数目增加。研究表明，浆细胞样树突状细胞-Ⅰ型干扰素-T细胞和B细胞网络造成了预防接种的免疫应答差异，并参与系统性红斑狼疮的活动[5]，而预测免疫反应的调定点特征（set point signatures）的概念也被提出，并有望在临床研究中进一步验证。因此，B细胞、T细胞的数量和功能，天然免疫的活化程度都与疫苗接种的保护效力有关[3]，患者的免疫状态决定了不同个体抗感染免疫的活跃和疾病活动程度的差异。

三、药物对于系统性红斑狼疮患者疫苗接种的影响

患者使用的糖皮质激素、免疫抑制剂和靶向治疗药物会影响疫苗的保护性应答。而传统免疫抑制剂和新的靶向药物对不同疫苗应答的影响不尽相同。小于10 mg/d泼尼松等效剂量的糖皮质激素不影响疫苗的免疫原性，甲氨蝶呤已经被证实可以造成疫苗接种的低反应性，B细胞靶向药物如利妥昔单抗，针对T细胞的药物如阿巴西普等，对多种疫苗的应答有显著影响。目前认为TNF抑制剂、IL-6抑制剂、IL-17抑制剂、IL-12/IL-23抑制剂等细胞因子抑制剂相对影响较小[31]。在新冠病毒疫苗的小样本研究中发现，免疫抑制剂吗替麦考酚酯、甲氨蝶呤、泼尼松与疫苗应答有关，羟氯喹和贝利尤单抗的使用则没有显示影响。调整用药因素后，系统性红斑狼疮患者接种前的IgG水平和初始B细胞数目与保护性抗体应答有关[19]。

EULAR 和 ACR 对药物使用过程中疫苗接种时机提出了建议。特别提出当使用抗 CD20 药物利妥昔单抗时,尽可能在给药前至少 2 周进行接种;如患者已经应用利妥昔单抗治疗,则尽量延长给药与疫苗接种之间的间隔。同样,使用其他 B 细胞清除治疗也应调整接种时机[32-33]。疫苗的临床研究将为免疫抑制剂在预防接种期间的剂量调整提供更多证据。

四、展望

新型冠状病毒感染的流行促进了 mRNA 疫苗的诞生和广泛应用,强化接种策略已被证实可增强疫苗的免疫原性,促进针对新冠病毒的保护性免疫[34]。2022年,新冠病毒变异株 omicron 掀起了新一轮的流行,法国一项为期 6 月、纳入 35 名系统性红斑狼疮患者的单中心前瞻性研究显示,超过 90% 的患者在 2 剂次 BNT162b2 免疫程序后不能有效产生针对 omicron 变异株的中和抗体。同时,接种后 4 种主要变异株(B、alpha、delta 和 omicron)的中和抗体滴度均随时间明显衰减[35],这一研究为新冠病毒变异时期系统性红斑狼疮人群强化接种的策略提供了更多的证据。

免疫抑制剂对系统性红斑狼疮患者疫苗接种的影响,疫苗接种时药物停用或减量对应答效果和疾病特征的影响,以及加强免疫策略对改善疫苗应答的影响等都是我们正在探索的问题。而以新冠病毒疫苗为代表的新型疫苗研发及其免疫策略的研究也成为学术热点。随着免疫学和分子生物学理论和技术的进展,在不远的未来,我们将画出系统性红斑狼疮的免疫指纹图谱,建立可应用于临床的基线免疫评估指标,从而预测患者预防接种的效果及原发病活动的可能性,并在此基础上,探索系统性红斑狼疮患者安全而有效的疫苗接种策略。

-------------- 【参考文献】--------------

[1] PEGO-REIGOSA J M, NICHOLSON L, POOLEY N, et al. The risk of infections in adult patients with systemic lupus erythematosus: systematic review and meta-analysis[J]. Rheumatology (Oxford), 2021, 60(1): 60-72.

[2] SINGH B K, SINGH S. Systemic lupus erythematosus and infections[J]. Reumatismo, 2020, 72(3): 154-169.

[3] SADARANGANI M, MARCHANT A, KOLLMANN T R. Immunological mechanisms of vaccine-induced protection against COVID -19 in humans[J]. Nat Rev Immunol, 2021, 21(8): 475-84.

[4] BASS A R, CHAKRAVARTY G, AKL E A, et al. 2022 American College of Rhenmatology Guideline for vaccinations in patients with rheumatic and musculoskeletal disease[J].

Arthritis Rheumatol，2023，75(3)：333-348.

[5] KOTLIAROV Y，SPARKS R，MARTINS A J，et al. Broad immune activation underlies shared set point signatures for vaccine responsiveness in healthy individuals and disease activity in patients with lupus[J]. Nat Med，2020，26(4)：618-629.

[6] PULENDRAN B，P S A，O'HAGAN D T. Emerging concepts in the science of vaccine adjuvants[J]. Nat Rev Drug Discov，2021，20(6)：454-475.

[7] WANG B，SHAO X，WANG D，et al. Vaccinations and risk of systemic lupus erythematosus and rheumatoid arthritis：A systematic review and meta-analysis[J]. Autoimmun Rev，2017，16(7)：756-765.

[8] MILANOVIC M，STOJANOVICH L，DJOKOVIC A，et al. Influenza vaccination in autoimmune rheumatic disease patients[J]. Tohoku J Exp Med，2013，229(1)：29-34.

[9] GRABAR S，GROH M，BAHUAUD M，et al. Pneumococcal vaccination in patients with systemic lupus erythematosus：A multicenter placebo-controlled randomized double-blind study[J]. Vaccine，2017，35(37)：4877-4885.

[10] REZENDE R P，RIBEIRO F M，ALBUQUERQUE E M，et al. Immunogenicity of pneumococcal polysaccharide vaccine in adult systemic lupus erythematosus patients undergoing immunosuppressive treatment[J]. Lupus，2016，25(11)：1254-1259.

[11] CHATHAM W，CHADHA A，FETTIPLACE J，et al. A randomized，open-label study to investigate the effect of belimumab on pneumococcal vaccination in patients with active，autoantibody-positive systemic lupus erythematosus[J]. Lupus，2017，26(14)：1483-1490.

[12] GARCÍA-CARRASCO M，MENDOZA-PINTO C，ROJAS-VILLARRAGA A，et al. Prevalence of cervical HPV infection in women with systemic lupus erythematosus：A systematic review and meta-analysis[J]. Autoimmun Rev，2019，18(2)：184-191.

[13] SEGAL Y，CALABRÒ M，KANDUC D，et al. Human papilloma virus and lupus：the virus，the vaccine and the disease[J]. Curr Opin Rheumatol，2017，29(4)：331-342.

[14] MOK C C，HO L Y，FONG L S，et al. Immunogenicity and safety of a quadrivalent human papillomavirus vaccine in patients with systemic lupus erythematosus：a case-control study[J]. Ann Rheum Dis，2013，72(5)：659-664.

[15] MOK C C，HO L Y，TO C H. Long-term immunogenicity of a quadrivalent human papillomavirus vaccine in systemic lupus erythematosus[J]. Vaccine，2018，36(23)：3301-3307.

[16] ROTSTEIN GREIN I H，PINTO N F，LOBO A，et al. Safety and immunogenicity of the quadrivalent human papillomavirus vaccine in patients with childhood systemic lupus erythematosus：a real-world interventional multi-centre study[J]. Lupus，2020，29(8)：934-942.

[17] MOK C C，CHAN K H，HO L Y，et al. Safety and immune response of a live-attenuated herpes zoster vaccine in patients with systemic lupus erythematosus：a randomised placebo-

controlled trial[J]. Ann Rheum Dis, 2019, 78(12): 1663-1668.

[18] THURM C, REINHOLD A, BORUCKI K, et al. Homologous and Heterologous anti-COVID-19 vaccination does not induce new-onset formation of autoantibodies typically accompanying lupus erythematodes, rheumatoid arthritis, celiac disease and antiphospholipid syndrome[J]. Vaccines (Basel), 2022, 10(2): 333.

[19] MOYON Q, STERLIN D, MIYARA M, et al. BNT162b2 vaccine-induced humoral and cellular responses against SARS-CoV-2 variants in systemic lupus erythematosus[J]. Ann Rheum Dis, 2022, 81(4): 575-583.

[20] IZMIRLY P M, KIM M Y, SAMANOVIC M, et al. Evaluation of immune response and disease status in systemic lupus erythematosus patients following SARS-CoV-2 vaccination [J]. Arthritis Rheumatol, 2022, 74(2): 284-294.

[21] GAMONAL S B L, MARQUES N C V, PEREIRA H M B, et al. New-onset systemic lupus erythematosus after chAdOX1 nCoV-19 and alopecia areata after BNT162b2 vaccination against SARS-CoV-2[J]. Dermatol Ther, 2022, e15677.

[22] ROSE C, APGAR R, GREEN M. Cutaneous lupus erythematosus-like reaction arising after COVID-19 vaccination[J]. J Cutan Pathol, 2022.

[23] WANG W Y, YU S, HU S C. Subacute cutaneous lupus erythematosus following ChAdOx1 nCoV-19 vaccination[J]. J Dermatol, 2022.

[24] BAEZ-NEGRON L, VILA L M. New-onset systemic lupus erythematosus after mRNA SARS-CoV-2 vaccination[J]. Case Rep Rheumatol, 2022, 2022: 6436839.

[25] KIM H J, JUNG M, LIM B J, et al. New-onset class Ⅲ lupus nephritis with multi-organ involvement after COVID-19 vaccination[J]. Kidney Int, 2022, 101(4): 826-828.

[26] HIDAKA D, OGASAWARA R, SUGIMURA S, et al. New-onset evans syndrome associated with systemic lupus erythematosus after BNT162b2 mRNA COVID-19 vaccination[J]. Int J Hematol, 2022, 115(3): 424-427.

[27] TANG Q, LI F, TIAN J, et al. Attitudes towards and safety of the SARS-CoV-2 inactivated vaccines in 188 patients with systemic lupus erythematosus: a post-vaccination cross-sectional survey[J]. Clin Exp Med, 2022: 1-7.

[28] ZAVALA-FLORES E, SALCEDO-MATIENZO J, QUIROZ-ALVA A, et al. Side effects and flares risk after SARS-CoV-2 vaccination in patients with systemic lupus erythematosus [J]. Clin Rheumatol, 2022, 41(5): 1349-1357.

[29] BARBHAIYA M, LEVINE J M, SIEGEL C H, et al. Adverse events and disease flares after SARS-CoV-2 vaccination in patients with systemic lupus erythematosus[J]. Clin Rheumatol, 2022, 41(5): 1619-1622.

[30] BANCHEREAU R, HONG S, CANTAREL B, et al. Personalized immunomonitoring uncovers molecular networks that stratify lupus patients[J]. Cell, 2016, 165(6): 1548-1550.

[31] FRIEDMAN M A, CURTIS J R, WINTHROP K L. Impact of disease-modifying

antirheumatic drugs on vaccine immunogenicity in patients with inflammatory rheumatic and musculoskeletal diseases[J]. Ann Rheum Dis，2021，80(10)：1255-1265.

[32] LANDEWE R B M，KROON F P B，ALUNNO A，et al. EULAR recommendations for the management and vaccination of people with rheumatic and musculoskeletal diseases in the context of SARS-CoV-2：the november 2021 update[J]. Ann Rheum Dis，2022，81 (12)：1628-1639.

[33] CURTIS J R，JOHNSON S R，ANTHONY D D，et al. American college of rheumatology guidance for COVID-19 vaccination in patients with rheumatic and musculoskeletal diseases：version 4[J]. Arthritis Rheumatol，2022，74(5)：e21-e36.

[34] MAZZONI A，VANNI A，SPINICCI M，et al. SARS-CoV-2 infection and vaccination trigger long-lived B and CD4+ T lymphocytes with implications for booster strategies[J]. J Clin Invest，2022，132(6)：e157990. doi：10. 1172/JCI157990.

[35] MAGEAU A，FERRE V M，GOULENOK T，et al. Severely impaired humoral response against SARS-CoV-2 variants of concern following two doses of BNT162b2 vaccine in patients with systemic lupus erythematosus（SLE）[J]. Ann Rheum Dis，2022，81(8)：1194-1196.

（李佳）